> ずっと医療管理をされながら療養生活を送り，そしてほとんどの人が死亡退院する
> 〈第7章〉

> 親に相談したら，「がまんしろ」と言われた。悔しかった
> 〈序章〉

> 原病の進行による食欲の低下と決めつける前に，好きな食事なのか，彩りはよいのかなど，食欲が湧くように工夫されているか
> 〈第4章〉

> 食の快を保障することは、人生を支えること
> 〈第4章〉

> 人工呼吸器を装着し常時見守りながら意思伝達装置を利用してネットショッピングを楽しまれている。明文字盤を利用して「まさかこんな状態の人が注文しているとは思わないでしょうね」と笑顔で
> 〈第9章〉

> 養護学校を卒業後、退院して他施設へ入所したりする者など、外部へのアクセスに対して担任や進路指導の先生はとても積極的だが、卒後療養生活の継続を選択する者へは特にサポートも働きかけもない。教育者ならば特に教育基本法の理念を鑑み、療養生活者へもっと目を向けてほしい
> 〈第4章〉

> 「誰かを好きになること」は人間普遍の権利
> 〈第4章〉

> 難病患者であっても，自分の希望を叶えるためにでき得る限りの自助努力が求められるのは，健常者と同じである
> 〈第4章〉

> 障害者スポーツにおいて、医学的サポートは当然「安全に」という点が強調される。しかし、それだけで当事者である選手を納得させることはできない。特に、競技スポーツにおいては、「いかにパフォーマンスを向上させるか」を重要な目的と位置づけるべきである
> 〈第4章〉

> 在宅難病ケアの悩ましい点として、「ケア要求が高い方」への対応があります。それは一概にわがままと言えるものではなく、疾患特性として「もう治らない障害」という大きなストレスと、今後の見通しの不透明さからくる当然の反応
> 〈第5章〉

> 本人が願う非日常が、こんなにも大きな力を引き出すのだ
> 〈第6章〉

> 石畳の凸凹は自然のタッピングとなり、橋の中央付近で吸引をすることになり介護士が傘で目隠しをし、OTが荷物を持って看護師が吸引をするという具合である。珍道中であるが、Aさんが本当に楽しそうなことが私たちに力を与えてくれる
> 〈第6章〉

> 「パラリンピック」という名称は一九六四年東京大会の際に、日本で名づけられた言葉
> 〈第4章〉

快をささえる
難病ケア
スターティング
ガイド

［編集］
河原仁志
国立病院機構八戸病院小児科医長・臨床研究部長
中山優季
東京都医学総合研究所難病ケア看護プロジェクトプロジェクトリーダー

医学書院

|快をささえる
難病ケア スターティングガイド

発　行	2016年7月15日　第1版第1刷Ⓒ
	2024年4月15日　第1版第3刷
編　集	河原仁志・中山優季
発行者	株式会社　医学書院
	代表取締役　金原　俊
	〒113-8719　東京都文京区本郷1-28-23
	電話　03-3817-5600（社内案内）
印刷・製本	永和印刷

本書の複製権・翻訳権・上映権・譲渡権・貸与権・公衆送信権（送信可能化権を含む）は株式会社医学書院が保有します．

ISBN978-4-260-02758-8

本書を無断で複製する行為（複写，スキャン，デジタルデータ化など）は，「私的使用のための複製」など著作権法上の限られた例外を除き禁じられています．大学，病院，診療所，企業などにおいて，業務上使用する目的（診療，研究活動を含む）で上記の行為を行うことは，その使用範囲が内部的であっても，私的使用には該当せず，違法です．また私的使用に該当する場合であっても，代行業者等の第三者に依頼して上記の行為を行うことは違法となります．

JCOPY 〈出版者著作権管理機構　委託出版物〉
本書の無断複製は著作権法上での例外を除き禁じられています．複製される場合は，そのつど事前に，出版者著作権管理機構（電話 03-5244-5088, FAX 03-5244-5089, info@jcopy.or.jp）の許諾を得てください．

執筆者一覧

編集

河原仁志	国立病院機構八戸病院小児科医長・臨床研究部長／医師
中山優季	東京都医学総合研究所難病ケア看護プロジェクトプロジェクトリーダー／看護師

執筆（執筆順）

河原仁志	国立病院機構八戸病院小児科医長・臨床研究部長／医師
高木憲司	和洋女子大学家政福祉学類准教授・元厚生労働省専門官／理学療法士
小倉加恵子	森之宮病院小児神経科・元厚生労働省雇用均等・児童家庭局母子保健課／医師
小川一枝	東京都医学総合研究所難病ケア看護研究室・難病医療専門員／保健師
中島隆信	慶應義塾大学商学部教授／経済学者
多田羅勝義	徳島文理大学保健福祉学部看護学科教授・地域連携センター長／医師
難波玲子	神経内科クリニックなんば院長／医師
西牧謙吾	国立障害者リハビリテーションセンター病院病院長／医師
服部絵美	株式会社ケアーズ白十字訪問看護ステーション所長／看護師
秋山正子	株式会社ケアーズ白十字訪問看護ステーション統括所長／看護師
松木満里子	株式会社 Accommo Care Service 代表取締役／看護師
伊藤佳世子	社会福祉法人りべるたす理事長／介護福祉士・社会福祉士
輪竹一義	訪問看護ステーションこすもす／理学療法士
田中勇次郎	東京都作業療法士会会長／作業療法士
梶山　滋	ろくネコ企画イラストレーター／難病当事者
和田美紀	アイザックス症候群りんごの会代表／看護師・難病当事者
山田隆司	楠メンタルホスピタル作業療法室・CMT友の会副代表／作業療法士・難病当事者
大山良子	NPO法人リターンホーム代表理事／難病当事者
佐藤仙務	株式会社仙拓代表取締役／難病当事者
川村佐和子	聖隷クリストファー大学大学院教授・看護学研究科長／看護師
中山優季	東京都医学総合研究所難病ケア看護プロジェクトプロジェクトリーダー／看護師

【My Column】

近藤真生	morphosis.jp 主宰・現代美術家／難病当事者
深谷圭孝	NPO法人ICT救助隊／難病当事者家族
鈴木信行	患医ネット株式会社代表取締役／難病当事者
福永秀敏	鹿児島共済会南風病院院長・鹿児島難病相談・支援センター所長／医師
塩田琴美	こみゅスポ研究所代表理事・早稲田大学スポーツ科学学術院／理学療法士
佐藤伸彦	医療社団法人ナラティブホーム理事長・ものがたり診療所所長／医師
星野尾美幸	鶴見社会保険労務士・行政書士事務所（在宅就労）／難病当事者
たむらあやこ	漫画家／准看護師・難病当事者
香取久之	NPO法人希少難病ネットつながる理事長／難病当事者
中島　孝	国立病院機構新潟病院副院長／医師

［2016年当時］

はじめに　今できること，できないこと

　難病患者とその家族・支援者が生きる喜びを感じられること＝【快】の保障を手伝いたいという思い込みが，この本を刊行した理由です。思い込みは意気込みになりますが，押し付けになってしまう危険もあります。こうすればもっと患者・家族が楽に生きていける，快を感じられる，苦痛を減らせるという医療者側の日々の工夫や努力をまとめて示すことができたと少しは自負しています。そのうえで，さらに良くする・良くなるための工夫や考え方も提言できたかもしれません。また，本書では自立・自律をめざす患者側の実践や主張についても，有志の皆さんに寄せていただきました。
　「でも……」という患者・家族のため息にも似た独り言が聞こえてくるような気もします。そこで私の考える「できないこと」を書かせてもらいます。冒頭から言い訳や開き直りととられるかもしれません。でも未来のために書き残します。

「変わろうとしなければ，何も始まらない」

　難病患者のためには，まだまだ改良・発展させなければいけないものが多くあります。もちろん難病を治してしまう医療の進歩もそうですし，生活を快適にするための機器や環境，そしてそれを支える社会制度など多岐にわたります。だからこそ，ぜひ患者・家族・支援者は，今を変えようと思ってください。もっと良くしたいと願ってください。もちろん大きな変化でなくてもかまいません。「今を変えたい」と表現してください。家族・支援者はそれを感じ取ってください。すべてはそこから始まるように思います。
　難病患者は普通に生きるために，変化を求めざるをえない。平穏な日常を得るためにチャレンジし続ける。それを怠惰で既得権を享受しがちな健常者が支援する。こういった不条理ともいえる現実に対峙していく勇気を持ち続けていたい。
　患者の悩みを「なんとかしてあげたい」と医療者が考えるのは当然です。でも，やはりできることとできないことがあります。勝手な思い込みによる線引きは困りますが，どこかで区別することは必要だと思います。そして今できない理由を明らかにして，解決に向けてスタートを切りましょう。
　市場でお金に換算できるものだけが信じられてきた時代はそろそろ終わろうとしています。日本には「お互いさま」という言葉で代表される，あたりまえのように助け合ってきた英知があります。合理的・客観的な目線は忘れずに，この英知を実践していくことができると信じています。
　この本が，難病患者の今を大切にする人々に役立つことを祈っています。

2016年7月
河原仁志

はじめに　あたりまえの1日をあたりまえに

　私にとって本書は,「覚えていますか？」と題された一通のくどきメールからはじまりました. 送り主は,ともに編集に携わることになる河原仁志先生でした.
　一瞬にして鮮明に蘇ってきたのは, 十数年前, 筋ジストロフィー研究会のランチタイムで披露されたバンド演奏の光景です. 夏の暑い日, 鼻マスクで人工呼吸器を装着した難病当事者のギタリストと, ある大男——プロレスラー兼ミュージシャン——のボーカル・ギターの奔放な演奏が, その研究会の実直な雰囲気とのミスマッチ感を楽しんでいるかのようなひと時でした. 聞くところによると, 島根県松江市から翌日にあったライブツアーのために上京し, "ついで" に研究会に寄ってライブをしたそうです. そのしかけ人が河原先生でした.
　2000年前後に動いていた難病医療, あの時代を象徴するシーンが, そこに存在していたのだと思います.
　人生をあたりまえに楽しみ, 命を燃やしている. その姿の尊さを学びました.

　「人工呼吸器をつけた人が家で暮らすことを初めて支援したのは, 昭和49年頃だったかしら」
　この言葉を私が大学生のとき, 川村佐和子先生 (第15章参照) から聞いたとき, 複雑に "面喰い" ました. ひとつは, 自分が生まれる前から, 難病の支援を積み上げてきた先達の実践への畏敬の念です. もうひとつは, 自分が生まれる (少しだけ) 前としたら, そんなに「昔の話」ともいえないのだという衝撃です. 社会科の授業で, 江戸時代から急に明治・昭和史になったときの感じに似ているでしょうか.
　難病に限らずですが, 歴史は, 現在進行形で作られているということを再認識した経験でした.
　当時は, 歴史ということをさほど意識していたわけではありませんが, それから年月が経った今, 思い返してみるとやはり, ひとつの時代が終わり, また始まっていたのだなと思います. 同じ難病に罹患しても当時と現在では, 予後や対処法, ケアそのものがまるで違うことが多々あります. 難病患者をとりまく制度をはじめとした社会情勢の変化も, 歴史に大きな影響を与えています. 2015年に難病法が施行されたことで, 大きな節目を迎えたといえます.
　この転換期にある現在, この本が上梓されることに必然性を感じています.

　本書には, 今を生き抜く難病患者とその伴走者たちの時代時代の知恵と工夫, 試行錯誤の上に培われたケアの指針が「【快】の保障」というコンセプトのもとに凝縮されています. 在宅療養と病院療養は対立するものではないという理念のもと, ケアの指針を地域でどう展開するのか, 現代のフロンティアたちの軌跡が描かれています.

また指定難病の拡大に伴い，新たな難病ともいえるさまざまな希少性難病当事者からのエネルギーあふれる寄稿は，無限の可能性と難病支援に新たな時代のおとずれを教えてくれています．
　まさに，時代から時代へと受け継がれていくにふさわしい，「今」とそして，「これから」の本になりました．本書のタイトルが，実は，「リ・スタート」ではないかという議論も致したところです．
　難病から「難」の字がとれるまで，私たちは，ケアをし続けると同時に，快のケアを伝承し，歴史を紡ぐ役割を担っているのです．
　今を生き続けることで，多くの学びをくださった難病当事者の方々，お忙しいなか執筆の労をお取りくださった執筆者の方々，そして，常に型破りのアイデア溢れる編集会議にお付き合いくださり，四角い本に収めてくださいました医学書院看護出版部の青木大祐氏と，たえず後援いただいた北原拓也氏に感謝申し上げます．見返しページと装丁に意を尽されたデザイナーのみなみゆみこ氏にも感謝申し上げます．

　最後に，本書のコンセプトに掲げられる【快】って何ぞや？と思われる読者の方もおられると思います．本書をお読みになって，その答えを見つけていただきたいと思いますが，特別に先に……．

本書では，快食・快便・快眠・快学・快遊・快服・快住・快働・快性

　以上の【快】の保障をめざすケアといたしました．
　そうです．あたりまえの1日をあたりまえに過ごすことにほかなりません．その当然の1日の積み重ねが，かけがえのないものであることを難病当事者の方々は教えてくれました．
　あたりまえを過ごすことに難しさをもつのが，難病ともいえるでしょう．

　その難しさへの対処に本書から少しでもヒントが得られれば，このうえない喜びです．

2016年7月
中山優季

目次

はじめに ... v

第Ⅰ部　難病ケアの現在

序章　難病はなぜ，むずかしかったか　神経難病の現場から　　河原仁志　2
- スモン・ハンセン病の教訓 ... 2
- 難病の法的整備 ... 3
- 障害者総合支援法の動き ... 5
- 政策医療——筋ジストロフィー医療の経緯 ... 6
- 「政策医療」の誤解と当事者の声 ... 7
- 医療者と患者当事者の良好な関係構築のために ... 11
- 難病患者の生活をささえるために ... 12

第1章　難病制度設計と現代の枠組み　　高木憲司　14
- 医療面での支援 ... 15
    - 手続き ... 19
    - 難病等の特性に配慮した障害支援区分認定調査 ... 22
    - 利用可能な主な福祉サービス ... 24
    - 補装具の例 ... 25
    - 日常生活用具の例 ... 25
- 今後の課題 ... 27
    - 難病患者等の障害福祉サービス利用が広がらないこと ... 27
    - 障害福祉サービスのあり方について ... 28
    - 指定難病の範囲拡大について ... 29

第1章増補　小児慢性特定疾病対策の要点と未来への提言　　小倉加恵子　30
- 小児慢性特定疾病対策の歴史 ... 30
- 改正法に定められた対策の要点 ... 31
- 残された課題 ... 33

第2章　難病患者の療養支援　保健師の役割を可視化する　　小川一枝　38
- 難病の保健活動の変遷 ... 38
- 保健師による難病患者の療養支援のながれ ... 40
    - 診断間もない時期 ... 40
    - 病状進行期 ... 42
    - 医療処置実施による入院 ... 44
    - 在宅療養の安定（維持）期 ... 45
    - 終末期 ... 47

支援経過のなかでの保健師の役割 ———————————————————————— 47
　　行政で働く保健師だからできること ———————————————————————— 48

第3章　難病の経済学
　　　医療と福祉サービスのアウトプットを評価する　　　　　　　中島隆信　52
　経済学的アプローチのむずかしさ ———————————————————————— 52
　難病について考える ———————————————————————————————— 55
　社会全体の資源配分を考える ———————————————————————————— 60

第4章　難病の【快】のケア指針　　　　　　　　　　　　　　　　　　　　66
　　難病の基本情報　　　　　　　　　　　　　　　　　　　　　　　　　　　66
　【快】のケア指針にあたって ————————————————————————— 河原仁志　66
　Ⅰ　筋ジストロフィーからわかったこと・できるケア ————————— 河原仁志　67
　　【快食】……楽しくおいしく安全に必要量を食べる ———————————————— 68
　　【快便】……便秘対策と尿の色への注意 ———————————————————————— 72
　　【快眠】……睡眠時の呼吸不全　「なぜ？」を理解してケアにつなげる ———— 73
　　　　　　人工呼吸器（特にNPPV）の【快】のために ————————— 多田羅勝義　75
　　【快遊】……外出・運動サポートと安全対策 ———————————————————— 82
　　【快遊】……水泳・水中運動 ———————————————————————————————— 84
　　【快住】……「暮らしたい場所で暮らしたい」 ———————————————————— 88
　　【快働】……社会との関わりを保障する ———————————————————————— 91
　　【快性】……「誰かを好きになること」は人間普遍の権利 ———————————— 93
　　【快住】……患者会・ピアサポート発展のため医療者ができること ———————— 95
　　【快服】……衣服・化粧・ファッションそのものの保障 ———————————— 96
　Ⅱ　ALSとパーキンソン病からわかったこと・できるケア ——————— 難波玲子　98
　　【快の前提】……QOL (Quality of life，生活の質) の保障 ———————————— 98
　　【快住】……ニーズの高い「在宅ケア」進展のために ———————————————— 99
　　【快食】……栄養管理と呼吸障害のケア ————————————————————————100
　　【快便】【快性】……自律神経障害への対応 ——————————————————————106
　　【快住】……メンタルサポート・ケア ——————————————————————————107
　　【快眠】……入眠障害のケア ——————————————————————————————————108
　　【快食】……終末期のケアとして経管栄養の判断 ————————————————————109
　Ⅲ　筋ジストロフィーからわかった，子どもを健全に育てるケア ——— 西牧謙吾　110
　　【快学】……医療と教育と児童福祉の連携で ——————————————————————110
　　【快学】……実現するためのヒント ——————————————————————————————112
　Ⅳ　電動車椅子サッカー支援の指針 ———————————————————— 多田羅勝義　118
　　【快遊】……「安全」と「パフォーマンス向上」をともにささえる ——————118

第Ⅱ部　コミュニティケアの展開

第5章　地域でささえる難病訪問看護　看護職発の事業展開　服部絵美・秋山正子　130

住み慣れた処で暮らす ─────────────────────────── 130
長期・頻回・長時間──訪問難病看護のニーズ ──────── 131
看護は手あてを手ばなさない──在宅難病ケアの特長 ──── 133
難病患者のストレス──すべての看護の基本につながるもの ── 134
医師など他職種との地域連携 ───────────────── 136
【快】の追求──個別のニーズにどこまで応えるか ────── 137
「暮らしの保健室」での難病対応 ────────────── 138

第6章　外出支援事業「ガイドナース」と温泉つき宿泊
看護職発の事業展開　　　　　　　　　　　松木満里子 142

「いのちの輝きを応援する」─────────────── 142
　同行サービス「ガイドナース」の事例 ────────── 143
　訪問サービスの事例 ────────────────── 144
　宿泊サービスの事例 ────────────────── 145
なぜ，この事業を始めるに至ったのか ─────────── 145
　最初に影響を与えてくれた…………………………………… 145
　療養通所介護を始めて………………………………………… 146
　ただ1度の出会いが…………………………………………… 146
今後の展望 ──────────────────────── 147

第7章　重度難病者の退院支援・地域生活サポート
介護職発の事業展開　　　　　　　　　　　伊藤佳世子 150

誰もが重い障害をもつことになっても地域で暮らせるようなまちづくり ── 150
退院支援のあとに直面した苦悩 ────────────── 152
患者同士で「在宅」の実現──難病グループホームの設立 ── 153
医療連携のため，訪問看護ステーション設立 ───────── 154

第8章　理学療法士の実践　施設から訪問看護ステーションへ
　　　　　　　　　　　　　　　　　　　　　　輪竹一義 156

「退所後の生活」への疑問──施設から地域へ ──────── 156
　訪問看護ステーションでPTとして ………………………… 157
SMA利用者への電動車いす対応 ───────────── 157
　本人の希望を中心に ………………………………………… 158
　1年ごしの調整支援 ………………………………………… 158
ALS利用者への車いす対応 ─────────────── 159
　支援方針決定や共有の仕方に感じるむずかしさ ………… 159
「地域生活は何でもありなんだな」 ──────────── 160

第9章　作業療法士の実践　施設から養成校での後進育成へ
　　　　　　　　　　　　　　　　　　　　　　田中勇次郎 162

神経難病の作業療法の現況 ─────────────── 162
　道具・福祉用具の活用 ……………………………………… 163
　QOL評価 …………………………………………………… 165

養成校における教育 ───── 165
生活場面で困ることを解決し，楽しみを提供する ───── 166

第Ⅲ部　当事者たちの挑戦

第10章　私と家族のグレートジャーニー
　　　　　筋ジストロフィーの在宅生活　　　　　　　　　　　梶山　滋　170

在宅生活へ向けた生活設計 ───── 170
　在宅生活のはじまり ───── 171
　暮らす家の環境調整 ───── 172
現在の悩みとよろこび──父となって ───── 173
　切っても切り離せない医療 ───── 175
　入院生活をふりかえって ───── 176
今のわが家の暮らし ───── 177
　ライフワーク──イラストレーションについて ───── 177

第11章　夢は，ナース現場への復職
　　　　　アイザックス症候群の患者として学ぶ　　　　　　和田美紀　178

「あのナース」を辞めさせたくて看護師に ───── 178
　診断を求めて ───── 179
　治らない病気とのつき合い ───── 180
　「りんごの会」発足──危機を乗り越えて ───── 182
ふんばる私の夢──いつか，またナースに ───── 184

第12章　社会と医療と難病患者の架け橋に
　　　　　CMT病のあたらしい患者会づくり　　　　　　　山田隆司　186

シャルコー・マリー・トゥース病との出会い ───── 186
　インターネットから始まったバーチャルなコミュニティ ───── 187
　交流会をきっかけに，リアルなコミュニティへ ───── 187
当事者活動の2つの転機 ───── 188
　CMT友の会の成長過程──つながりと集団の成熟 ───── 188
　難病法と若きリーダーたち ───── 189
新しいタイプの患者会・グループ ───── 190
　専門職と患者会──CMT友の会の場合 ───── 191
　夢──CMT友の会と山田のこれから ───── 191

第13章　地域で得た「しあわせぼけ」と働きたいきもち
　　　　　SMAで30年病院に暮らした私の現在　　　　　　大山良子　196

心のどこかに潜んでいた"わたし" ───── 196
地域での在宅生活 ───── 199
おしごとに向けて──地域に出てきて7年目に ───── 200

なのに，なぜ，仕事をしたいのか?? ……………………………………………………… 201

第14章　「寝たきり社長」のIT起業
　　　　　患者発の事業展開，当事者雇用のその先へ　　　　　　佐藤仙務　204
　「世界の人々に新しい選択肢を与えられる企業」をめざして ────── 204
　　スタッフ紹介 ─────────────────────────── 205
　働く場所がなかったから，自分たちでつくった ──────────── 207
　寝たきりだと下を向けない 後ろも振り向けないから ─────────── 208

第IV部　過去と未来をむすぶ

第15章　難病ケアはじまりの物語
　　　　　広くささえる総称として「難病」は生まれた　　　　川村佐和子　212
　「奇病」から始まり，救いはなかった ──────────────── 212
　スモンに出会う前は ──────────────────────── 214
　医療と福祉の谷間をうめるために ────────────────── 214
　「難病対策要綱」の舞台裏──「府中方式」の確立，日本難病看護学会設立 ── 217
　風に吹かれて──さらなる在宅ケアの基盤づくりを ─────────── 219

第16章　看護の原点としての難病
　　　　　一例に学びながらケアの普遍を導くために　　　　　中山優季　224
　なんとなくから始まった ─────────────────────── 224
　患者さん──G氏をめぐる謎をとくために ────────────── 225
　「川村佐和子」との出会い ──────────────────────── 226
　難病看護の姿勢を問う ────────────────────────── 228

索引 ────────────────────────────────── 231

【*My Column*】

「患者」あるいは「利用者」とよばれて（近藤真生）…………………………………………	13
壁を越えた，その先に　家族も支援者も楽にしたい，ICT救助隊のチカラ（深谷圭孝）………	35
患者と医療者が一緒に悩み，笑う場　ようこそペイシェントサロンへ・1（鈴木信行）………	51
どうしてこうなったのだろう　本書で世に問う思いと意味・1（河原仁志）………………	62
筋ジストロフィー病棟のユートピア的世界（福永秀敏）……………………………………	64
スポーツから共生社会に向けて　こみゅスポ研究所の創設（塩田琴美）…………………	127
「ゆうきあるてつだい，たのむ。」（佐藤伸彦）………………………………………………	141
車いすの【快】のファッションのために（星野尾美幸）……………………………………	149
人生，ふんばれ，がんばれ！　やりたいことをあきらめず，漫画家デビュー（たむらあやこ）……	155
患者と医療者が一緒に語り，気づく場　ようこそペイシェントサロンへ・2（鈴木信行）……	161
差別考　本書で世に問う思いと意味・2（河原仁志）………………………………………	167
生命の系譜　身体の所有権をめぐって（近藤真生）…………………………………………	185
マコト君の死（福永秀敏）………………………………………………………………………	193
希少難病ネットつながる（RDneT）の活動　難病・障がい当事者等専用SNS『RD-Oasis』（香取久之）………	221
患者の主観評価に基づく難病ケア（中島孝）…………………………………………………	222

○装丁・見返しデザイン　みなみ ゆみこ

第Ⅰ部　難病ケアの現在

序章
難病はなぜ，むずかしかったか
神経難病の現場から

河原 仁志

　難病という言葉がある。「難しい病」と書く。難しいのは，「治療が難しい」という意味である。原因不明で今日の医療では治せないから，治らないから難しい。しかし，今まで筆者が経験してきた内容は，治療が難しいことにより引き起こされる当事者の生活の難しさ，支援する人々の難しさ，社会保障のなかの位置づけの難しさなど，さらに多くの困難が連なっているように思えてならない。

　そこで序章では，何が・なぜ・どんな場面で・誰に・どう難しいのかに注目しながら，本書の骨組みとなる考えを進めていきたい。多くの疾患当事者の声も，あわせて紹介していく。また，筆者は神経学を専門としている医師であるため，いわゆる神経難病（「神経・筋疾患」とほぼ同義）の論説が中心になることをあらかじめことわっておく。

スモン・ハンセン病の教訓

　難病はスモンに始まると言われる。スモンとは，1955（昭和30）年頃から発生した疾患で，当時は原因不明の奇病と言われた。今はこの病気は，いわゆる整腸薬として一般に発売・服用されていたキノホルム剤による薬害であることは知られているが，当時は原因がわからず，不治の「感染症」とみなされひどい差別を受けた。「うつる」から近くによるな，というわけである。原因不明の不治の病に苦しむ人は，常に差別という「難しさ」に直面する*。

　さらに昔，今なお多くの方が苦しんでいるハンセン病を，「天刑病」とよんでいたことがある。天刑病とは，天の報いにより発病したという意味である。本当にひどい言葉である。これもやはりハンセン病が「らい病」と言われ，原因不明の奇病・不治の病としておそれられていた頃の話である。筆者は筋ジストロフィー患者からこの言葉を教わった。

　以前勤めていた筋ジストロフィー専門病棟で，成人患者といわゆる「病名告知」について議論したときのことである。彼らとは，病棟と屋根続きである患者団体所有の施設の中で，ボランティアの大学生と一緒に日常的に飲食を行なっており，本音で話ができる関係にあった。話のなかで，2つの驚きがあった。1つがこの天刑病という言葉である。いわく，筋ジストロフィーという病名がついた後で，親からこういった言葉を聞いたと話した。そのと

* 川村佐和子が当時，患者のために動いた先駆的な医療者・研究者である。第15章（212頁）で詳説いただいた

き筆者ははじめてこの言葉を知った。当時から筋ジストロフィーの原因は不明で治療法はなく，子どもの頃から苦しみ20歳前に亡くなる悲惨な病であると理解されていた。その親がどういった意味でこの言葉を使ったのかはわからない。自らの家族に降りかかった不幸の深刻さを嘆き悲しんだうえの，やりきれない差別発言であったのかもしれない。しかし，少年期から彼は，この言葉をずっと覚えていた。その後，成長とともにこの言葉のもつ残酷さと悲しみを背負ってきたとも言える。

　もう1つの驚きは，彼らに「いつ病名告知を受けた？」と尋ねたときに，ほとんどが「それらしいものは受けたことがない」と答えたことである。「なんとなく知ったよね」と言われたので，「何となくってどういうこと？」と突っ込んで尋ねてみた。「学校に行かねばならないから，国立療養所[*1]に入院しなさい」と言われて病棟に連れてこられたら，車いすで移動している子どもから，ベッド上で寝たきりでやせ細っている子どももいて，「自分も将来はああなるのだ」と観念したという意味であった。筆者が在宅患者の定期的精査入院[*2]を精力的に行なっていたときにも，「病名だけは教えないでください」と両親から頼まれ，困り果てたケースがあった。

　筋ジストロフィーは，進行性に筋肉の減少が起こり，運動能は断続的に低下する難病である[*3]。彼らは入院前に徐々に困難になる生活に対して，親も教師も「がんばれ」と励まし続け，学校を休んではリハビリテーションの場（主に理学療法）に連れて行かれる。しかし，どんどん身体から力は抜け，運動は困難になる。「よくならないのは自分がリハビリをがんばってないからだ」と自責の念にさいなまれたと淡々と語った。なかには「筋ジストロフィーって病名を聞いて自分でこの病気について調べて，もうがんばらなくてもよいのだと思ってほっとした」と言う人もいた。

　このように，原因不明の不治の病は，社会から差別を受けているという歴史的事実がある。スモンによりわが国の政府が「難病」という概念を認めるまでには，患者・当事者たちの大変な苦悩があり，それを見かねた社会がその解決に踏み出したという歴史があった。難病は初めから患者に「難しい病」であったわけである。こうした経過を知っておくことで，現代においても問題を理解し，現実として解決していくための重要な示唆が得られる。

難病の法的整備

　2014年5月に「難病の患者に対する医療等に関する法律」（平成26年法律第50号。以下，難病法）が成立し，2015年1月から施行された[*4]。医療費助成の対象疾患が拡大され，指定難病の要件として①発病の機構が明らかではない（原因不明），②治療法が確立していない，③長期の療養を必要とする，④患者数が人口の0.1％程度以下，⑤客観的な診断基準が確立していることを満たす疾患で，長く続いた56疾病（対象患者数78万人）より110疾病に増え，さらに196疾病が加えられ，2015年7月1日から306疾病（対象者数約150万人）

*1 以前は筋ジストロフィー専門病棟がこの施設にあった。その専門病棟には，病弱養護学校が併設されていた

*2 筋ジストロフィーの心不全と呼吸不全の状態を知り，早期から治療介入を行なうため。河原仁志：筋ジストロフィー児の在宅療養は大丈夫か？，育療，32：5-9, 2005.

*3 67頁参照

*4 15頁参照

となった*1。

　同時に，小児の難病対策である小児慢性特定疾患も要件として，①慢性に経過する，②生命を長期にわたり脅かす，③症状や治療が長期にわたって生活の質を低下させる，④長期にわたって高額な医療費の負担が続く，⑤診断基準があることがあげられている。現行の514疾病（約11万人）から598に既存疾患を整理しさらに107疾病を加え，2015年から704疾病（約15万人）と増加している*2。

　この改定により，筋ジストロフィーではもっとも著名な臨床病型であるデュシェンヌ型筋ジストロフィーも小児慢性特定疾患（いわゆる小児難病）に追加された。今まで小児難病として指定されていなかったのには理由があり，この疾患だけの特別な医療補助があったからである。このことが後述する政策医療の問題と関係する。

　対象疾患の増加は望ましいことであるが，対象にならなかった疾患患者は不満があるのは当然である。さらに人口比による制限（少ない患者数でなければ認めらない）や診断基準の確立がされているという要件は，同様な症状を呈し，慢性的に困窮する疾患患者にとって納得がいきにくいと思われる。患者にすれば，「同様な状態で困っている人が多いのに，いや多いと医療費助成が受けられないというのはおかしい」と感じるのは無理ない。一方，超高齢社会が進み，社会保障費の増大による国の財政悪化も大きな問題となっている。ない袖は振れぬと言われる前に，このジレンマは本当にジレンマとして存在するのかの検証を含めて，今後の課題として問題解決に不断の努力を必要とする。そのためには現在の支援の内容や今後の見込みなどのデータを開示して，社会保険のあり方，当事者負担の増減など国民的議論を行なっていかねばならない。その際に不可欠なのは，できるだけ正確な情報である*3。

　難病法には，「指定医」による診断と医療提供体制の整備も盛り込まれている。前者の診断の正確性を求める改定により，筆者の経験した「難病の誤診疑惑」の解決が得られることを期待したい。

　以前，ある新聞記者が「ALS（筋萎縮性側索硬化症）で患者発生率の地域差が大きいのはなぜですか？」と尋ねてきたことがある。その記者は，意図的な誤診が行なわれているのではないかと考えていたようであった。特定疾患*4の診断を，求められるままに医師が行なっているのではないかと疑っていた。筆者は「正確な発病率の差などの事実を知らないが，医師がそういったことを行なうのは法律で禁じられているし，倫理的に大きな問題となるので事例としては考えにくい」と答えた。その後そのことが記事になることはなかったと記憶している*5。現在の法律では，指定医と協力難病指定医が共同で，診断書の作成やデータベースの登録を行なうことになっている。正しい診断とデータベースによる解析は，必ず難病の原因究明や治療法開発に役立つと信じている。現行法の重要な役割であることを強調したい。

*1 資料：医療費助成制度周知用資料／平成27年9月16日（厚生労働省からのお知らせ）「難病の患者に対する医療等の総合的な推進を図るための基本的な方針」（平成27年9月15日厚生労働省告示第375号）

*2 第1章（30頁）で詳説。小児慢性特定疾病指定医研修用資料　http://www.shouman.jp/about/training

*3 第3章（52頁）で詳説。中島は，「情報なくして政策なし」という提言のなかで，障害者福祉行政における統計資料の圧倒的不足を指摘し，正確な公的情報がなければ政策が国民福祉の向上につながらないと述べている〔中島隆信：情報なくして政策なし，ノーマライゼーション，(401)：40, 2014.〕。難病患者や障害者が政府の調査に積極的に協力して，現実の正しい情報を提供することが重要であると言う。こういった正確な情報を基に問題解決のための合理的かつ公正な議論を行なっていくのは当然であるが，難病確立の端緒となったスモン患者の苦しみに思いを馳せるのもくりかえしになるが同時に大切なことだと思う

*4 難病の医療費助成対象疾患

*5 後年，ALSとしては奇妙な症状である患者に遭遇し，調べてみると脊髄の障害で寝たきり状態になり，難病として医療費助成を受けるためにALSと診断されたと聞いた。確かに同じ寝たきり状態で，人工呼吸を必要とする患者でありその困窮はわかる。しかし，なぜという疑問をもつと同時に悲しくなり，専門医として神経難病診療を行なってきた自らを惨めに思ううきもちになった

障害者総合支援法の動き

　難病法の制定と同じ流れで，障害者総合支援法が動き出した。

　難病患者は，治療法がなく長期に生活に支障をきたす。障害者は，そのさまざまな障害により生活に困っている。実態としてどこが違うのかと疑問に思う人が多いだろう。しかし，難病は医療施策であり，福祉施策である障害者支援とは施策が異なるから，患者をささえるサービスに違いがあると思われる状態が続いてきた。しかし，1993年の障害者基本法，2011年の改正，障害者自立支援法と続き，2013年4月より障害者総合支援法により，「難病等による障害者」が同法の対象となった。画期的なことであり，象徴的な言い方をすれば，「障害者手帳を持たなくても福祉サービスを受けられるようになった」わけである。しかし，ここでも対象となる難病の少なさに対する不公平感は残されたままである。「難病」は，病名診断が支援サービスの入口にならざるを得なく，「障害の程度」という状態からスタートする障害者施策と異なるからと思える。大野*はこういった制度の使いにくさを，総合支援法は，「福祉サービス」の法体系であり，施策上の難病の定義である「希少性」は福祉サービスが必要かどうかのニーズの有無との関連性はないと述べている。さらに総合支援法の「難病等」について病名で対象を限定する合理性はないと考えている。

　また障害者施策の中心にある等級（機能性障害の重症度）による支援は，生活困難と等級が合致しにくい患者には使えないという批判も多い。国際連合による障害者権利条約の批准のための国内法の整備が行なわれるなかで，従来の「障害者程度区分」から「障害者支援区分」に改めることが進められている。重症度の指標である「程度」から，支援の必要性の度合いを示す「区分」への改定というわけである。ここでは支援の必要性の度合いを，当然支援を求める人のニーズの多様性を考慮して決めていく態度が必要である。やはり，当事者のニーズと社会サービスの整合性が問題となる。ここでも完全な情報開示による公開された議論が重要となる。今後の発展を見守りたい。しかしあくまで困っている人のニーズで対象をとらえることを尊重する態度は，この画期的な法改正の中心となる考え方と思う。

　筆者は難病による生活困難と障害による生活困難を分ける必要はなく，同じ人を違った面からとらえていると考えるほうが理解しやすいと思っている。

　以前から筋ジストロフィーという病気を理解していただくための講演で，障害は社会における個人の生活のなかの1つの面，その障害の原因の1つが病気，そして個性をもった人間という誰もがもつ普遍的価値を説明したうえで，この三面（三次元的）を同時評価して問題があれば改善していくことが必要だと説いてきた。つまり病人にはよい医療の継続を，障害者には障害を軽減するしくみの提供を，さらに個性ある人として理解し，その人生をささえているかの確認を求めてきた。こういったとらえ方をサポートする法律・制度が整備されていくのはとてもうれしいことである。経済学では，対象者

---

* 大野更紗：「難病等」を病名ではなくニーズで捉えて―「タニマー＝困っているひと」の立場から，訪問看護と介護，19(3)：232-236, 2014.

をサービスの消費者と考えて，ニーズに応えていくことが肝心であるとされる。さまざまな切り口からこの2つの法律に基づく支援サービスを充実させていってほしい。そしてこれらの法律の理念を掲げた「障害者権利条約」の，「私たち抜きに私たちのことを決めないで」の履行が切実に求められる。

政策医療 ── 筋ジストロフィー医療の経緯

　政策医療とは，「国民の健康に重大な影響のある疾病に関する医療その他の医療であって，国の医療政策として国立病院機構が担うべきもの」と定義される。つまり，国立病院機構病院では国の医療政策にのっとり医療が提供されているわけである。その医療の対象になる疾患の中心に神経・筋疾患（筋ジストロフィー含む）[*1]が位置づけられている。

　ここで筋ジストロフィー医療の特異な点について説明したい。

　筋ジストロフィー医療への国の関与は1964年に始まる。同年に行なわれた全国進行性筋萎縮症児親の会の厚生省への陳情により[*2]，「進行性筋萎縮症対策要綱」が発表され，当時結核入院患者の減少により生じた遊休病棟への入院（専門病棟の設置）が認められた。その後，当初選定された2施設から9施設に専門病棟はひろがり，さらに1969年には小児患者の教育的見地から文部省の各県設置の働きかけもあって，さらなるひろがりをみせた。その後全国27施設に専門病棟が整備されていった。このように筋ジストロフィー医療は，専門病棟の設立からその発展まで，国が直接的に関与している。政策医療中の政策医療といわれるゆえんである。その後，精神・神経センターを中心に，多額の筋ジストロフィーの研究費が認められ，基礎研究から臨床研究までさまざまな研究班が組織されていった。筆者も研究班の班員ならびに幹事として，さまざまな研究による筋ジストロフィー医療の発展を目の当たりにしてきた。

　こういった経過があり，筋ジストロフィーはいわゆる「難病」とは異なる施策[*3]の恩恵を受けてきた。しかし，2006年から専門入院病棟は日中においては障害者自立支援法（当時）上の指定療養介護の福祉施設になり，診療報酬制度も他の神経難病と同じように変わることになった。「患者の特別あつかい」がなくなったと言ってもよいかもしれない。それでも病院は入院基本料を医療費から得つつ，日中は障害福祉サービス費が得られるという二階建ての収入がある。また，現在の入院患者の半数以上が人工呼吸管理を受けている状態であり，診療報酬は高くなり，福祉サービス費と合わせて患者1人に対して110万円/月を超える収益となることも多い現実[*4]がある。したがって国立病院機構で同様な二階建て収益がある重症心身障害児・者（重度の肢体不自由と重度の知的障害を合併した状態にある児・者）病棟をもっている施設とともに筋ジストロフィー患者を入院させている病院の経常収支比率は非常に高い。つまり，政策医療として行なわれている筋ジストロフィー入院医療は，単体としての病院経営上有利であるといえる[*5]。

[*1] ここで言う「神経・筋疾患」は，神経難病という言葉とほぼ同義語と理解してよいと思われる

[*2] 当時，「進行性筋萎縮症」とよんでいた。資料：金澤一郎（監），河原仁志（編）：誰にでもわかる神経筋疾患119番，日本プランニングセンター，2007. 河原仁志（編）：筋ジストロフィーってなあに？，診断と治療社，2008. 日本筋ジストロフィー協会：筋ジストロフィー教育のあゆみ，2000.

[*3] 専門入院病棟の確保，教育の保障，疾患研究の進展に国が直接関与

[*4] 2016年3月現在

[*5] 第3章で経済学者の中島による言及あり（56頁）

そして，上述のように筋ジストロフィー医療の中心であり，国が関与を始めた契機であった小児期発症のデュシェンヌ型筋ジストロフィーが2014年に小児難病に加わった[*1]。デュシェンヌ型筋ジストロフィーが制度的に難病として認知され，他の小児難病（小児慢性特定疾患）と同じ土俵に上がったといえる。

*1 第1章増補（30頁）で詳説

ここまで，政策医療を筋ジストロフィーという疾患からみてきた。重症心身障害児・者も同様な親の熱意により国が動いて，専門病棟を発展させてきた歴史がある。政策医療の定義からすれば，ほとんどの医療が政策医療であることになる。しかし，国立療養所の空きベッドを埋めるという形ではあれ，家族が困窮していた重症心身障害児・者と筋ジストロフィー患児・者を国が直接関与して救っていった事実は重く，すばらしいことである。それゆえ，この2疾患[*2]に対する医療が政策医療中の政策医療と言われるのも無理がないと思われる。しかし，その政策医療である筋ジストロフィー患者の受けている医療に大きな問題が生じている。

*2 正確には重症心身障害児・者は状態を示す言葉であり，疾患名ではない

「政策医療」の誤解と当事者の声

「政策医療」という言葉は，国の責任で行なわれている医療を意味する。そこで提供される医療の質は，当然国により内容は管理されていると一般に考えられるのは無理もない。しかし，各病院における患者の医療には非常に格差がある。各種神経難病の治療ガイドライン[*3]から逸脱した医療が続けられている施設もある。筋ジストロフィーをはじめ神経難病の患者は，いったん長期入院となるとその病棟が生活の場となることがほとんどである。そのため病棟内で医療サービスを受けながら，自分らしく生きていくことを望む。その居場所が，上述のように人としての尊厳をもって生きていけなくされているわけである。

*3 66頁参照

病棟に2〜3週間の短期入院をして，人工呼吸療法の調整やリハビリテーションなどを学んでいた患者から，以下のような話を聞いたことがある。その方が入院の目的をある程度果たして，明日には退院をするという日に，長期入院の患者に「明日帰る。いろいろありがとう」とあいさつをしたところ，「ずるいわ」という言葉を投げつけられたというのである。その方はこの話を涙ながらに筆者に話してくれた。患者同士でのパンツの共有を制度化している病院での出来事である。

もちろん，長期入院を行なっている理由があり，その生活の満足度は個々の患者により異なる。しかし病院任せにせずに，外部からの監視が必要ではないだろうか。入院患者は，病気治療を受けながら「生活の場」として利用する病棟のサービス改善にもっと積極的に関与していくべきではないだろうか。各々の病院には改善の方策をとるための経済的な余裕も，上述のように，現在の制度においてはあるからである。

さらに深刻な事態を経験したことがある。医療者による患者虐待である。

告発は病棟に出入りしていたボランティアから主治医，院長，看護部長宛てにメールでなされ，大きな問題となった．その後，患者は実名で具体的な行為を書いた文章を用意し，患者団体も一緒になり，病院の回答を求めた．院長は謝罪し，改善を約束した．

その際に入院患者全体の意見をまとめて，以下のような提案を行なってくれた．当事者の了解を得て，固有名詞を伏せ，明らかな誤字を正す以外は原文ママで掲載する．

よりよい筋ジス病棟になるために
―患者として今，思うこと―

先日（○月○日）に○病棟患者一同が提出いたしました意見書に対する病院側の速やかな応答・処置に心より感謝申し上げます．また，患者一同は○月○日に，この度の出来事に関する病院・病棟の回答をいただきましたことを確認いたしました．

私たち○病棟患者一同は，事態の経緯を見守りながらも患者としてこの度の出来事をもう一度振り返り，よりよい筋ジス病棟とは何か，いかに職員の方々との良好な関係を築き上げていくか，を考えるべくレポートを作成いたしました．これは決してこの度の出来事を蒸し返すものではありません．また○月○日の意見書の要望が叶えられた今，勤務交代をされた2名の看護婦さんはじめ，あらゆる方の人権・名誉を守るため当レポート内では全ての人名を伏せさせていただきます．記述内容の中には本来患者が口を挟むべきことではないものもあるかと思われますが，私たち患者一同の○○病院を思う溢れたきもちからである，とご理解いただければ幸せです．

レポート作成に当たり，私たち○病棟患者は次の3点について患者内でアンケートを実施いたしました．

■何故今度のような出来事が起こるのか
■それを防ぐためにはどうすればいいか
■患者と職員の関係において最も大切なものは何だと思うか

まず，寄せられたいくつかの回答をご紹介いたします（一人が複数回答したものも含む）．

■何故今度のような出来事が起こるのか
- 介護する側の『してあげている』という意識と患者側の「『してもらってる』から少々のことは我慢しよう」という意識の悪い意味での相乗効果ではないかと思う．
- 慣れからくる気の緩み．

- 患者を管理するという仕事の性質上，管理する立場の方が精神的に優位になる傾向があること。
- 人権意識の欠如。職員間で注意し合えない環境。
- 仕事の量に対し看護婦さんの数が不足しているから。
- 問題があってもそれを伏せようとするから。
- きちんと現場を監督，注意，指導できない管理職の指導力の弱さ。

■それを防ぐためにはどうすればいいか
- 患者及び職員の心のケアのできる専門職員を置く。
- 職員と患者のコミュニケーションが出来る機会を作る。
- ゆとりのある病棟作り。
- 職員の増員，業務の見直し。
- 医療職としてのプロ意識の徹底。

■患者と職員の関係において最も大切なものは何だと思うか
- 本音で話しあえる環境作り。
- 職員・患者，職員同士の信頼関係。
- お互いを思いやる心。

　以上がアンケートの結果として出てきた代表的な回答です。
　まず，「何故今度のような出来事が起こるのか」というところに寄せられた回答から二つのことが読みとれます。一つは「気の緩み，患者と看護婦の間で，精神的な優劣があるのではないか等」と指摘する現場責任です。A・Bの看護婦さんが○病棟の患者達の抗議の対象となったわけですが，その原因はA・B両看護婦さんご自身の資質にあり，同時にそういう同僚を出してしまった現場組織にもあるのではないか，と患者達は思っています（職員間で注意し合えない環境等の意見）。
　もう一つは再三，患者サイドから警鐘を鳴らされながら二人の看護婦さんを指導し得ず，病棟全体にいっていい事・悪い事，しなければならない事を指導・教育できなかった現場管理者も問題だったと考えます（管理職の指導力の弱さ等の意見）。

　次に「それを防ぐためにはどうすればいいか」についてはコミュニケーションを取る，人員を増やす，人権等の専門職を置く等の意見が多く出ました。我々患者は医療・看護・人権・心理などを学んだことがないので根拠に裏付けされた意見を述べることが出来ません。しかし二度とこの度のような事を起こさないためには現場を科学的に分析した上での事故防止アイデアを現場レベル管理者レベルで持たねばならないことはわかります。今まで○○病院全体の組織としてどういうアイデアや対策が練られていたか，また，○月○日にいただいた病院の回答が今後の事故防止に十分な対策であるかにつ

いては，期待しつつも未だ懐疑的な気持をぬぐい去ることは出来ません。
　我々患者が記憶するだけでも数回の事故が起きている現状と今後の対策…。組織レベルを管理する方々の今までの責任と今後の責任は計り知れないほど大きいものと考えています。

　最後に「患者と職員の関係において最も大切なものは何だと思うか」という設問に対しほとんどの患者が「信頼感」と答えました。回答が集中した理由は，A・B看護婦さんの医療行為・人権に関わる発言によって「信頼感」が著しく損なわれた反動であると考えます。某患者の発言による4つの事実に患者一同はショックを受けました。
- 看護婦さんの人権意識。
- お互いに注意し合い，事故を減らそうとする意識がなかったこと。
- 医師の指示を意識的に守ろうとしない看護婦さんがいたこと。
- 医療的清潔・不潔の区別が出来ない看護婦さんがいたこと。

信頼感を損なったと感じたものの一日も早く取り戻して欲しく，その努力を誰より期待していることも回答が集中した理由に含まれるかも知れません。

　以上のことをもう一度全体から見てみると，A・B看護婦さんを作ってしまった現場の雰囲気に私たち患者も何かしらの影響を与えてきたのではないかと思えてきます。言い換えれば職員・看護婦さんの人権意識を希薄にさせたのは，私たち患者の日頃の生活態度・成人患者としての自覚にも問題があったのではないかということです。この度のようなことが起こると必ず出てくるのが「馴れ合い」という言葉です。また，以前「一般病棟ではこんな言葉は使わない」と言われたこともありました。もう少し患者が凛とした姿勢で療養していれば，職員・看護婦さんとの間柄も「馴れ合い」ではなく「親しみ」という良好な関係になっていたのでは，と思います。同時に患者の家族も，今以上に医療的な関心やQOLについての関心を持っていれば病棟の雰囲気は違ったものだったかもしれません。現場責任，管理責任と共に私たち患者を含む総合責任という問題も考えねばなりません。
　冒頭で述べました，よりよい筋ジス病棟とは何か，いかに職員の方々との良好な関係を築き上げていくかは，まさにそれぞれの立場と責任を自覚する事から始まるのではないでしょうか。
　私たちは全国27施設の筋ジス病棟の中で○○病院が医療・福祉で常に最先端をいく病院であってほしいと願っています。
　また患者も自分で考え行動できる大人でありたいと思っています。この度の出来事は残念な結果に終わりましたが，残念だけに終わらせず，多くのことを学び得た機会として今後のすばらしい病棟作りへのターニングポイントとなることを強く信じます。

この患者たちが医療者の行為に関して、実名でその内容を告発した[*1]勇気には頭が下がる。さらにその後の話し合いのなかでどうやって病棟内の生活を改善させるかについて提案してくれていることなど本当にありがたく感じた。しかし、このときにそのリーダーから聞いた以下の言葉はとても悲しく、残念だった。

　「親に相談したら、『がまんしろ』と言われた。悔しかった」と。実の家族も味方をしてくれないという絶望感を抱きながらも、病棟の療養環境の改善のための提案を行なってくれたということであった。

[*1] 報復をおそれるのみならず、自身たちも日頃お世話になっているという家族的な感情をもっているので躊躇したようだ

医療者と患者当事者の良好な関係構築のために

　このケースからこういった問題全般の解決を探りたい。
　まず、病院スタッフの人権意識向上と増員による患者からの生活介助依頼に関する対応の速さ、質の高さは必要不可欠である。しかし、それ以外の病棟内の特殊な患者−医療スタッフ関係について、患者たちも気がついている。
　患者たち自身の日頃の生活態度・成人患者としての自覚不足により、人権意識の希薄が引き起こされる。そしてその関係は「馴れ合い」という形になると言っている。こういった患者と看護師の相互関係について小村は、看護師は、自らの感覚を働かせることで患者の感じている身体の感覚を感じ取る「共通感覚」という技を身につけ、言葉を交わすことなく患者の意図を読み取りかかわっていたこと、少ない言葉で通じ合う看護師と患者間の関係が両者に気づかいと甘えを生じさせると述べている[*2]。

　私たちが難病患者のみならず、慢性疾患の医療現場においてよく遭遇する問題に、「専門性」と「関係性」の尊重[*3]がある。例えば病棟入院患者の医療的処置の方法において家族が日常的に行なっていることと医療現場のそれとが異なる場合がある。明らかに患者にとって危険であるのに、「今までこうしてきたけど何も問題なかったから」と家族から主張され、病棟での扱いに迷いが生じる。関係性は家族が深いのは当然であるが、医療スタッフは自らの専門性からよりよい方法に改善したいと考える。こういった問題が生じた際には、「関係性」と「専門性」は決して対立する概念ではないことをお互いが知り、患者のためによりよい介助・看護で行なう方法を模索していくことしかない。

　患者が「あうん」の呼吸でわかり合える看護師のありがたさ（関係性）を感じながら、自らの疾患や身体のことに関して客観的視点をもち、医療スタッフの正確な知識による対応（専門性）を求めることが、彼らの言う「患者が凛とした姿勢で療養していれば馴れ合いではなく親しみという良好な関係になっていたのでは」という提案の意味することであろうか。

　原は、重症心身障害児（者）病棟で働く看護師の日常生活援助のなかで生じる陰性感情のありようについて述べている[*4]。それによれば、陰性感情には患者を理解するうえで抱く陰性感情と日常生活援助を行なう自分に対して

[*2] 小村美千代：沈黙の底に潜む看護師と患者の相互作用—筋ジストロフィー病棟におけるエスノグラフィー，日本看護科学学会誌，31（3）：3-11，2011．

[*3] 135頁参照

[*4] 原ひろみ：重症心身障害児（者）病棟で働く看護師の日常生活援助の中で生じる陰性感情のありよう，日本赤十字広島看護大学大学院看護学研究科修士論文，2006．

抱く陰性感情が存在する。前者は患者を受け入れにくいという，患者そのものを理解できないための，イライラ感・裏切られ感・不安・恐怖・困惑・疲労などを意味し，時間の経過とともに病棟の雰囲気になれ，患者の行動にもなれ，愛着のようなものを感じ始める。それに伴い患者理解が深まっていき陰性感情を感じる頻度が減少していく。また同時に日常生活援助は患者にとって生活の質を決定づける大切な仕事であり，家庭における家事のように毎日くりかえされる。そしてその仕事には，患者に安全安楽な環境を提供するために細部にわたる配慮が必要になる。しかも，こうしたケアはやって当たり前で，やったからといって特別に評価されない。そのため，看護師は日常生活援助にほかの仕事ほど意味を見いだせなくなっているようである。これが後者の陰性感情で原はこの解決のために，陰性感情は誰にでも存在する感情であり，自分の陰性感情と向き合い，自分の感情を肯定的にとらえることができることが重要と説く。そのために，自分の陰性感情をほかの看護師や，患者に関わる他職種のスタッフに表出することで看護師はつらさを他者と共有し，共通認識することで自分が抱いてしまう陰性感情と折り合いをつけ，日常生活援助を続けていると述べている。筆者はこの言説を支持し，看護学の研究者からこのような理路が提供されていることに希望をもっている。

　これ以上難病患者が傷つかないように，第三者も入れた病棟内の人権擁護監視システムの構築が不可欠であろう。しかし，「関係性」と「専門性」の相互理解や自らの抱く陰性感情を表出する場の設定，それを共感する態度など，今すぐ現場でできることがある。そのための本書である。

難病患者の生活をささえるために

　多くの難病患者が，自宅を中心とした地域での自立生活を望む。しかし病状の進行によりどうしても生活の場を移す必要が生じることもある。その場合にも濃厚な医療を受けながら生活する場所は，できるだけ安全安楽でありたい。これらの望みはしごく当然である。そしてそれを可能にするしくみをつくるために法整備が行なわれ，施策が動き出しているわけである。私たちはその施策を充実するために，今できることと解決には少し時間を要することを区別しながら英知を結集しなければならない。

　近年，iPS細胞*を利用した筋ジストロフィーの原因遺伝子修復やALSでも大きな研究の進展が報じられた。治療可能になれば「難病」ではなくなってしまう。こんなうれしいことはない。医療の進歩も待ったなしの重要な課題であり，それをささえる施策も不可欠であることは言うまでもない。臨床研究の充実にも大いに期待したい。

*工学の進歩により，神経・筋疾患に対する歩行機能改善に適用される世界初のサイボーグ型ロボット「HAL」が，2016年4月に保険適応となった。その立役者であるCYBERDYNE社の山海嘉之氏とiPS細胞研究所の山中伸弥教授が連携し，再生医療・複合療法へ挑戦することが2015年の第29回医学会総会で発表された

資料
- 清水哲男：決してあきらめない あきらめさせない　障害者，難病患者の日常を克明に追いかけたドキュメント，道出版，2007.

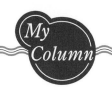

「患者」あるいは「利用者」とよばれて

　入院も在宅も，当事者が「よりよく生きる」ためのケアという共通の目的があることに変わりはないはずである。しかし，サービスを提供する側の意識には大きな隔たりを感じる。利用者のニーズは同じなのに，なぜ，こうも対応が異なるのだろうか？
　私が筋ジストロフィー病棟を退院後，訪問介護（ヘルパー）を利用してみて感じたことを具体例としてあげて考えてみたい。

　「なかなかうまく介助できなくてすみません」
　新しく入ったばかりのヘルパーは，みんな申し訳なさそうにそう口にする。その言葉をはじめて聞いたとき，僕は驚きと感動で耳を疑った。入院中にはまず聞くことがなかった言葉だったからだ。入院中は限りのある病棟スタッフの配置に合わせるようにして生活しなければならず，患者はそのペースを乱すことのないよう暗黙のうちに求められ，手のかかる患者に対しては「もう，いい加減にしなさい！」などの声が病室の外にまで響くこともあった。さらには「私もう早くこの仕事やめたーい！」「私もー！」などと患者の入浴介助をしながら言葉にする看護師もおり，こうした患者と看護師の間にある力の非対称性はいびつなまでに大きく感じられた。もちろん，これはごく一部の看護師のことではあったが，それにしてもこういった対応を誰からもとがめられることもなく日常的に許されてしまう「病棟」という空間は果たして一体なんなのだろうか。こういった環境は一人ひとりの患者のなかにある人間としての可能性をスポイルしているように思えてならない。

　入院中，病が徐々に進行していくと，当然，看護師への依存度も高まる。それに従い不平な態度をあらわにされることも多くなっていく。そのことで無意識に罪悪感を抱え込んでいたことにヘルパーを利用して気づいた。少々，恨み節になってしまったが，これらの経験を通して僕が言いたいのは「サービスを提供する側は意識を高くもちましょう」ということではない。おそらく，そういった精神論に訴えても，閉鎖的な空間ではそれなりの日常がくりかえされていくだけでなにも変わらない。大切なのは現状の問題点を把握し，いかにシステムに落としこんでいくかということではないか。当然，ヘルパーもサービスに対する意識が高い人材ばかりではない。しかし，どのヘルパーと契約するかは利用者に委ねられており，このシステムによって人材は淘汰される。ただ，これは安定的な人員の確保を難しくしている一面にもつながっている。現実として慢性的なヘルパー不足があるため，必要十分なヘルパーを集めることが安全な生活を送るための課題となる。このようにヘルパーを利用する生活にもやはり問題は存在する。
　現状，入院も在宅も当事者にとって決して万能ではない。それぞれに光があり闇がある。現場でなにが起きているのか，なにが求められているのか，なにが問題なのか，関係者の方々にはその深淵を覗く勇気を期待したい。それとも，こうした願いもまた精神論にすぎるだろうか。

　人生を自らの意思で歩んでいく。
　本来，これは「患者」ではなく「利用者」でもなく，1人の人間として誰もが抱く根源的な希望であるはずだ。よりよく生きるためのシステム構築は難病患者だけではなく，この国で生きる全国民にとっても有益な施策となるのではないだろうか。

近藤真生

第1章

難病制度設計と現代の枠組み

高木 憲司

「難病」は，医学的に明確に定義された病気の名称ではなく，いわゆる「不治の病」を意味する社会通念として用いられてきた言葉であり，そのため，難病であるか否かは，その時代の医療水準や社会事情によって変化する。序章では近現代が例に引かれた[*1]が，さらにたどれば，かつてのわが国において赤痢，コレラ，結核などの感染症は不治の病であり，その当時は有効な治療法もなく，多くの人命が奪われたという点で，これらの疾病は難病といえたが，その後，公衆衛生の向上，医学の進歩や保健・医療の充実とともに，これらの感染症は，治療法が確立され，不治の病ではなくなった。

医学の進歩で「難病」でなくなることは患者にとっても望ましいことであるが，社会事情，例えば予算の関係で，難病かどうか（特別な支援が受けられる疾病かどうか）が決められることは，患者間の不公平感につながり望ましくない。従来，法定事業ではなく予算事業で難病対策を行なってきたために，国の補助が十分でなく，予算が膨張しないよう疾病を厳しく限定してきたにも関わらず，地方自治体の持ち出しがかさんできていた。そこで，消費税増税の財源を使い難病対策のための新法を制定し，基準に該当する疾病はもれなく支援しようということになり[*2]，「難病の患者に対する医療等に関する法律」が2014（平成26）年5月23日に成立し，2015（平成27）年1月1日より施行されている。

一方，障害者施策においては，2006（平成18）年に「障害者の権利に関する条約」（以下，障害者権利条約）が国連で採択されたことを受け，2014（平成26）年に批准するまでの間，わが国では国内法の整備を行なってきた。

障害者権利条約における障害の概念は，従来の医学モデルの考え方に社会モデルの考え方を加え，生活のしづらさの原因となる「社会的障壁の除去」を強調したことが大きな特徴である。この考え方をふまえ，障害者基本法を改正し，障害者を「身体障害，知的障害，精神障害（発達障害を含む）その他の心身の機能の障害がある者であって，障害および社会的障壁により継続的に日常生活又は社会生活に相当な制限を受ける状態にあるものをいう（社会的障壁：障害がある者にとって日常生活又は社会生活を営む上で障壁となるような社会における事物，制度，慣行，観念その他一切のものをいう）」と，社会モデルの考え方も取り入れ幅広く規定した。この障害者基本法の理念を具現化するため，福祉サービスの給付の法律である障害者自立支援法を，障害者総合

[*1] 2頁参照

[*2] 3頁参照

支援法（障害者の日常生活および社会生活を総合的に支援するための法律）に改正し，これまで制度の谷間に落ちていた難病患者等についても給付の対象とし，2013（平成25）年4月から施行されている。さらに国内法整備の一環として，2016（平成28）年4月から障害者差別解消法*1が施行された。

*1 正式名称「障害を理由とする差別の解消の推進に関する法律」，2013（平成25）年6月公布

医療面での支援

わが国の難病対策は，1972（昭和47）年に「難病対策要綱」*2が策定され，本格的に推進されるようになった。その後，40年が経過するなかで各種の事業を推進してきた結果，難病の実態把握や治療方法の開発，難病医療の水準の向上，患者の療養環境の改善および難病に関する社会的認識の促進に一定の成果をあげてきた。しかしながら，原因の解明がなされていない疾患であっても，研究事業や医療費助成の対象に選定されていないものがあるなど難病の疾患間で不公平感があることや，医療費助成〔法律に基づかない予算事業（特定疾患治療研究事業）〕について都道府県の超過負担が続いており，その解消が求められていること，難病に関する知識の普及啓発が不十分なため，国民の理解が必ずしも十分でないこと，難病患者の長期にわたる療養と社会生活をささえる総合的な対策が不十分であることなど，さまざまな課題が指摘されていた。

このような課題に対して，難病対策全般にわたる改革が強く求められるところとなり，**希少・難治性疾患はその確率は低いものの，国民の誰にでも発症する可能性がある**ことから，希少・難治性疾患の患者・家族をわが国の社会が包含し，支援していくことが，これからの成熟したわが国の社会にとってふさわしいことを基本的な認識として厚生科学審議会疾病対策部会難病対策委員会において検討され，2013（平成25）年1月に「難病対策の改革について（提言）」がとりまとめられた。この提言をふまえて，持続可能な社会保障制度の確立を図るための改革の推進に関する法律に基づく措置として，難病の患者に対する医療費助成に関して，法定化によりその費用に消費税の収入をあてることができるようにするなど，公平かつ安定的な制度を確立するほか，基本方針の策定，調査および研究の推進，療養生活環境整備事業の実施等の措置を講ずるため，「難病の患者に対する医療等に関する法律」が制定されたのである。

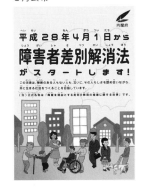

*2 217頁参照

難病の患者に対する医療等に関する法律（概要）

法律の概要

(1) 基本方針の策定

厚生労働大臣は，難病に係る医療その他難病に関する施策の総合的な推進のための基本的な方針を策定。

基本方針は，次に掲げる事項について定める。
　①難病に係る医療等の推進の基本的な方向

②難病に係る医療を提供する体制の確保に関する事項
③難病に係る医療に関する人材の養成に関する事項
④難病に関する調査研究に関する事項
⑤難病に係る医療のための医薬品及び医療機器に関する研究開発の推進に関する事項
⑥難病の患者の療養生活の環境整備に関する事項
⑦難病の患者に対する医療等と難病の患者に対する福祉サービスに関する施策，就労の支援に関する施策その他の関連する施策との連携に関する事項
⑧その他難病に係る医療等の推進に関する重要事項

(2) 難病に係る新たな公平かつ安定的な医療費助成の制度の確立
- 都道府県知事は，申請に基づき，医療費助成の対象難病（指定難病）の患者に対して，医療費を支給。
- 指定難病に係る医療を実施する医療機関を，都道府県知事が指定。
- 支給認定の申請に添付する診断書は，指定医が作成。
- 都道府県は，申請があった場合に支給認定をしないときは，指定難病審査会に審査を求めなければならない。
- 医療費の支給に要する費用は都道府県の支弁とし，国は，その2分の1を負担。

(3) 難病の医療に関する調査及び研究の推進
国は，難病の発病の機構，診断及び治療方法に関する調査及び研究を推進。

(4) 療養生活環境整備事業の実施
都道府県は，難病相談支援センターの設置や訪問看護の拡充実施等，療養生活環境整備事業を実施できる。

施行期日　平成27年1月1日
※児童福祉法の一部を改正する法律（小児慢性特定疾病の患児に対する医療費助成の法定化）と同日

難病とは
○発病の機構が明らかでなく
○治療方法が確立していない
○希少な疾病であって
○長期の療養を必要とするもの
※患者数等による限定は行なわず，他の施策体系が樹立されていない疾病を幅広く対象とし，調査研究・患者支援を推進する。

指定難病とは
難病のうち，以下の要件の全てを満たすものを，患者の置かれている状況からみて良質かつ適切な医療の確保を図る必要性が高いものとして，厚生科学審議会（第三者的な委員会）の意見を聴いて厚生労働大臣が指定する。医療費助成の対象となる疾病であり，平成27年7月1日現在，306疾病が指定

表1-1 新たな医療費助成における自己負担限度額　　　　　　　　　　　　　　　　　　（月額　単位：円）

階層区分	階層区分の基準〔（ ）内の数字は，夫婦2人世帯の場合における年収の目安〕		患者負担割合：2割					
			自己負担限度額（外来＋入院）					
			原則			既認定者（経過措置3年間）		
			一般	高額かつ長期（※）	人工呼吸器等装着者	一般	現行の重症患者	人工呼吸器等装着者
生活保護	—		0	0	0	0	0	0
低所得Ⅰ	市町村民税非課税（世帯）	本人年収～80万円	2,500	2,500	1,000	2,500	2,500	1,000
低所得Ⅱ		本人年収80万円超～	5,000	5,000		5,000		
一般所得Ⅰ	市町村民税課税以上約7.1万円未満（約160万円～370万円）		10,000	5,000		5,000		
一般所得Ⅱ	市町村民税課税以上約7.1万円以上約25.1万円未満（約370万円～約810万円）		20,000	10,000		10,000	5,000	
上位所得	市町村民税課税以上約25.1万円以上（約810万円～）		30,000	20,000		20,000		
入院時の食費			全額自己負担			1/2自己負担		

※「高額かつ長期」とは，月ごとの医療費総額が5万円を超える月が年間6回以上ある者（例えば医療保険の2割負担の場合，医療費の自己負担が1万円を超える月が年間6回以上）

されている。
- 患者数が本邦において一定の人数〔人口のおおむね千分の1（0.1%）程度に相当する数〕に達しないこと
- 客観的な診断基準（又はそれに準ずるもの）が確立していること

<u>難病に係る新たな医療費助成の制度</u>（表1-1）

〈自己負担割合〉
- 自己負担割合について，現行の3割から2割に引下げ。

〈自己負担限度額〉
- 所得の階層区分や負担限度額については，医療保険の高額療養費制度や障害者の自立支援医療（更生医療）を参考に設定。
- 症状が変動し入退院を繰り返す等の難病の特性に配慮し，外来・入院の区別を設定しない。
- 受診した複数の医療機関等の自己負担（薬局での保険調剤及び医療保険における訪問看護ステーションが行なう訪問看護を含む）をすべて合算した上

で負担限度額を適用する。

〈所得把握の単位等〉
○所得を把握する単位は，医療保険における世帯。所得を把握する基準は，市町村民税（所得割）の課税額。
○同一世帯内に複数の対象患者がいる場合，負担が増えないよう，世帯内の対象患者の人数で負担限度額を按分する。

〈入院時の食費等〉
○入院時の標準的な食事療養及び生活療養に係る負担について，患者負担とする。

〈高額な医療が長期的に継続する患者の特例〉
○高額な医療が長期的に継続する患者（※）については，自立支援医療の「重度かつ継続」と同水準の負担限度額を設定。
※「高額な医療が長期的に継続する患者（「高額かつ長期」）」とは，月ごとの医療費総額が5万円を超える月が年間6回以上ある者（例えば医療保険の2割負担の場合，医療費の自己負担が1万円を超える月が年間6回以上）とする。
○人工呼吸器等装着者の負担限度額については，所得区分に関わらず月額1,000円とする。

〈高額な医療を継続することが必要な軽症者の特例〉
○助成の対象は症状の程度が一定以上の者であるが，軽症者であっても高額な医療（※）を継続することが必要な者については，医療費助成の対象とする。
※「高額な医療を継続すること」とは，月ごとの医療費総額が33,330円を超える月が年間3回以上ある場合（例えば医療保険の3割負担の場合，医療費の自己負担が1万円以上の月が年間3回以上）とする。

〈経過措置（3年間）〉
○既認定者の負担限度額は，上記の「高額かつ長期」の負担限度額と同様とする。
○既認定者のうち現行の重症患者の負担限度額は，一般患者よりさらに負担を軽減。
○既認定者については，入院時の食費負担の1/2は公費負担とする。

 福祉サービス

2013（平成25）年4月より，難病等が障害者総合支援法の対象となり，「難病患者等居宅生活支援事業」の対象疾病と同じ130疾病からスタートしたが，「難病の患者に対する医療等に関する法律」の制定を受け，以下の要件に該当する疾病について吟味し，2016年5月現在，332疾病にまで拡大されている（表1-2〜5）*。

同年8月には社会保障制度改革国民会議報告書が公表され，ここでも難病

* 出典はいずれも厚生労働省ウェブサイト「障害者総合支援法の対象疾病（難病等）」より

表1-2　障害者総合支援法の対象疾病の要件

指定難病の要件	障害者総合支援法における取扱い
①発病の機構が明らかでない	要件としない
②治療方法が確立していない	要件とする
③患者数が人口の0.1%程度に達しない	要件としない
④長期の療養を必要とするもの	要件とする
⑤診断に関し客観的な指標による一定の基準が定まっていること	要件とする

※他の施策体系が樹立している疾病を除く。疾病の「重症度」は勘案しない

対策の改革が盛り込まれたことから，難病対策の法制化に向け具体的な検討が行なわれ，難病患者に対する良質かつ適切な医療の確保と難病患者の療養生活の質の向上を目的として官民が協力して取り組むべき改革の内容について，次のとおりとりまとめられた。

国においては，前述の提言及び本報告の内容に沿って，難病対策の法制化を進め，難病の克服と共生社会の実現に向けて，なお一層取り組みを期待する。

対象者は，障害者手帳（身体障害者手帳・療育手帳・精神障害者保健福祉手帳）の交付を受けていない者であっても必要と認められた支援が受けられる。

利用できる福祉サービスとは，障害者総合支援法及び児童福祉法に定める，障害福祉サービス・相談支援・補装具及び地域生活支援事業（障害児の場合は，障害児通所支援と障害児入所支援も含む）となっている。

◉ 手続き

○対象疾病に罹患していることがわかる証明書（診断書など）を持参し，市区町村の担当窓口にサービスの利用を申請する。
○障害支援区分の認定や支給決定などの手続き後，必要と認められたサービスを利用できる[*1]。

障害者施策では，理由の如何を問わず，一定の身体機能の障害から日常生活や社会生活に制限がある者を対象としてきたが，障害が軽微な者を除くため「身体障害者手帳の交付を受けた者」が身体障害者の要件となっている。そのため，難病患者は重症度が上がり一定以上の障害が永続する状態となってはじめて障害者と認められる。しかし罹患初期の者や一部の難病患者のように，日内変動や月内変動等があり，症状が軽い時期があると身体障害者手帳の交付が受けられず，支援の手が届かなかったケースがあった[*2]。

*1 訓練系・就労系サービス等は障害支援区分の認定を受ける必要はない

*2 別途，難病施策として日常生活用具の給付やヘルパーの派遣等はあったが，実施していない自治体もあった

表1-3 障害者総合支援法の対象疾病一覧（332疾病） 2016年当時

番号	疾病名	番号	疾病名	番号	疾病名
1	アイカルディ症候群	57	肝型糖原病	113	後天性赤芽球癆
2	アイザックス症候群	58	間質性膀胱炎（ハンナ型）	114	広範脊柱管狭窄症
3	IgA腎症	59	環状20番染色体症候群	115	抗リン脂質抗体症候群
4	IgG4関連疾患	60	関節リウマチ	116	コケイン症候群
5	亜急性硬化性全脳炎	61	完全大血管転位症	117	コステロ症候群
6	アジソン病	62	眼皮膚白皮症	118	骨形成不全症
7	アッシャー症候群	63	偽性副甲状腺機能低下症	119	骨髄異形成症候群
8	アトピー性脊髄炎	64	ギャロウェイ・モワト症候群	120	骨髄線維症
9	アペール症候群	65	急性壊死性脳症	121	ゴナドトロピン分泌亢進症 ※
10	アミロイドーシス ※	66	急性網膜壊死	122	5p欠失症候群
11	アラジール症候群	67	球脊髄性筋萎縮症	123	コフィン・シリス症候群
12	有馬症候群	68	急速進行性糸球体腎炎	124	コフィン・ローリー症候群
13	アルポート症候群	69	強直性脊椎炎	125	混合性結合組織病
14	アレキサンダー病	70	強皮症	126	鰓耳腎症候群
15	アンジェルマン症候群	71	巨細胞性動脈炎 ※	127	再生不良性貧血
16	アントレー・ビクスラー症候群	72	巨大静脈奇形（頚部口腔咽頭びまん性病変）	128	サイトメガロウィルス角膜内皮炎
17	イソ吉草酸血症	73	巨大動静脈奇形（頚部顔面又は四肢病変）	129	再発性多発軟骨炎
18	一次性ネフローゼ症候群 ※※	74	巨大膀胱短小結腸腸管蠕動不全症	130	左心低形成症候群
19	一次性膜性増殖性糸球体腎炎	75	巨大リンパ管奇形（頚部顔面病変）	131	サルコイドーシス
20	1p36欠失症候群	76	筋萎縮性側索硬化症	132	三尖弁閉鎖症
21	遺伝性ジストニア	77	筋型糖原病	133	CFC症候群
22	遺伝性周期性四肢麻痺	78	筋ジストロフィー	134	シェーグレン症候群
23	遺伝性膵炎	79	クッシング病	135	色素性乾皮症
24	遺伝性鉄芽球性貧血	80	クリオピリン関連周期熱症候群	136	自己貪食空胞性ミオパチー
25	VATER症候群	81	クリッペル・トレノネー・ウェーバー症候群	137	自己免疫性肝炎
26	ウィーバー症候群	82	クルーゾン症候群	138	自己免疫性出血病XIII
27	ウィリアムズ症候群	83	グルコーストランスポーター1欠損症	139	自己免疫性溶血性貧血
28	ウィルソン病	84	グルタル酸血症1型	140	シトステロール血症
29	ウエスト症候群	85	グルタル酸血症2型	141	紫斑病性腎炎
30	ウェルナー症候群	86	クロウ・深瀬症候群	142	脂肪萎縮症
31	ウォルフラム症候群	87	クローン病	143	若年性肺気腫
32	ウルリッヒ病	88	クロンカイト・カナダ症候群	144	シャルコー・マリー・トゥース病
33	HTLV-1関連脊髄症	89	痙攣重積型（二相性）急性脳症	145	重症筋無力症
34	ATR-X症候群	90	結節性硬化症	146	修正大血管転位症
35	ADH分泌異常症 ※	91	結節性多発動脈炎 ※	147	シュワルツ・ヤンペル症候群
36	エーラス・ダンロス症候群	92	血栓性血小板減少性紫斑病	148	徐波睡眠時持続性棘徐波を示すてんかん性脳症
37	エプスタイン症候群	93	限局性皮質異形成	149	神経細胞移動異常症
38	エプスタイン病	94	原発性局所多汗症	150	神経軸索スフェロイド形成を伴う遺伝性びまん性白質脳症
39	エマヌエル症候群	95	原発性硬化性胆管炎	151	神経線維腫症
40	遠位型ミオパチー	96	原発性高脂血症	152	神経フェリチン症
41	円錐角膜	97	原発性側索硬化症	153	神経有棘赤血球症 ※
42	黄色靱帯骨化症	98	原発性胆汁性肝硬変	154	進行性核上性麻痺
43	黄斑ジストロフィー	99	原発性免疫不全症候群	155	進行性骨化性線維異形成症 ※※
44	大田原症候群	100	顕微鏡的大腸炎	156	進行性多巣性白質脳症
45	オクシピタル・ホーン症候群	101	顕微鏡的多発血管炎 ※	157	心室中隔欠損を伴う肺動脈閉鎖症
46	オスラー病	102	高IgD症候群	158	心室中隔欠損を伴わない肺動脈閉鎖症
47	カーニー複合	103	好酸球性消化管疾患	159	スタージ・ウェーバー症候群
48	海馬硬化を伴う内側側頭葉てんかん	104	好酸球性多発血管炎性肉芽腫症 ※	160	スティーヴンス・ジョンソン症候群
49	潰瘍性大腸炎	105	好酸球性副鼻腔炎	161	スミス・マギニス症候群
50	下垂体前葉機能低下症	106	抗糸球体基底膜腎炎	162	スモン
51	家族性地中海熱	107	後縦靱帯骨化症	163	脆弱X症候群
52	家族性良性慢性天疱瘡	108	甲状腺ホルモン不応症 ※	164	脆弱X症候群関連疾患
53	化膿性無菌性関節炎・壊疽性膿皮症・アクネ症候群	109	拘束型心筋症	165	正常圧水頭症
54	歌舞伎症候群	110	高チロシン血症1型	166	成人スチル病
55	ガラクトース-1-リン酸ウリジルトランスフェラーゼ欠損症	111	高チロシン血症2型	167	成長ホルモン分泌亢進症 ※
56	加齢黄斑変性 ※※	112	高チロシン血症3型	168	脊髄空洞症

番号	疾病名
169	脊髄小脳変性症（多系統萎縮症を除く。）※
170	脊髄髄膜瘤
171	脊髄性筋萎縮症
172	全身型若年性特発性関節炎
173	全身性エリテマトーデス
174	先天性横隔膜ヘルニア
175	先天性核上性球麻痺
176	先天性魚鱗癬 ※※
177	先天性筋無力症候群
178	先天性腎性尿崩症
179	先天性赤血球形成異常性貧血
180	先天性大脳白質形成不全症
181	先天性風疹症候群
182	先天性副腎低形成症
183	先天性副腎皮質酵素欠損症
184	先天性ミオパチー
185	先天性無痛無汗症
186	先天性葉酸吸収不全
187	前頭側頭葉変性症
188	早期ミオクロニー脳症
189	総動脈幹遺残症
190	総排泄腔遺残
191	総排泄腔外反症
192	ソトス症候群
193	ダイアモンド・ブラックファン貧血
194	第14染色体父親性ダイソミー症候群
195	大脳皮質基底核変性症
196	ダウン症候群
197	高安動脈炎 ※
198	多系統萎縮症
199	タナトフォリック骨異形成症
200	多発血管炎性肉芽腫症
201	多発性硬化症／視神経脊髄炎
202	多発性嚢胞腎
203	多脾症候群
204	タンジール病
205	単心室症
206	弾性線維性仮性黄色腫
207	短腸症候群
208	胆道閉鎖症
209	遅発性内リンパ水腫
210	チャージ症候群
211	中隔視神経形成異常症／ドモルシア症候群
212	中毒性表皮壊死症
213	腸管神経節細胞僅少症
214	TSH分泌亢進症 ※
215	TNF受容体関連周期性症候群
216	低ホスファターゼ症
217	天疱瘡
218	禿頭と変形性脊椎症を伴う常染色体劣性白質脳症
219	特発性拡張型心筋症
220	特発性間質性肺炎
221	特発性基底核石灰化症
222	特発性血小板減少性紫斑病
223	特発性後天性全身性無汗症
224	特発性大腿骨頭壊死症 ※

番号	疾病名
225	特発性門脈圧亢進症
226	特発性両側性感音難聴
227	突発性難聴
228	ドラベ症候群
229	中條・西村症候群
230	那須・ハコラ病
231	軟骨無形成症
232	難治頻回部分発作重積型急性脳炎
233	22q11.2欠失症候群
234	乳幼児肝巨大血管腫
235	尿素サイクル異常症
236	ヌーナン症候群
237	脳腱黄色腫症
238	脳表ヘモジデリン沈着症
239	膿疱性乾癬
240	嚢胞性線維症
241	パーキンソン病
242	バージャー病
243	肺静脈閉塞症／肺毛細血管腫症
244	肺動脈性肺高血圧症
245	肺胞蛋白症（自己免疫性又は先天性）
246	肺胞低換気症候群
247	バッド・キアリ症候群
248	ハンチントン病
249	汎発性特発性骨増殖症
250	PCDH19関連症候群
251	肥厚性皮膚骨膜症
252	非ジストロフィー性ミオトニー症候群
253	皮質下梗塞と白質脳症を伴う常染色体優性脳動脈症
254	肥大型心筋症
255	ビタミンD依存性くる病／骨軟化症 ※※
256	ビタミンD抵抗性くる病／骨軟化症
257	ビッカースタッフ脳幹脳炎
258	非典型溶血性尿毒症症候群
259	非特異性多発性小腸潰瘍症
260	皮膚筋炎／多発性筋炎 ※
261	びまん性汎細気管支炎
262	肥満低換気症候群
263	表皮水疱症
264	ヒルシュスプルング病（全結腸型又は小腸型）
265	ファイファー症候群
266	ファロー四徴症
267	ファンコニ貧血
268	封入体筋炎
269	フェニルケトン尿症
270	複合カルボキシラーゼ欠損症
271	副甲状腺機能低下症
272	副腎白質ジストロフィー ※※
273	副腎皮質刺激ホルモン不応症
274	ブラウ症候群
275	プラダー・ウィリ症候群
276	プリオン病
277	プロピオン酸血症
278	PRL分泌亢進症（高プロラクチン血症）※
279	閉塞性細気管支炎
280	ベーチェット病

番号	疾病名
281	ベスレムミオパチー
282	ヘパリン起因性血小板減少症
283	ヘモクロマトーシス
284	ペリー症候群
285	ペルーシド角膜辺縁変性症
286	ペルオキシソーム病（副腎白質ジストロフィーを除く。）※※
287	片側巨脳症
288	片側痙攣・片麻痺・てんかん症候群
289	発作性夜間ヘモグロビン尿症
290	ポルフィリン症
291	マリネスコ・シェーグレン症候群
292	マルファン症候群
293	慢性炎症性脱髄性多発神経炎／多巣性運動ニューロパチー ※
294	慢性血栓塞栓性肺高血圧症
295	慢性再発性多発性骨髄炎
296	慢性膵炎
297	慢性特発性偽性腸閉塞症
298	ミオクロニー欠神てんかん
299	ミオクロニー脱力発作を伴うてんかん
300	ミトコンドリア病
301	無脾症候群
302	無βリポタンパク血症
303	メープルシロップ尿症
304	メチルマロン酸血症
305	メビウス症候群
306	メンケス病
307	網膜色素変性症
308	もやもや病
309	モワット・ウイルソン症候群
310	薬剤性過敏症症候群
311	ヤング・シンプソン症候群
312	優性遺伝形式をとる遺伝性難聴
313	遊走性焦点発作を伴う乳児てんかん
314	4p欠失症候群
315	ライソゾーム病 ※
316	ラスムッセン脳炎
317	ランゲルハンス細胞組織球症
318	ランドウ・クレフナー症候群
319	リジン尿性蛋白不耐症
320	両側性小耳症・外耳道閉鎖症
321	両大血管右室起始症
322	リンパ管腫症／ゴーハム病
323	リンパ脈管筋腫症 ※
324	類天疱瘡（後天性表皮水疱症を含む。）
325	ルビンシュタイン・テイビ症候群
326	レーベル遺伝性視神経症
327	レシチンコレステロールアシルトランスフェラーゼ欠損症
328	劣性遺伝形式をとる遺伝性難聴
329	レット症候群
330	レノックス・ガストー症候群
331	ロスムンド・トムソン症候群
332	肋骨異常を伴う先天性側弯症

　　　　新たに対象となる疾病
※　対象に変更はないが，平成27年1月に疾病表記が変更されたもの
※※　対象に変更はないが，平成27年7月に疾病表記が変更されたもの

表1-4 難病法に基づく指定難病と障害者総合支援法の
「特殊の疾病」で異なる疾病名を用いているもの　　平成27年7月1日より

障害者総合支援法の対象疾病		難病法の指定難病
10	アミロイドーシス	全身性アミロイドーシス
35	ADH分泌異常症	下垂体性ADH分泌異常症
60	関節リウマチ	悪性関節リウマチ
70	強皮症	全身性強皮症
96	原発性高脂血症	家族性高コレステロール血症（ホモ接合体）
96	原発性高脂血症	原発性高カイロミクロン血症
115	抗リン脂質抗体症候群	原発性抗リン脂質抗体症候群
121	ゴナドトロピン分泌亢進症	下垂体性ゴナドトロピン分泌亢進症
143	若年性肺気腫	α1-アンチトリプシン欠乏症
167	成長ホルモン分泌亢進症	下垂体性成長ホルモン分泌亢進症
214	TSH分泌亢進症	下垂体性TSH分泌亢進症
226	特発性両側性感音難聴	若年発症型両側性感音難聴
239	膿疱性乾癬	膿疱性乾癬（汎発型）
278	PRL分泌亢進症（高プロラクチン血症）	下垂体性PRL分泌亢進症

※障害者総合支援法の対象疾病は，指定難病より対象範囲が広くなっている

◉ 難病等の特性に配慮した障害支援区分認定調査

　障害福祉サービスを利用する際には，障害支援区分の認定を受ける必要がある。難病には，症状の変化が毎日ある，日によって変化が大きい，症状が見えづらい等の特徴に加え，進行性の症状を有する，大きな周期でよくなったり悪化したりするなどの特有の症状が見られる。これらをふまえ，障害者総合支援法における障害支援区分について**「難病患者等に対する認定マニュアル」***が作成され，認定調査員に周知されている。

　「難病患者等に対する認定マニュアル」には，以下のことに留意することが明記されている。

○難病患者等は，治療方法が確立していない疾病に罹患し，往々にして生涯にわたる長期間の療養を必要とすることから，生活面における制約や経済的な負担が大きく，加えて，病名や病態が知られていないために社会の理解が進んでおらず，就業など社会生活への参加が進みにくい状態にある。
○現在問題となっている症状としては，「痛み」や「手足に力が入らない」，「倦怠感」といったものもあるため，外見上ではわかりにくい症状に悩まされている場合も多く，配慮が必要である。また，家族の支援等で遠方の

* 2015（平成27）年9月厚生労働省社会・援護局障害保健福祉部より公開　http://www.mhlw.go.jp/file/06-Seisakujouhou-12200000-Shakaiengokyoku shougaihokenfukushibu/1_13.pdf

表1-5 疾病名の表記を変更したもの（新旧対照表）
平成27年1月1日施行時に変更済みの疾病名

【旧】平成26年12月31日までの疾病名	【新】平成27年1月1日以降の疾病名
アミロイド症	アミロイドーシス
アレルギー性肉芽腫性血管炎	好酸球性多発血管炎性肉芽腫症
ウェゲナー肉芽腫症	多発血管炎性肉芽腫症
ADH不適合分泌症候群	ADH分泌異常症
中枢性尿崩症	
結節性動脈周囲炎	結節性多発動脈炎
	顕微鏡的多発血管炎
高プロラクチン血症	PRL分泌亢進症（高プロラクチン血症）
ゴナドトロピン分泌過剰症	ゴナドトロピン分泌亢進症
脊髄小脳変性症	脊髄小脳変性症（多系統萎縮症を除く。）
先端巨大症	成長ホルモン分泌亢進症
側頭動脈炎	巨細胞性動脈炎
大動脈炎症候群	高安動脈炎
多巣性運動ニューロパチー	慢性炎症性脱髄性多発神経炎／多巣性運動ニューロパチー
慢性炎症性脱髄性多発神経炎	
多発筋炎	皮膚筋炎／多発性筋炎
皮膚筋炎	
多発性硬化症	多発性硬化症／視神経脊髄炎
TSH産生下垂体腺腫	TSH分泌亢進症
特発性大腿骨頭壊死	特発性大腿骨頭壊死症
有棘赤血球舞踏病	神経有棘赤血球症
リソソーム病	ライソゾーム病
リンパ管筋腫症	リンパ脈管筋腫症
レフェトフ症候群	甲状腺ホルモン不応症

平成27年7月1日施行時に変更する疾病名

【旧】平成27年6月30日までの疾病名	【新】平成27年7月1日からの疾病名
難治性ネフローゼ症候群	一次性ネフローゼ症候群
加齢性黄斑変性症	加齢黄斑変性
進行性骨化性線維形成異常症	進行性骨化性線維異形成症
先天性魚鱗癬様紅皮症	先天性魚鱗癬
ビタミンD依存症二型	ビタミンD依存性くる病／骨軟化症
ペルオキシソーム病	副腎白質ジストロフィー
	ペルオキシソーム病（副腎白質ジストロフィーを除く。）

医療機関に通う場合も多く，将来の生活不安を抱えている場合もあることから，難病患者等の訴えをよく聴取するなど，難病患者等や家族の視点に立って接することが求められる。

区分認定の調査の際，調査員はこれらの認識をもち，**一見して身体機能に障害がなくとも，難病等の症状のために日常生活のなかでさまざまな問題が生じている場合もある**ことから，難病患者等の主訴を適切に把握することで，「日常生活で困っていること」や「不自由があること」等を先入観なく理解することが求められている。

さらに，認定調査の際には，調査対象者からの聴き取りに加えて日頃から接している家族や支援者，看護師，ボランティア等からの聴き取りも十分に行なうこととされている。

難病等の症状が変化（重くなったり軽くなったり）する場合は，「症状がより重度な状態（＝支援をもっとも必要とする状態）」の詳細な聴き取りを行ない，「症状が軽度な状態」や「どのくらいの時間・期間で症状が変化するのか」等についても確認を行なうことなど，難病の特徴をふまえた調査上の留意点が示されている。

これにより，難病患者等が適切に福祉サービスにつながるよう配慮されているわけであるが，患者団体である一般社団法人日本難病・疾病団体協議会*からも，「難病患者等に対する認定マニュアル」は難病の種類や基本的な特性，配慮についてコンパクトにつかめるように工夫されており，障害福祉分野のみならず，難病の特性を理解するうえで大変役に立つマニュアルになっていると評価されており，これを認定調査員や審査会委員はもちろん，市町村窓口の担当者，相談支援専門員に行きわたるよう普及してほしい旨の要望がなされている。

* JPA. 電話03-6280-7734, Eメール jpa@ia2.itkeeper.ne.jp http://www.nanbyo.jp/

⦿ 利用可能な主な福祉サービス

a. 介護給付
- 居宅介護（ホームヘルプ）：自宅で，入浴，排せつ，食事の介護等を行なう
- 重度訪問介護：重度の肢体不自由者で常に介護を必要とする人に，自宅で，入浴，排せつ，食事の介護，外出時における移動支援などを総合的に行なう
- 同行援護：視覚障害により，移動に著しい困難を有する人に，移動に必要な情報の提供（代筆・代読を含む），移動の援護等の外出支援を行なう
- 短期入所（ショートステイ）：自宅で介護する人が病気の場合などに，短期間，夜間も含め施設で，入浴，排せつ，食事の介護等を行なう
- 生活介護：常に介護を必要とする人に，昼間，入浴，排せつ，食事の介護等を行なうとともに，創作的活動又は生産活動の機会を提供する
- 施設入所支援：施設に入所する人に，夜間や休日，入浴，排せつ，食事の介護等を行なう

b. 訓練等給付
- 自立訓練（機能訓練・生活訓練）：自立した日常生活又は社会生活ができるよう，一定期間，身体機能又は生活能力の向上のために必要な訓練を行なう
- 就労移行支援：一般企業等への就労を希望する人に，一定期間，就労に必要な知識及び能力の向上のために必要な訓練を行なう
- 就労継続支援（A型＝雇用型，B型＝非雇用型）：一般企業等での就労が困難な人に，働く場を提供するとともに，知識及び能力の向上のために必要な訓練を行なう
- 共同生活援助（グループホーム）：夜間や休日，共同生活を行なう住居で，相談，入浴，排せつ，食事の介護，日常生活上の援助を行なう

c. その他の給付
- 計画相談支援：サービス申請に係る支給決定前にサービス等利用計画案を作成，支給決定後，事業者等と連絡調整等を行ない，サービス等利用計画を作成，サービス等の利用状況等の検証（モニタリング），事業所等と連絡調整，必要に応じて新たな支給決定等に係る申請の勧奨
- 放課後等デイサービス（障害児）：授業の終了後又は休校日に，児童発達支援センター等の施設に通わせ，生活能力向上のための必要な訓練，社会との交流促進などの支援を行なう
- 補装具費の支給：身体機能の補完代替を行なう用具について，購入及び修理に要する費用を支給する

d. 地域生活支援事業
- 日常生活用具給付等事業：重度障害のある人等に対し，自立生活支援用具等日常生活用具の給付又は貸与を行なう

⦿ 補装具の例
- 車いす
- 電動車いす
- 重度障害者用意思伝達装置（**図1-1**）　等

⦿ 日常生活用具の例
- 特殊寝台（介護用ベッド）
- 電気式たん吸引器
- 小規模な住宅改修（手すりの設置等）

　基本的には，障害者についても，65歳以上の者及び40歳以上65歳未満の医療保険加入者は，原則として介護保険の被保険者となる。ただし，障害者支援施設等に入所している者については，介護保険の被保険者とはならないこととされている。

　そのうえで，障害者総合支援法における自立支援給付と介護保険制度との適用関係については以下（**図1-2**）のとおりである。

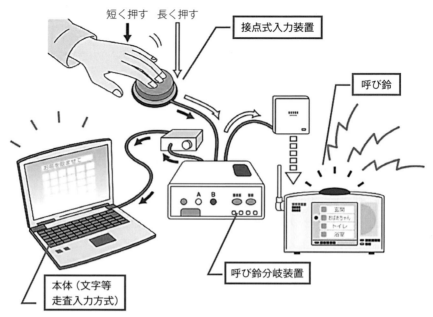

* 各当事者個別の事情によって多くの応用例が工夫されているものであるが，本章では基本的な構成として本例を紹介した

図1-1　重度障害者用意思伝達装置の構成例*
出典:「重度障害者意思伝達装置」導入ガイドライン
　　　(公財) テクノエイド協会ウェブサイトからダウンロードできます
　　　http://www.resja.or.jp/com-gl/gl/a-1-1.html

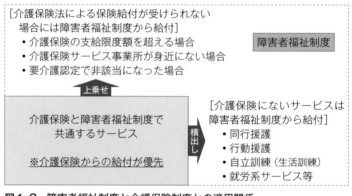

図1-2　障害者福祉制度と介護保険制度との適用関係

a. 優先される介護保険サービス

　自立支援給付に優先する介護保険サービスは，介護給付，予防給付及び市町村特別給付である。

b. 介護保険サービス優先のとらえ方

- サービス内容や機能から，障害福祉サービスに相当する介護保険サービスがある場合は，基本的には，介護保険サービスが優先される (**図1-2**)。しかしながら，障害者が同様のサービスを希望する場合でも，その心身の状況やサービス利用を必要とする理由は多様であり，介護保険サービスを一律に優先させ，これにより必要な支援を受けることができるか否かを一概に判断することは困難であることから，障害福祉サービスの種

類や利用者の状況に応じて当該サービスに相当する介護保険サービスを特定し，一律に当該介護保険サービスを優先的に利用するものとはしないこととされている。したがって，市区町村において，申請に係る障害福祉サービスの利用に関する具体的な内容（利用意向）を聴き取りにより把握したうえで，申請者が必要としている支援内容を介護保険サービスにより受けることが可能か否かを適切に判断する必要がある。

- サービス内容や機能から，介護保険サービスには相当するものがない障害福祉サービス固有のものと認められるもの（同行援護，行動援護，自立訓練（生活訓練），就労移行支援，就労継続支援等）については，当該障害福祉サービスが受けられる[*1]。

[*1] いわゆる「横出しサービス」

c．具体的な運用

以下のように，当該サービスの利用について介護保険法の規定による保険給付が受けられない場合には，障害福祉サービスを受けることが可能である。

- 在宅の障害者で，申請に係る障害福祉サービスについて市区町村が適当と認める支給量が，介護保険支給限度基準額の制約から，介護保険のケアプラン上において介護保険サービスのみによって確保することができないものと認められる場合[*2]。

[*2] いわゆる「上乗せ支給」

- 利用可能な介護保険サービスに係る事業所又は施設が身近にない，あっても利用定員に空きがないなど，当該障害者が実際に申請に係る障害福祉サービスに相当する介護保険サービスを利用することが困難と市区町村が認める場合。
- 介護保険法に基づく要介護認定等を受けた結果，非該当と判定された場合など，介護保険サービスを利用できない場合であって，障害福祉サービスによる支援が必要と市区町村が認める場合。

（「障害者自立支援法に基づく自立支援給付と介護保険制度との適用関係等について（厚生労働省社会・援護局障害保健福祉部企画課長・障害福祉課長連名通知）」より）

 ## 今後の課題

◉ 難病患者等の障害福祉サービス利用が広がらないこと

難病の推定患者数は，指定難病だけでも厚生労働省健康局の試算で約150万人であり，その他の疾病患者も含めるとさらに多くの患者が障害福祉サービス対象となるはずであるが，そのうち，身体障害者手帳の交付を受け，身体障害者として障害福祉サービスを受けている者を除いても，手帳交付を受けていないサービス対象患者数は少なくとも数十万人はいると考えられる。

これらの難病患者等の障害福祉サービスの利用状況は，厚生労働省の資料（図1-3，4）によると，実人数で776人（そのうちほとんどが居宅介護を利用）であり，対象者数と比べて非常に少ない人数にとどまっている。地方自治体も難病患者等が福祉サービスを利用できるようになったことの周知に努めて

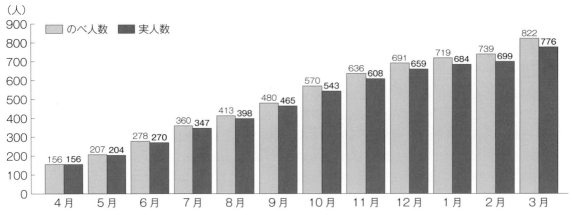

図1-3　難病患者等の障害福祉サービス利用状況の推移（平成25年4月以降）　　出典：国保連速報データ

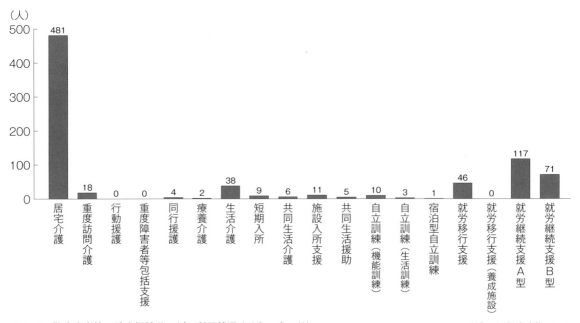

図1-4　難病患者等の障害福祉サービス利用状況（平成26年3月）　　出典：国保連速報データ

いるが，情報不足によりサービスにつながらないということがないよう，引き続き周知に努めるべきである。

　特に患者本人に対しては，医療機関から制度の案内が行なわれることが有効であると考えられるため，医療機関においても難病患者等が福祉サービスの利用が可能になったことについて知識をもっておくことが重要である。

⦿ 障害福祉サービスのあり方について

a. 常時介護を要する障害者等に対する支援

　難病患者等で喀痰吸引等の医療的ケア*が必要な者について，病院内での支援を一部福祉サービスとして利用可能とすることが課題としてあげられ

* 現在，官公庁の文書でも用いられているこの言葉の成立には種々の歴史的経緯がある

る。在宅においても，医療機関と福祉サービス事業者との連携が必要である。

b．障害者等の移動[*1]の支援

難病等により，通院・通学時等に支援がなければ外出できない者に対する幅広い移動支援が必要である。

[*1] 82頁参照

c．障害者の就労[*2]の支援

難病患者等の就労定着については，職場の理解が不可欠であり患者本人と職場の両方を支援できるようなしくみが必要である。

[*2] 91頁参照

◉ 指定難病の範囲拡大について

指定難病306疾病が指定され，障害者総合支援法の対象疾病は332疾病にまで拡大，さらに追加が検討され疾病名を1つひとつ選定していく現在の方法では，制度の谷間に落ちる人が生じるとの意見がある[*3]。疾病名で線引きせず，生活実態に合わせて，ニーズがある人すべてに医療費を助成すべきだという意見である。しかし，一方で，社会保障の給付として医療費助成を行なっているので，その範囲は明確にする必要があるとの意見もある。

[*3] 序章（5頁）で詳説

難病は，その希少性ゆえに発病の機構や治療方法の解明が進まず，長期にわたる治療を余儀なくされるため，データを集積するとともに医療費助成を行なうという法律ができたわけであるが，病気で長期にわたって苦しむ方は，希少性疾病か否かに関わらず存在する。仮に「難病」すべてに対して医療費助成をしたとしても，次は難病でない病気との不公平感が生まれてくる。また，診断にあたっては，客観的な指標により，確実に疾病名が特定される必要もあり，現時点において，一定の基準を設けたうえで1つひとつの疾病を吟味していく方法がとられていることは理解し得る。

とはいえ，指定難病要件に該当しない難病患者も，実際に症状に苦しんでいることは事実であるため，今後臨床データの収集等により客観的診断指標の発見等の研究の早期進展が望まれる。

資料

- 難病対策の改革に向けた取組について，平成25年12月13日，厚生科学審議会疾病対策部会難病対策委員会報告書．
- 難病情報センターホームページ　http://www.nanbyou.or.jp/
- 厚生労働省ホームページ，障害福祉サービスの在り方等に関する論点整理のためのワーキンググループ（第4回）資料，平成27年2月2日，http://www.mhlw.go.jp/stf/shingi2/0000072985.html
- 厚生労働省社会・援護局障害保健福祉部：障害者総合支援法における障害支援区分―難病患者等に対する認定マニュアル，平成27年（2015年）9月．
- テクノエイド協会：補装具費支給事務ガイドブック，2014．
- テクノエイド協会：補装具・日常生活用具給付等ガイドブック，2008．
- 日本の「難病対策」どうなっている？（前編・医療費助成），NHKハートネットTVホームページ，http://www.nhk.or.jp/hearttv-blog/700/181056.html
- 厚生労働省ホームページ，障害者総合支援法対象疾病検討会（第1回）資料，平成26年8月27日，http://www.mhlw.go.jp/stf/shingi/0000055868.html

第1章 増補
小児慢性特定疾病対策の要点と未来への提言

小倉 加恵子

2014（平成26）年5月23日，「児童福祉法の一部を改正する法律（平成26年法律第47号。以下，改正法）」が可決成立し，翌年1月1日に施行された。新しい難病法と同時期であり，わが国における難病・小児慢性特定疾病対策は大きな転機を迎えたことになる*。第1章に付随する本項では，小児慢性特定疾病対策の歴史，改正法に定められた新たな対策について要点を解説し，残された課題について述べることで未来への提言としたい。

＊ポータルサイト「小児慢性特定疾病情報センター」http://www.shouman.jp/にて関連情報が整理・閲覧できる。対象疾病リストは，平成27年9月14日版で14疾患群（704疾病）

 小児慢性特定疾病対策の歴史

小児慢性特定疾病対策は，当初いくつかの制度のもとで給付事業が行なわれてきたものが統合され，法制化されるという経緯をたどり，今回の法改正に至っている。

1968（昭和43）年度，未熟児養育医療のなかで，フェニルケトン尿症などの先天性代謝異常症に対する医療給付が行なわれ，次年度にはこれに血友病が加えられた。1971（昭和46）年度からは，小児がんについて18歳未満までの入院費の公費による援助が制度化され（小児がん治療研究事業），また，その次年度からは慢性腎炎・ネフローゼと喘息についても治療研究事業が開始された。そして，1974（昭和49）年9月，対象疾病の大幅な拡大を行なうのを契機に「小児慢性特定疾患治療研究事業」として整理・統合された。この時に糖尿病，膠原病，慢性心疾患，内分泌疾患の4疾患群が追加され，さらに1990（平成2）年に神経・筋疾患群が追加されて，合計10疾患群が対象となった。

2004（平成16）年11月に児童福祉法の改正が行なわれ，翌年4月から小児慢性特定疾患治療研究事業は，同法に根拠をもつ事業として実施されることとなった。同時に，慢性消化器疾患群が追加され，11疾患群が支援対象となった。また，日常生活用具給付事業および小児慢性特定疾患ピアカウンセリング事業が盛り込まれ，医療費助成以外の支援も開始された。

このように，事業開始後，年ごとに事業は拡充され，対象人数も増加し，それに伴って予算額も増加してきた。しかしながら，政策によって任意に縮減できる裁量的経費であり，財政的に非常に不安定なしくみにあった。加えて，この40年間に社会は大きく変化し，患者・家族をとりまく環境や生活

意識の変容に伴って，そのニーズも変わり多様化してきた。また，医学的知見の集積と診断技術の進歩により診断される疾病が増えたが，類似する病態を示しているにもかかわらず支援の対象に選定されていない疾病があるといった疾病間での不公平感が生じるようになった。さらに，医療技術の革新により疾病予後が改善し，慢性疾患に罹患した児が成人するケースが増加してきた。長期にわたる療養と社会生活や自立支援への総合的な対策の必要性が指摘されるようになり，あわせて，小児が成人移行する際の小児慢性特定疾病と難病の事業間での連携の必要性も増してきた。

こうした課題に対して改革が求められるところとなり，2012（平成24）年9月から社会保障審議会児童部会「小児慢性特定疾患児への支援の在り方に関する専門委員会」において議論を重ね，「慢性疾患を抱える子どもとその家族への支援の在り方（報告）」がまとめられた。このなかで新たな小児慢性特定疾病対策で取り組むべき3つの柱が提言された。第1は，公平で安定的な医療費助成の仕組みの構築，第2は，患者の社会参加・就労支援，そして第3は，研究の推進と医療の質の向上である。また，同年の社会保障制度改革国民会議報告書においても，難病対策，小児慢性疾病を抱える児への保障の充実が必要であることが盛り込まれた。

これらの内容をふまえ，2014（平成26）年通常国会において「児童福祉法を一部改正する法律」「難病の患者に対する医療等に関する法律」が成立し，2015（平成27）年1月1日より新たな小児慢性特定疾病治療研究事業が施行されるに至ったのである。

改正法に定められた対策の要点

改正法においては，基本方針を策定することおよび先に述べた小児慢性特定疾病対策で取り組むべき3つの柱に基づいた施策や事業が定められた。

まず，第1の「公平で安定的な医療費助成の仕組みの構築」に向けて，その予算が裁量的経費から義務的経費として定められた。経費が任意に縮減されない性質となり，財政的に安定的なしくみとなった。また，原資に限りがあるなかで公平で安定的な支援を行なうという観点から給付水準についての見直しも行なわれ，次のような変更点が加わった。

①患者の自己負担の割合は，現行では3割（就学前児童は2割）であったところから2割となった。

②上限額は指定難病の医療費助成で定められた半額として，新たな年収区分によって定められた。

③外来・入院の区別を設定せず，受診した複数の医療機関などの自己負担をすべて合算したうえで，自己負担上限月額を適応することとなった。

④入院時の食事療養費については，2分の1が自己負担となった。

⑤月ごとの医療費が5万円を超える月が年間6回以上となる場合や，重症患者基準に適合する場合の負担軽減措置が講じられた。

⑥人工呼吸器などの生命維持装置を装着し，日常生活が著しく制限される場合には，負担をさらに軽減することとなった。

医療費助成のしくみの改正にあわせて，対象疾病の見直しも実施された。今回の見直しでは，新たな対象疾病を選定するだけではなく，既対象疾病についても技術的整理が行なわれた。それは，従前の事業の対象疾病名が，近年では医療現場で使用されない古い名称であったり，重複または類似した複数の疾病名が並列していることなどにより，申請疾病名の混乱や各疾病の患者数の正確な把握に支障が生じていたためである。また，難病対策との事業間での連携を念頭に置いたためでもあった。

対象疾病は，以下の①〜③を満たすことと定義された。
①児童期に発症する疾病であること
②次の4つの要件すべてに該当すること
- 慢性に経過する疾病であること
- 生命を長期にわたって脅かす疾病であること
- 症状や治療が長期にわたって生活の質を低下させる疾病であること
- 長期にわたって高額な医療費の負担が続く疾病であること

③診断基準・それに準ずるものがある疾病であることである

この定義に基づいて，日本小児科学会の小児慢性疾患委員会において現在の医学の知見を反映させ，また患者団体からの要望なども参考にして，幅広く疾病について協議が進められ，対象疾病候補がまとめられた。対象疾病候補は，「小児慢性特定疾患児への支援の在り方に関する専門委員会」における審議を通して，14疾患群704疾病と55の包括的疾病にまとめられ，2014（平成26）年12月18日厚生労働大臣によって告示された*。疾病によっては病状の軽重に幅があるため，より重度な患児の負担が軽減されるように，それぞれの対象疾病について症状や治療法などが「疾患の状態の程度」として具体的に示された。新規対象としては，107疾病と2つの包括的疾病が追加され，新たに対象となる患者数は3〜4万人程度と想定されている。

＊平成26年厚生労働省告示475号

次に，第2の柱である「患者の社会参加・就労支援に向けて」は，慢性疾病のある子どもや家族の状況に応じた自立に向けた支援事業として「小児慢性特定疾患児童など自立支援事業」が定められた。この事業には必須事業と任意事業が含まれる。必須事業である「相談支援事業」は，患児やその家族からの相談に対して情報提供や助言を行なうことで，学校生活や就労，日常生活で生じる不安や負担の軽減などを図るサービスである。任意事業としては，医療機関などで一時的に慢性疾病の子どもをあずかる「療養生活支援事業」，患児同士の相互交流の機会提供を行なう「相互交流支援事業」，幼少期から就職に対する意識をもてるように職場体験や具体的な就労相談などを行なう「就労支援事業」，介護などの負担のある家族に対する支援である「介護者支援事業」などがある。地域資源を活用した地域ぐるみの仕組みとして支援体制を確立していくため，「慢性疾病児童など地域支援協議会」を設置し，

患者家族会など当事者を含めた関係者の意見を聞きながら体制整備を図ることが求められている。

最後に，第3の柱は「研究の推進と医療の質の向上」である。治療法の開発研究の推進という観点から，医療意見書の記載項目の見直しを行ない，各疾病の詳細な情報を収集できるような様式に改められた。患者情報は経年的なデータとして蓄積することで今後研究に利活用できるよう，データベースが整備される予定である。また，医療の質の向上という観点からは，できる限り早期に正確な診断が行なわれるために，指定医により医療意見書が作成されることとなった。指定医の要件は，学会が認定する専門医を取得していること，または，都道府県などが実施する研修を受けていることが定められている。2015（平成27）年度から，国および都道府県などは，日本医師会や小児慢性特定疾病に関係する学会などの協力を得て，小児慢性特定疾病指定医育成事業を開始している。さらに，治療など医療は指定医療機関で行なわれることが定められた。

 ## 残された課題

法改正では，経費が法律で義務づけられたことなど一定の進展が得られたものの，残念ながら課題は依然として残されている。なかでも早々に課題解決に取り組むべきは，小児慢性特定疾病患者の成人期に関わる課題と考える。

まず，成人期の課題に取り組むためには，小児期における疾病発症状況や予後の実態把握が必要不可欠である。現在，小児慢性特定疾病の患児に対して，当該対策以外にも乳幼児等医療費に対する援助などさまざまな医療費助成制度が同時に活用可能な状況があり，他サービスのメリットが大きい場合は小児慢性特定疾病として申請されないケースがある。患者家族においては治療研究の必要性への理解を深め，医師においては治療研究推進のためデータ登録の必要性に対する認識を新たにしなくてはならない。

また，成人期の患者の状態については，これまでに調査がいくつか行なわれており，法改正の審議に際してこれらの研究結果も勘案された。主婦，学生や就職している方が多くいる一方で，求職活動をしたが就職できなかったなどの場合もあることから，成人期に向けて自立支援を行なうことがより重要として自立支援事業が定められたところである。しかしながら，既存の研究は対象地域や対象者が限られたものである。地域による資源の違いなどを考慮して，全国の状況を網羅した調査を行ない，成人になった小児慢性特定疾病患者の身体的・心理的・社会的側面などを多面的に評価し，彼・彼女らの抱える固有の問題を明確化することが重要である。今後，精力的に情報の収集・蓄積・解析を進め，それらから得られた証拠をもとに，幼少期に必要とする支援の検証と成人期支援の具体的議論を行なうことが次世代の小児慢性特定疾病対策につながるものと考える。

医療面における成人期移行の課題については，2014（平成26）年に日本小

児科学会が提言を発表している。小児期から成人期にわたる医療支援体制の充実のためには医師会や医学会内・間での連携が不可欠である。慢性心疾患群の一部（先天性心疾患）では，循環器小児科医，心臓血管外科医，循環器科医，産科医などが中心となり，多職種で小児科と成人科の連携が進められている。より現状に即し現場に適った支援体制を構築するために，現場からしくみを創り出し，それを保障するための医療費助成制度や社会保障制度の改正を求めていく動きが必要である。

2015（平成27）年度には，厚生労働省健康局の組織が再編され，難病対策課が設置された。雇用均等・児童家庭局母子保健課所管の小児慢性特定疾病対策は難病対策課に移管し，難病対策課において，小児慢性特定疾病対策と難病など希少疾病対策の両方が管轄されることになった。今後，両対策の事業間連携はもちろん，小児慢性特定疾病患児における成人期の課題への対応を含めた新たな展開が期待される。

資料
- 小児慢性特定疾病情報センター，小児慢性特定疾病の医療助成について http://www.shouman.jp/assist/expenses
- 厚生労働科学研究費補助金 子ども家庭総合研究事業「小児慢性特定疾患治療研究事業の登録・管理・評価・情報提供に関する研究」研究代表者：加藤忠明（平成16～18年度）．
- 厚生労働科学研究費補助金 成育疾患克服など次世代育成基盤研究事業「小児慢性特定疾患のキャリーオーバー患者の実態とニーズに関する研究」研究代表者：尾島俊之（平成23年度）．
- 厚生労働科学研究費補助金 成育疾患克服等次世代育成基盤研究事業「慢性疾患に罹患している児の社会生活支援ならびに療育生活支援に関する実態調査およびそれらの施策の充実に関する研究」研究代表者：水口雅（平成25～27年度）．

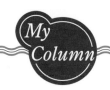

壁を越えた，その先に
家族も支援者も楽にしたい，ICT救助隊のチカラ

「もしも失われた機能を1つだけ取り戻せるとしたら，私は迷いなく『喋ること』を選びます」
これは現在，人工呼吸器装着で在宅療養している方の言葉です。

その方は「くち文字盤」というコミュニケーション方法を用いていますので（読み取り側の熟練度にも左右されますが），一般的な「透明文字盤」よりもはるかに速い意思疎通が可能です。そのような方法をお持ちの方でも，一番に欲するのは『言葉』なのだということがわかります。

ボクがICT救助隊の活動に加わったきっかけは，近親者のALS罹患でした。医療職でも福祉職でもなかったボクの日常に，「難病」との関わりが強制的に訪れたのでした。2005年当時は，現在ほどインターネットが普及していなかったので，図書館や書店で知識を仕入れるしか手段がありません。「難病」……調べれば調べるほど知れば知るほど，字面通り『難しい病』だと判明します。しかもいろいろな意味で。奪われていく機能，次々と突きつけられる選択，去っていく人々……。そのなかでも，意思疎通が困難になっていくのは想像以上に堪えました。伝えられない無念と汲み取ってあげられない慚愧の念が交錯していました。そのときの想いが，今のボクの行動理念になっています。

コミュニケーション方法の確立は，当然ながら当事者の方の利益を第一に考えて行ないます。冒頭の方の「言葉」に現れているように，速やかな意思の伝達はQOLを飛躍的に高めますからね。さて，ここで一考してみましょう。コミュニケーション方法が確立されることで，副次的な効果があるのです。当事者の方の利益を追求していった結果，恩恵を受けるのはご本人だけではなく，「家族や支援者」も楽になるのです。「楽になるとは何事か？」とお怒りになられる方もいらっしゃるかもしれません。ですが，長い療養生活ですから，キツイ道ばかり選んでいては心身ともにもちません。

もちろん手抜きは問題外ですが，選択肢があるのなら，楽になる方向に進むように心がけるのをお勧めしています。ではなぜ「家族や支援者」が楽になるのか？

ヘルパーステーションの管理者になったボクの主な仕事が，難病ケア者の育成だった時期，スタッフの離職理由の双壁は，「医療的ケアが怖い」と「コミュニケーションがとれないから怖い」でした。「医療的ケアが怖い」——これはまぁそうでしょうね。人生のキャリアの途中で資格を取り，まったく別の職種から転職してきた介護職が相当数いらっしゃいますので。そういう方々の出発点は，「高齢者介護」が主軸です。実際，資格取得のハードルが一番低かった「ホームヘルパー2級講座」（現在の介護職員初任者研修）では難病や障害については「さらっと」触れるだけでした。そのようなカリキュラムで教育され，施設職員や訪問介護員をされている方々にとっては，人工呼吸器・サクション（吸引）・緊急時のバックバルブマスク対応等々に対して，腰がひけてしまうのはしかたがないかと考えます。

もう1つの「コミュニケーションがとれないから怖い」は，想像できるでしょうか？

例えば，人工呼吸器療法をしている方々への介護は「沈黙の介護」です。一対一での沈黙……これは非常にケア者の心を圧迫します。では，どうするか？ ケア者はそれを避けるためにコミュニケーションを図ります。しかしながら方法が確立していない，あるいは既にその方法ではコミュニケーションが困難であるケースも散見します。ケア者が発語したが，当事者の返答を読み取れない，そんな事例になっていくと当事者もケア者も疲弊していくのです。ケア者は「申し訳ない」という気持ちが大きくなり，負の連鎖で辞めてしまう。これは前述したボクの経験にも当てはまりますね。

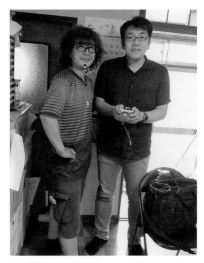

左が筆者。ICT機器の1つ「筋電センサースイッチ」を被検中。
右は伊藤史人さん（重度障害者コミュニケーション支援技術の研究・開発者）

「君が緊張したらケアされる側は怖いのだからね。緊張は伝染するからさ」
　ケア者育成初期の段階で，よくこういう声かけをしていました。難病に対して免疫のない新人さんはガッチガチに緊張するのが普通です。するなって言うほうが無理であるのは重々承知していましたが，過度の緊張はイージーなミスを誘発しますし，何より震えた声で声掛けされて震える手で吸引される利用者さんは堪ったものではありません。事務所に戻って泣いている新人さんのフォローもボクの仕事でした。そんな新人さんが変わる瞬間があります。それは，今まで気がつけなかった利用者さんの合図をキャッチして的確なリアクションができた時なのです。たった一度意思疎通が成立しただけで，ケア者は自信を，利用者さんは安心感をもつことができます。コミュニケーションのもつ不思議なチカラの一端ですね。

　この業界の人手不足は深刻であり，ましてや難病に積極的に関わろうとしてくれる方は宝です。宝は守らねばなりません。そこで，ICT（インフォメーション・アンド・コミュニケーション・テクノロジー）の出番となります。ICTを適所に活用して「楽になる」ようにすれば御本人・家族・支援者そのすべての方々に【快】をもたらすことができます。

　「紡ぐ」という言葉があります。動詞として使われるときには「織物をつくる」際に使われる言葉です。細い糸を丁寧に手作業で紡ぐことで，質の良い製品が完成します。コミュニケーションが困難になってきた方の意思伝達は，機器を使わない場合，その方の微細なシグナルを受け取り側がキャッチして，1文字ずつ文章にしていきます。コレはまさに「言葉を紡いで」いるわけです。特に発信が困難になってきた方は，1つひとつのシグナルに大変な労力をかけていらっしゃるので，受け取り側はそれを見逃さない。そして途中でロストしないことが大切です。例えば，最初の文字を忘れてしまうと，そこまで「紡いで」きたものが一瞬で消え去ることも珍しくありません。それだけは絶対に避けなければなりません。

　近年，目覚ましく発展した機器とその技術者の尽力で，ひと昔前なら映画のなかにしかなかったアイテムが現実に存在し始めています。個対個で「紡いで」いたことの中間にICTを導入することで，確実で楽な方法が構築されればベストですよね。2011年にNPO法人認可を取得した私たちICT救助隊は，その懸け橋になれる組織だと思っています。本部は東京都品川区（電話03-6426-2159　FAX 03-6426-7359）にあり，理事長（今井啓二）と各理事が主となってコミュニケーション支援講座を，北海道から沖縄まで全国各地で毎週末のように開催しています。この講座では，それぞれ地域の当事者・支援者に機器紹介やスイッチの適合を提供しています。日本電気株式会社（NEC）社会貢献室の支援を受けて発足したプロジェクトでは，現在，日本財団の助成を受け，日本ALS協会とのコラボレーションやJPA（日本難病・疾病団体協議会），地域自治体，病院，学校からの要請で講座を開催しています。

　そこでは機器とプログラムの進化とともに，最先端のテクノロジーを紹介しつつ，私たちに身近なアイテム（ゲームのコントローラー・フィルムケース等々）を意思伝達装置のスイッチに使用できる

ように改造する体験をしてもらっています。ハイテク技術から半田ごてを使ったアイディア勝負のローテクまで，幅広い学びの場として好評をいただいています。また，通常講座のほかに，年に数回大きなイベントも開催しています。例えば「NEC ICTフェスティバル」。スタッフ・来場者ともに全国各地から集い「ICTの今」を発表するので，実際にその場で体験できるイベントになっています。

　私たちの強みは，構成員がプロボノ（社会人が仕事を通じて培った知識やスキル，経験を活用して社会貢献するボランティア活動のこと）であり，さまざまな職種の人材が集まり，それぞれの知見やノウハウを持ち寄ることでの相乗効果で，多くの方々のさまざまな事例にアプローチできることだと思っています。コミュニケーション方法の確立は，療養生活において重要なファクターです。小さな小さな，たった1つのスイッチがその方のQOLを劇的に改善させる可能性を秘めているのです。

　ボクは「技術者」ではありませんし，すべての講座に参加する「本隊」でもありませんが，「地方（岩手）在住の遊軍」として，近郊の地域の方々への支援にあたるとともに，大きいイベントでは一緒に「本隊」を支えていきたいと考えています。

「ICT救助隊」「ハーティラダー」「こころかさね」「オリヒメ」「オペナビ」

　これらの単語を，お近くのインターネットに接続できる機種・機械でぜひ検索してみてください。『壁を越えた，その先』が見えるはずです。

　最後に――「笑顔になってもらう」。ボク自身が訪問介護員をしていたころ，自分に課していたルールの1つです。沢山の方に関わらせていただいている状況で，個人個人の職歴・趣味をお聞きして，訪問のたびに何か新しい話のネタを準備していました。『それはヘルパーの仕事ではない』という批判も受けましたが，1日のなかでボクが入る数時間は「笑えるひと時」になってほしかったのです。

　療養中の方は常に厳しい現実と向き合って生活をしていらっしゃいます。でも，ケア者は一緒に悲しんでいてばかりではいけない。笑うことが少なくなっているのが日常ならば，非日常として笑うことのできる時間を提供したかった。表情をつくれなくなってしまっている方でも，意思伝達装置を使って短く「ハハハッ」と意思表示をされたり，時には長文の感想を伝えてくださいました。

　直接，あるいは機器やアイテム使用の間接でも「笑顔のキャッチボール」はコミュニケーションがもたらすことができる心地よいひと時だと信じています。

深谷圭孝

資料
- NPO法人ICT救助隊　http://www.rescue-ict.com/wp/
- NEC難病コミュニケーション支援講座テキスト（フリーダウンロード可）
  http://jpn.nec.com/community/ja/diversity/pdf/communication_01.pdf
- ポランの広場―福祉情報工学と市民活動 重度障害者のコミュニケーション支援技術の実際と研究のおはなし　http://www.poran.net/ito/

第2章
難病患者の療養支援
保健師の役割を可視化する

小川 一枝

難病患者とその家族は地域のなかで生活する人々であり、健康上の問題と日常生活について支援するのが保健師の役割である。しかし、その役割は具体的なサービスの提供とは異なるため、患者・家族にとっても、また関係支援者にも見えにくく、**保健師自身も説明上、言葉に窮するのが現実であろう。**

保健師は、保健師助産師看護師法によって定められた国家資格に基づく職種である。活動する場は行政や企業、学校等さまざまであるが、その71.9％が保健所や市町村という行政である[*1]。行政の仕事の多くは法令に定められており、**難病患者の療養支援は地域保健法により保健所の業務の1つとされている**[*2]。

保健所は、都道府県や政令指定都市、特別区、さらには中核市をはじめとした保健所設置市に置かれている。都道府県によっては保健所とは異なる名称であったり、特別区を含む保健所設置区市の保健所は本庁機能で、住民へ直接提供する相談や支援は保健センター等（これも地域により名称が異なる）で行なわれている場合もある。

本章では、見えにくい保健師の役割を、難病の保健活動の変遷、保健師による難病患者への支援のながれ、支援経過のなかでの保健師の役割、行政で働く保健師だからできることという切り口から探ってみる。

 ## 難病の保健活動の変遷（図2-1）

1972（昭和47）年に難病対策要綱[*3]が制定されたが、それ以前から健康問題を抱える住民として、難病の患者や家族は保健師の支援の対象であった。しかし、母子保健や結核対策というような法律に基づく対象ではなかった。難病対策要綱制定後、難病医療費助成の申請が始まり、申請窓口で保健師の相談につながる機会ができた。新たな施策として保健所保健師による難病患者支援が推進されることになる。その当時は訪問看護や訪問介護等の在宅サービスが皆無のなか、保健師の新たな仕事として士気高く、難病保健活動が盛り上がっていった時代であった。難病検診や難病相談が始められるようになり、保健師もこれら事業の企画実施や、家庭訪問をとおして難病患者支援を推進していった。その後訪問看護ステーションができ、在宅人工呼吸療法が診療報酬で認められるようになるなど、医療依存度の高い難病患者でも

[*1] 厚生労働省平成24年度衛生行政報告例より

[*2] 地域保健法
第3章　保健所
第6条　保健所は、次に掲げる事項につき、企画、調整、指導及びこれらに必要な事業を行う。
十一．治療方法が確立していない疾病その他の特殊の疾病により長期に療養を必要とする者の保健に関する事項
〔地域保健法（平成6年制定）より抜粋〕

[*3] 217頁で全文とその背景を詳説

難病対策要綱前………	
1972年（S47）	難病対策要綱
～	
1994年（H6）	健康保険法改正（訪問看護ステーション開始）
	診療報酬改定（人工呼吸器レンタル制度開始）
1997年（H9）	地域保健法施行
	難病患者居宅生活支援事業
1998年（H10）	難病対策推進事業
2000年（H12）	介護保険法施行
～	
2012年（H24）	社会福祉士及び介護福祉士法の一部改正
2013年（H25）	障害者総合支援法（難病もサービスの対象に）
2014年（H26）	難病の患者に対する医療等に関する法律制定

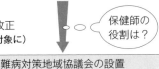

保健活動 → 健康問題を抱える住民として支援の対象 → 保健師の分散配置／介護支援専門員（ケアマネジャー）の登場 → 難病対策地域協議会の設置（保健師の役割は？）

図2-1　難病の保健活動の変遷

在宅療養ができる制度が徐々に整備されていく。1997（平成9）年に施行された地域保健法で難病は保健所の仕事として位置づけられた。一方で母子保健等の身近な保健サービスが市区町村に移管され，保健所は広域的，専門的，先駆的という役割のもと，その数は減少していった。こうしたなかで1998年には難病特別対策推進事業*など，保健所等において実施される難病事業が打ち出された。

* 難病患者地域支援対策推進事業

2000（平成12）年に介護保険が開始となり，それまで難病患者の在宅サービスが少ないなかで保健師が孤軍奮闘してきた難病にかかわる仕事が，介護サービスメニューができ，ケアプランを作成するケアマネジャー（介護支援専門員）の登場により影をひそめていく。

介護保険法制定前後より福祉部署での保健師の配置が進み，保健担当部署では感染症や精神疾患，虐待など緊急性の高い事例に保健師の活動の多くを割かれることになる。難病担当としては「ケアマネジャーがいれば，保健師は必要ないのでは…」という声さえささやかれることさえある。しかし，長期にわたり難病とともに人生を生きる当事者とその家族は，在宅サービスがあれば十分というわけではない。**医療をベースにさまざまな制度を利用し，多職種と連携しながらライフサイクルの課題（就労，結婚，子育て等）を乗り越え，住み慣れた地域でその人らしく暮らしていく。**難病という健康問題を抱えながら地域で生活するという基本的なニーズにこたえるべく，そこに保健師が存在し，関わる意義がある。

2014年に新しい難病法（難病の患者に対する医療等に関する法律）が制定された。そして同法32条に「難病対策地域協議会」を保健所に設置することが明記されている（**表2-1**）。この難病対策地域協議会を効果的に企画運営するためには，保健師が保健所管内の個々の難病患者の支援を通して，その地域の特性や課題把握ができていることが不可欠である。

表2-1　難病の患者に対する医療等に関する法律

> 第三十二条　（難病対策地域協議会）
> 　都道府県，保健所を設置する市及び特別区は，単独で又は共同して，難病の患者への支援の体制の整備を図るため，関係機関，関係団体並びに難病の患者及びその家族並びに難病の患者に対する医療又は難病の患者の福祉，教育もしくは雇用に関連する職務に従事する者その他の関係者（次項において「関係機関等」という。）により構成される難病対策地域協議会（以下「協議会」という。）を置くように努めるものとする。
> 2　協議会は，関係機関等が相互の連絡を図ることにより，地域における難病の患者への支援体制に関する課題について情報を共有し，関係機関等の連携強化を図るとともに，地域の実情に応じた体制の整備について協議を行うものとする。

保健師による難病患者の療養支援のながれ

　保健師による難病患者への個別支援とは，具体的にどのようなものであろうか。難病のなかでも病気の進行が速く，胃ろうや気管切開，人工呼吸器等の医療処置の自己決定を求められる筋萎縮性側索硬化症（ALS）の療養過程から保健師の役割を見てみよう（図2-2）。

　横軸に病気の進行（療養過程），縦軸に支援者，導入する制度を示し，導入される時期を「→」であらわす。また，各時期の支援課題を示した[*1]。

● 診断間もない時期

　診断が確定し，医療費助成申請[*2]が保健所に申請されると，患者・家族が一番はじめに専門家として地域のなかで出会うのが保健師である[*3]。ALSと病名告知され，不安の真っただなかにいるときに出会う相談者である。医療知識がある保健師がこの不安とともにいる患者・家族の精神的支援をすることは，その後の支援体制を構築する基礎となる。

　まずは不安・困惑・怒り・葛藤を受け止め，患者・家族の状況に応じて情報を提供し，今後の相談者であることを明確に伝える。また，この段階で患者・家族の生活状況（家族構成，就労状況等）や価値観，介護力をアセスメントすることも今後の支援の基礎情報となる。就労・就学している患者の場合，できるだけ継続できるよう支援する。セカンドオピニオンを希望する場合や早くから患者会の情報を希望することもある。

　難病相談支援センターや難病相談事業（医療相談事業）の紹介等，患者や家族が求める情報をていねいに提供していく。

> **支援課題**
> ● 病気に対する正しい知識と今後の療養生活の見通しを立てるための情報提供
> ● 家族介護力の査定とライフサイクルに対応した支援
> ● 患者・家族の不安に対する心理的サポート

[*1] この図はあくまで例示であり，実際は個々の状況や地域の状況により異なるため，対応には配慮を要する

[*2] 2015年1月より医療費助成は臨床調査個人票に使われている重症度分類5段階基準のうち重症度分類2（家事・就労は困難だが，日常生活（身の回りのこと）はおおむね自立）以上となり，該当しない軽症者もいる

[*3] 申請時面接をしていない保健所もあるが，保健師に相談がつながるシステムの構築が必要

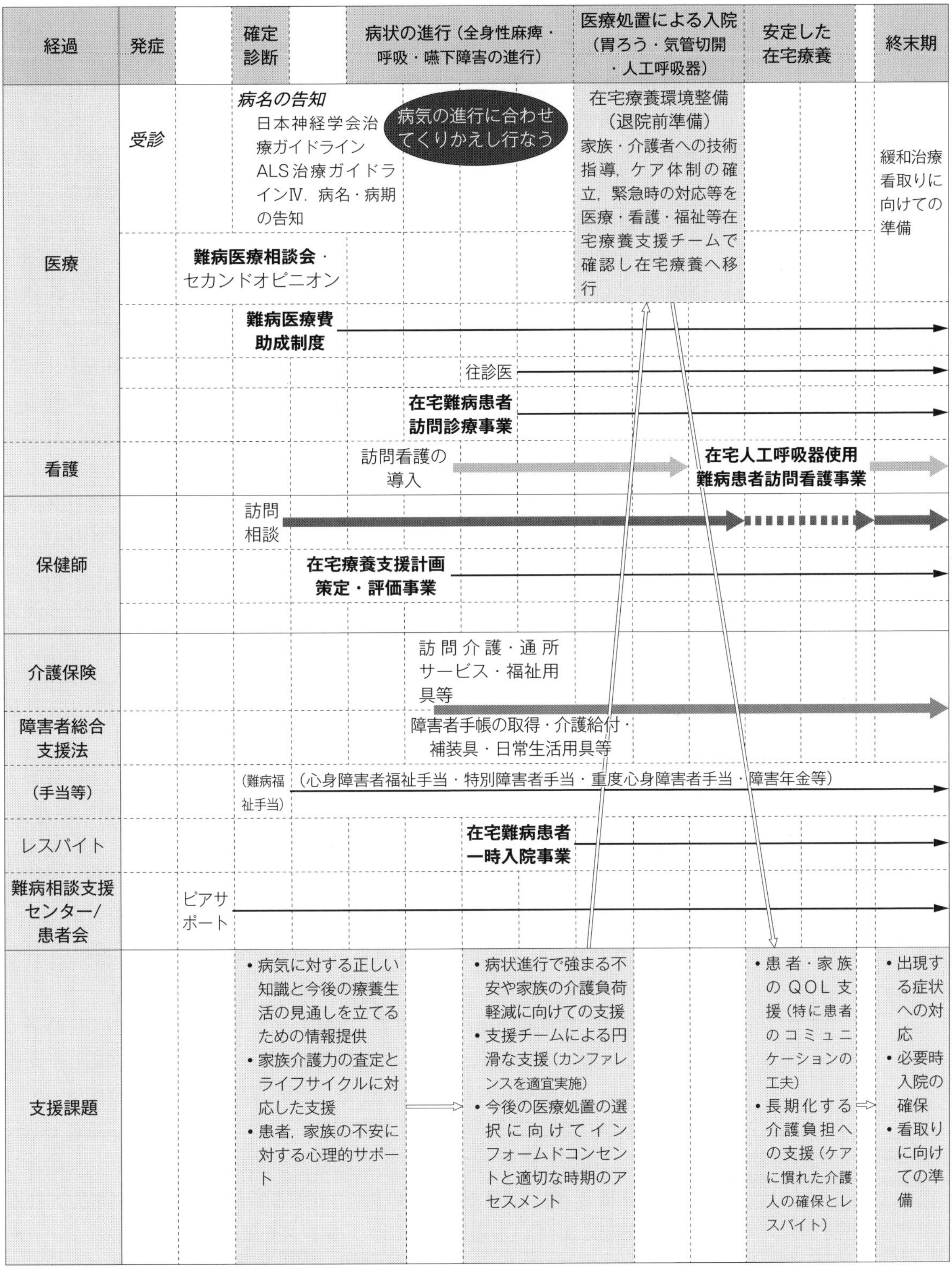

経過	発症	確定診断	病状の進行（全身性麻痺・呼吸・嚥下障害の進行）	医療処置による入院（胃ろう・気管切開・人工呼吸器）	安定した在宅療養	終末期
医療	受診	*病名の告知* 日本神経学会治療ガイドライン ALS治療ガイドラインⅣ．病名・病期の告知 **難病医療相談会**・セカンドオピニオン **難病医療費助成制度** →→→	病気の進行に合わせてくりかえし行なう 往診医 →→→ **在宅難病患者訪問診療事業** →→→	在宅療養環境整備（退院前準備） 家族・介護者への技術指導，ケア体制の確立，緊急時の対応等を医療・看護・福祉等在宅療養支援チームで確認し在宅療養へ移行		緩和治療看取りに向けての準備
看護			訪問看護の導入 →→→		**在宅人工呼吸器使用難病患者訪問看護事業** →→→	
保健師		訪問相談 →→→ **在宅療養支援計画策定・評価事業** →→→				
介護保険			訪問介護・通所サービス・福祉用具等 →→→			
障害者総合支援法			障害者手帳の取得・介護給付・補装具・日常生活用具等 →→→			
（手当等）		（難病福祉手当）	（心身障害者福祉手当・特別障害者手当・重度心身障害者手当・障害年金等） →→→			
レスパイト			**在宅難病患者一時入院事業** →→→			
難病相談支援センター/患者会	ピアサポート →→→					
支援課題		・病気に対する正しい知識と今後の療養生活の見通しを立てるための情報提供 ・家族介護力の査定とライフサイクルに対応した支援 ・患者，家族の不安に対する心理的サポート	・病状進行で強まる不安や家族の介護負荷軽減に向けての支援 ・支援チームによる円滑な支援（カンファレンスを適宜実施） ・今後の医療処置の選択に向けてインフォームドコンセントと適切な時期のアセスメント		・患者・家族のQOL支援（特に患者のコミュニケーションの工夫） ・長期化する介護負担への支援（ケアに慣れた介護人の確保とレスパイト）	・出現する症状への対応 ・必要時入院の確保 ・看取りに向けての準備

図2-2 ALS療養過程と支援課題
＊**太字** 難病制度

● 病状進行期

　その後，病状の進行に合わせて支援チームを構築していくことになる。
　病状進行期は患者にとって失う機能と向き合うことになり，また家族にとっては介護の負荷が増えていく。日常生活を支援するサービス（支援者）を導入するのは必要であるが，ここに葛藤を生じることも少なくない。他者をプライベートな家庭に入れることは，大げさかもしれないがそれなりの覚悟を必要とする。
　患者・家族の心理を配慮しつつ，一番効果が得られる手段（方法），患者・家族が望んでいる支援（例：入浴が大変で手伝ってほしい。リハビリしたい…等）から導入していくのも一案である[*1]。
　40歳以上であれば介護保険（ALSは第2号被保険者[*2]であり，40歳以上が対象となる）の利用，40歳未満であれば障害福祉（障害者総合支援法）[*3]の利用となる。
　これら福祉的サービスの利用のほかに，日常生活上の相談もできるよう訪問看護（表2-2）[*4]は早めに導入し，病状進行に伴うフィジカルアセスメントが的確になされるようにする。特に球症状から発症するタイプのALSはADL低下が後にくるため（嚥下障害や呼吸障害があっても歩行できる等），患者・家族から訪問看護の必要性の理解が得にくいことが多い。主治医と連携して訪問看護指示書を早期に出してもらうようにする。
　外来受診が困難になりつつあるときには往診医を検討していく。専門医療機関は患者の居住地域の訪問看護ステーションや往診できるクリニックの情報が少ないので，保健師は地域の情報を提供する。
　在宅で診ている医療・看護の視点は，適切な時期に医療処置の意思決定をするうえでとても重要な役割を担い，専門医療機関との連携に欠かせない。病状の変化（ADL低下や嚥下障害，呼吸障害の進行等），家族関係（家族内役割，介護者との関係，介護負担等），支援関係者との関係で困難を生じていること等を見わたし，医療という側面から患者・家族の安全を担保して専門医療機関へつないでいく。このプロセスのなかで患者・家族の意思決定が育まれていく。
　保健師はその狭間で揺れ動く患者・家族のきもちに寄り添いつつ，冷静で客観的にアセスメントする目をもって関係者をつなぎ，個別性に応じた支援ネットワークを構築していく。この**つなぐ**という意味は，例えば嚥下障害や呼吸障害等の特定症状が進んでいる時期に，うまく説明できない患者であれば受診時に同行して専門医に伝えることや，介護職によるケアが状況に適していない場合（特に誤嚥や転倒等のリスクがある場合）や支援者間で方向性が不一致を起こしている場合にカンファレンスを提案していくことなどである。外来通院が困難になったときに利用できる訪問相談・指導事業[*5]を利用するのも一案である。
　人工呼吸器装着等の意思決定支援については大きな課題であり，本章で詳細に触れるのはむずかしい[*6]。しかし，避けることのできない事実であり，

[*1] 第4章（66頁）で詳説

[*2] 原則として65歳以上で介護が必要になった場合（第1号被保険者）に認定された介護度に応じてサービスが提供されるが，ALS，パーキンソン病，脊髄小脳変性症等の16疾病は40歳から給付の対象（第2号被保険者）となる

[*3] 2013年4月に施行された障害者総合支援法では，障害者の範囲に難病等の方々が加わり，身体障害者手帳の所持の有無に関わらず，必要と認められた障害福祉サービス等（障害福祉サービス，相談支援，補装具および地域生活支援事業）の受給が可能となった。介護保険対象の難病でも利用できる

[*4] 介護保険該当者の訪問看護は原則介護保険から提供されるが，厚生労働大臣が定める疾病は医療保険から提供される

[*5] 要支援難病患者やその家族が抱える日常生活上および療養上の悩みに対する相談や在宅療養に必要な医学的指導等を行なうため，専門の医師，対象患者の主治医，保健師，看護師，理学療法士等による，訪問相談・指導（診療も含む）事業

[*6] 第4章（76頁）で関連解説

表2-2 厚生労働大臣が定める疾病等の患者
【ALSの訪問看護は医療保険から】

●特掲診療料の施設基準等別表第七に掲げる疾病等の患者
末期の悪性腫瘍,多発性硬化症,重症筋無力症,スモン,筋萎縮性側索硬化症,脊髄小脳変性症,ハンチントン症,進行性筋ジストロフィー,パーキンソン病関連疾患（進行性核上性麻痺,大脳皮質基底核変性症,パーキンソン病（ホーエン・ヤールの重症度分類がステージ3以上であって生活機能障害度がⅡまたはⅢ度のものに限る。）,多系統萎縮症（線条体黒質変性症,オリーブ橋小脳萎縮症,シャイ・ドレーガー症候群）,プリオン病,亜急性硬化性全脳炎,ライソゾーム病,副腎白質ジストロフィー,脊髄性筋萎縮症,球脊髄性筋萎縮症,慢性炎症性脱髄性多発神経炎,後天性免疫不全症候群,頸髄損傷または人工呼吸器を使用している状態の者

●特掲診療料の施設基準等別表第八に掲げる状態等の患者
一、在宅悪性腫瘍患者指導管理もしくは在宅気管切開患者指導管理を受けている状態にある者または気管カニューレもしくは留置カテーテルを使用している状態にある者
二、在宅自己腹膜灌流指導管理,在宅血液透析指導管理,在宅酸素療法指導管理,在宅中心静脈栄養法指導管理,在宅成分栄養経管栄養法指導管理,在宅自己導尿指導管理,在宅人工呼吸指導管理,在宅持続陽圧呼吸療法指導管理,在宅自己疼痛管理指導管理または在宅肺高血圧症患者指導管理を受けている状態にある者
三、人工肛門または人工膀胱を設置している状態にある者
四、真皮を超える褥瘡の状態にある者
五、在宅患者訪問点滴注射管理指導料を算定している者

医療保険から（介護保険対象であっても）
・週4日以上算定できる
・難病など複数回訪問加算（1日3回まで）
・2つの訪問看護ステーション利用可*
　（週7日であれば3か所の利用可）

＊136頁参照

　その意思決定の前段階において患者・家族が適切で必要十分な情報を得ていること，また当事者の迷いや揺れは当然であり，最終的には患者・家族で決めるということを支援者として心にしっかり刻んでおくのが重要である。この病状進行期には，適切な時期に緊急時の対応について，患者・家族と支援者で確認しておくことはいうまでもない。
　そのほかに，障害者福祉制度や難病事業（在宅難病患者一時入院事業等），保健所で独自に実施している難病事業（講演会，患者交流会，リハビリ訪問等）など，利用できる制度やサービスが多岐にわたるため，必要に応じて取り入れる。経済面の不安を抱えていることも多く，身体障害者手帳の取得と関連して福祉手当の申請，傷病手当金や障害年金等の情報も医療ソーシャルワーカーや福祉事務所ケースワーカーと相談しながら提供する。ここに，介護保険のケアマネジャーより広義のマネジメントが保健師に求められる理由がある（図2-3）。
　患者のみならず，家族を支援することは患者の療養生活に大きく影響する。子育て中の家族であったり，主たる介護者の不安が大きかったり，患者と家族との間に意見の相違がある場合，はっきり意見を表出できない家族関係などにおいては相談者が必要である。
　まずは不安に思っていることや考えていることなどを当事者が言語化して表出できることが解決に向けての一歩となる。

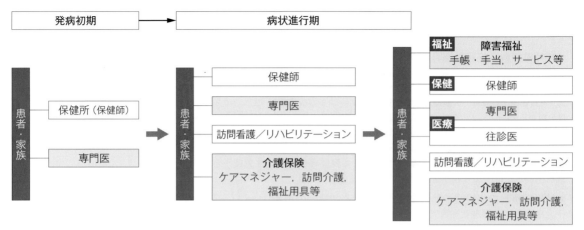

図2-3 病気の進行による支援機関の変化（イメージ図）
※関係機関（支援者）が増えていくことのイメージ図であり，詳細は記していない

> 支援課題
> ●病状進行で強まる不安や家族の介護負荷軽減に向けての支援
> ●支援チームの構築と円滑な支援（カンファレンスを適宜実施）
> ●今後の医療処置の選択に向けてインフォームドコンセントと適切な時期のアセスメント

◉ 医療処置実施による入院

　胃ろう造設，気管切開，人工呼吸器の導入，緩和治療の導入等の医療処置（治療）のための入院は，在宅療養体制の再構成にとって重要な機会となる。患者本人にとっては嚥下障害や呼吸苦等の生命維持の危険から解放されるが，より介護の手を必要とした在宅療養のスタートとなり不安も少なくない。安全で安心な在宅療養がスタートできるよう入院医療機関は必要な技術指導や在宅に向けての準備を進めるとともに，地域支援者は患者・家族の状況に応じて新たな医療処置の看護や介護に対して十分な支援体制を構築する。

　近年では，退院調整看護師がその役割の多くを担っている。保健師はその全体を見わたし，利用できる制度の申請や，急に介護負荷が生じる家族へのサポートを行なう。退院前に入院中の医療機関に在宅支援者が一堂に会してカンファレンスをもつことは不可欠である。その手順を『難病患者在宅人工呼吸器導入時における退院調整・地域連携ノート』（図2-4）*に記してあるので参考にされたい。

　また，保健師が入院当初から関わる場合もありうる。退院カンファレンス前に家庭訪問を行ない，療養環境や主たる介護者である家族の不安等を把握し，課題解決に向けて支援するのが大切である（図2-5）*。

　なお，在宅療養が困難な事例に出会うこともある。長期療養施設等への移

*「難病ケア看護データベース」で公開ファイルがダウンロードできる　http://nambyocare.jp/results/chikirenkei/chikirenkei.html

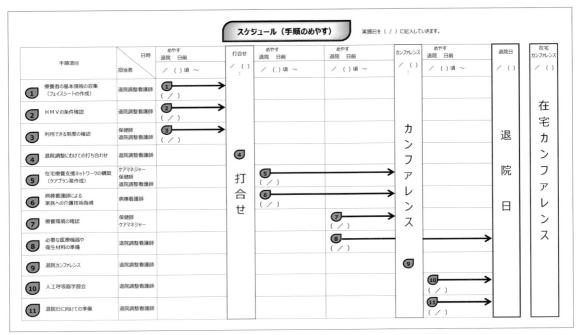

図2-4　在宅人工呼吸器導入時における退院調整・地域連携ノート　　　（東京都福祉保健局，2013）

行を支援することも必要である。

> **支援課題**
> ●在宅療養環境整備（退院前準備）
> 　家族・介護者への技術指導，ケア体制の確立，緊急時の対応等を医療・看護・福祉等在宅療養支援チームで確認し在宅療養へ移行

◉ 在宅療養の安定（維持）期

　退院後まもなくは家族もケアに追われるが，2週間～1か月経過する頃には随分と生活リズムがつかめてくる。この間にケアプラン等週間スケジュールの微調整をすることで，より安定的なケア体制が構築される。

　胃ろう，気管切開，在宅人工呼吸器等の医療処置が行なわれると，これまでのような生命に関わる症状の進行に対する不安から脱して，ある意味安定期を迎える。その反面，24時間介護が必要であり，その介護が家族へ重くのしかかる。そのなかで喀痰吸引や経管栄養等の医療的ケアができる介護職（ヘルパー）[*1]は家族の介護負荷を軽減してくれる大きな力となる。患者と家族とヘルパーの信頼関係を築き，安心して介護が受けられるためには，訪問看護による技術指導とモニタリングの担保が不可欠である。必要十分な訪問看護が組み込まれるように複数の訪問看護ステーションの調整や在宅人工呼吸器使用患者支援事業[*2]の導入を図る。

　また，コミュニケーション障害に対して，文字盤（口文字盤，透明文字盤）

[*1] 2012年4月から，介護福祉士および一定の研修を受けた介護職員等において，医療や看護との連携による安全確保が図られていること等，一定の条件の下で『たんの吸引等』の行為が実施できることになっている

[*2] 在宅で人工呼吸器を装着し療養されている指定難病および特定疾患の患者が，診療報酬で定められた回数を超える訪問看護を受ける場合，その回数を超えた訪問看護料について年間260回を限度に公費負担を受けられる制度

⑦ 療養環境の確認 【担当者：保健師・ケアマネジャー】

確認済 ☑	内容 (該当部分に☑)
	訪問者：　　　　　　　実施日：
☐	☐ 一戸建て　　療養室（　　階）　（階段 ☐ 有、☐ 無） ☐ 集合住宅（　階建て　階）（エレベーター ☐ 有、☐ 無）
☐	療養の部屋　約（　　畳）
☐	冷暖房器具　☐ エアコン　☐ 灯油ファンヒーター　☐ ガスヒーター　☐ 扇風機 　　　　　　☐ 電気ヒーター　☐ その他（　　　　　　　　　　　）
☐	アンペア数（　　）A
☐	必要コンセント数・場所の確認（　　　　　　　　　　　　　　　　　） 使用機器 ☐ 人工呼吸器 ☐ 加温加湿器 ☐ 吸引器 ☐ 酸素濃縮器 ☐ ギャッジベッド 　　　　 ☐ エアマット ☐ その他（コミュニケーション機器等　　　　）
☐	段差（☐ 有、☐ 無）（場所：　　　　　　　　　　　　　　　）
☐	入口の間口の広さ（☐ 適切、☐ 狭小）（場所：　　　　　　　　）
【必要な場合】	
☐	手すり（☐ 有、☐ 無）（場所：　　　　　　　　　　　　　　）
☐	トイレ ☐ 広さ（　　　　　）☐ 昇降便座 ☐ ウォシュレット 　　　　☐ その他（　　　　　　　　　　　　　　　　　　　　）

改善項目と方法

家族の受け入れ態勢（不安など）

記入者

図2-5　療養環境の確認シート　　　　　　　　　　　　　　（東京都福祉保健局, 2013）

*26頁参照

や意思伝達装置の利用*，ナースコールの設置等がうまく行なわれているかの確認も必要である。

　身体を動かすことやコミュニケーションがとりにくい状態でも，自分らしく生きていくこと（役割があると感じること，楽しみがあることなど）を模索していくのに寄り添える支援者の存在が必要とされる。家族にとっても同様で，過度の介護負担がかかっていないか，患者や支援者との間で葛藤を抱え込んでいないか耳を傾け，レスパイト（在宅難病患者一時入院事業の利用）や地域カンファレンスの開催を提供していく。

　支援チームがうまく機能し必要時に声がかかるようであれば，保健師は見守り体制でよいであろう。ただし，災害への備えとして「避難行動要支援者」

の登録,「個別計画」の策定等,健康危機管理として保健師が果たす役割がある。

> 支援課題
> ●在宅療養安定化に向けての支援(介護技術指導・サービスの充足度・支援チーム機能の確認や調整)
> ●患者・家族のQOL支援(特に患者のコミュニケーションの工夫)
> ●長期化する介護負担への支援(ケアに慣れた介護人の確保とレスパイト)

◉ 終末期

　気管切開下人工呼吸療法(TPPV)を行なった場合,長期に在宅療養が可能となる。その経過のなかでさまざまな合併症や随伴症状を伴う。その経過の後,治療やケアにより改善されていたことが,病気の進行と加齢,これまでの合併症等の積み重ねで不可逆的な身体状態となり終末期を迎えることになる。終末期であることの受容(ある意味「覚悟」)には医師からのていねいな説明が欠かせない。どこで最期を迎えるか,そしてそのときの具体的な対応方法について,支援者とともに共有することになる。その際,いつでも入院できるバックベッドの保障はとても大きな安心となる。

　「看取り=最後までどのように生ききるか」は,職場異動の多い保健師が直接支援することは多くはないかもしれない。しかし,これまで積み上げてきた患者・家族の在宅療養の有り様を,支援者とともに共有できるよう支援するのは大切である。

　医療処置を選択しない場合は,病状進行期から終末期を迎えることになる。医療処置を選択すれば生きられることへの葛藤は,患者・家族そして支援者にもある。患者・家族の覚悟に寄り添い最後まで生ききる支援をしていくのが大切である。

> 支援課題
> ●出現する症状への対応(対症療法,緩和治療の導入や看護)
> ●必要時入院の確保
> ●看取りに向けての準備

支援経過のなかでの保健師の役割

　ALSの療養過程を例に,支援について概観してきた。これら経過のなかで,医師が説明したことと患者・家族が理解していることの違い*,つまりギャップに出会う場合がよくある(**図2-6**)。胃ろうが必要な時期にきても「まだ食べられる」と引き延ばす患者であったり,介護のイメージなしに人

*67頁参照

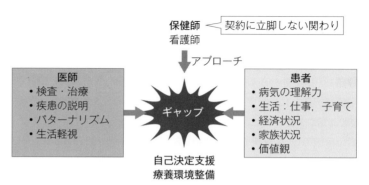

図2-6 医師と患者・家族間にあるギャップ

工呼吸器の選択を安易に選択する家族であったり，多様である。その両者のギャップの間に入り理解できる言葉で補足説明し，解決に近づけるのは保健師や看護師の役割ではないだろうか。特に保健師は指示や契約にかかわらず，担当地域の住民であれば関われる。

このギャップは介護人と患者・家族との間でもよく起こりうる。立てなくなっているのに「トイレに連れて行ってほしい」，でも介護人は「もう無理，転倒が怖い，腰痛になってしまった」等である。利害が対立して葛藤が起こるだけでなく，支援者間のチーム連携にひずみをもたらすことも少なくない。適宜カンファレンスを取り入れ，情報の共有と方向性の確認，支援者の役割分担，患者・家族が安全で納得のいく選択ができるように支援する。カンファレンスの提案やもち方（手法）は，難病に限らず精神障害や母子保健事例でも日常的に保健師が行なっていることである。

療養支援の原点は，療養者がどう生きたいか……をささえていくことである。そこでできることとできないことを，当事者とネゴシエーションしながら，支援チーム内での役割分担をして，苦楽をともにしていく。コツはやはり顔を合わせて困りごとの相談ができる関係を支援者間でもつくることではないだろうか。そのときに利害関係にない，直接サービスに関わらない保健師だから客観的に対応できる（**図2-7**）。

また，安全で長期にわたる療養を視野に入れた，今後起こりうることを予測しながら介入していく視点が必要である。使えるサービスがあるから使うのではなく，当事者の状態に応じたケアマネジメントをしていくこと，そして一番重要なのは療養者が自分らしく生きるために療養者自身で支援者を育て，コーディネートしていけるようエンパワメントしていき，また自分の身体を守るためにセルフケア能力を高める（自己管理できる）ことである。これらを支援していくには，まさに保健師を含む看護の力が必要であろう。

行政で働く保健師だからできること

保健師の仕事として重要なことは，施策化である。

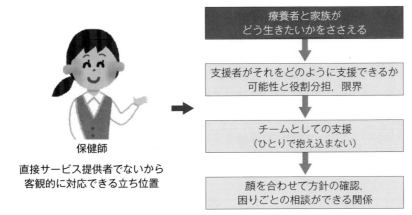

図2-7 よりよい在宅療養支援チームのために

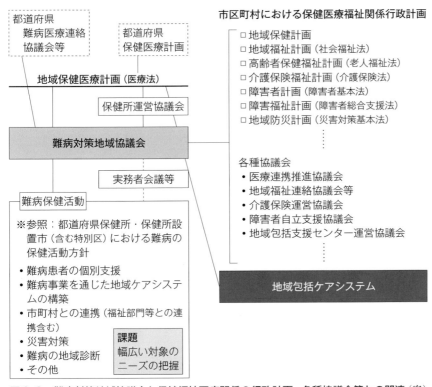

図2-8 難病対策地域協議会と保健福祉医療関係の行政計画・各種協議会等との関連（案）

　保健師は個別の事例から吸い上げた問題から地域の健康課題を抽出して解決策を提示していく役割がある。地域を診断して，地域を手当てすることである。
　例えば，個別の事例からレスパイトできる医療機関が足りないことが課題だとする。その要因を患者，医療機関双方から探り，地域でレスパイトできるしくみづくりに取り組む。また災害対策を例にあげると，在宅人工呼吸器使用者の災害時個別支援計画策定の事業を保健所が企画，個別計画は個々の

＊例：長時間停電時にバッテリーを充電できる場が必要⇒地域に充電できるシステムを構築する

支援者たちで立案する。できあがった個別計画を保健所が集約，評価し，地域の課題を把握したところで解決に向けて取り組む＊。そしてこれらは保健医療計画や地域防災計画等の行政計画へ反映されることになる。

難病法で「難病対策地域協議会」が保健所に設置されることについて先に述べた。そこが施策化に向けて議論される場となるのである。地域で暮らす難病療養者がよりよく生活していくために，保健師は難病患者の個別支援と地域における難病の保健医療福祉を協議する場を企画運営し，その結果，各種行政計画に連動して難病対策が盛り込まれていくのが肝要である（図2-8）。

資料
- 西澤正豊（編）：アクチュアル脳・神経疾患の臨床　すべてがわかる神経難病医療，中山書店，2015.
- 川村佐和子（監），中山優季（編）：ナーシング・アプローチ　難病看護の基礎と実践，桐書房，2014.
- 診療点数早見表2016年4月版，医学通信社，2016.
- 希少性難治性疾患患者に関する医療の向上及び患者支援のあり方に関する研究班．分科会2「関連職種のスキルアップ」分科会分担研究報告書．都道府県保健所・保健所設置市（含む特別区）における難病の保健活動指針．平成26年3月．
- 平成26年度厚生労働科学研究費補助金難治性疾患政策研究事業，難病患者への支援体制に関する研究，「保健所保健師の役割」に関する分担研究報告書，「難病対策地域協議会」を効果的に実施するために，平成27年3月．

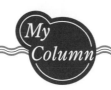

患者と医療者が一緒に悩み，笑う場
ようこそペイシェントサロンへ・1

「へぇ〜。夕方は引き継ぎしてるのですかぁ？　そのタイミングの病棟看護師って人手不足なんですねぇ〜。これからはナースコールのタイミングも考えますね」

　ペイシェントサロン（161頁で写真紹介）で，看護師と同じ席で対話されたある患者さんに，早速いくつかの気づきがあったようです。
　私は，生まれた時から身体障がい者（二分脊椎）。20歳で精巣がんにもなりました。患者の立場として，そして患者仲間と話していて思うのです。医療者は，患者中心の医療を目指して，多職種連携やチーム医療に向けてがんばってくれているけど……，患者さんももっとがんばれる。
　患者さんが中心になることは，本当に患者さんのためになるのでしょうか？
　患者さんは，中心になることを本当に望んでいるのでしょうか？

　私たちは，「患者協働の医療」をめざしています。患者さん自身がどういう医療を受けたいのか，考えて，表現してもらう。それが，医療のはじまりのはず。自分で考えるところは考える，学ぶところは学ぶ，動くところは動く。患者さんは，自分の身体のことなんだから，もっと「自分ごと」として一所懸命に考えることで本当に必要な医療が受けられるのでは？　だから，中心にいて周りの方からの支援を待つのではなく，医療者の輪に患者さんも一緒に入るべきでは？
　そう，医療者と患者さんは，もっとわかりあって，寄り添って，一緒になって病気に向かう姿がいいなぁ，と思うのです。つまり，患者がナースコールを使うのはかまわない。しかし，看護師の状況などにちょっと気を配ってみたら，お互いによい結果が得られるはずです。そこで，お互いをもっと知る場をつくりたいと考えました。
　それは，病院ではなくて，街中のカフェや公民館みたいに医療と関係ないところで。
　患者さんと医療者がカフェで一緒に，悩む・語る・笑う。
　看護師は，こんなことしているんだよ。できるんだよ。やりたいんだよ。
　患者は，こんなことしているんだよ。できるんだよ。やりたいんだよ。

　医療者も患者さんも一緒になって，お互いを知る場……，それが「ペイシェントサロン」。そこには，お互いをよりよく知るための工夫や手法があります。お互いを知るから，お互いのプラスを得て，協働の医療が実現していくのです。その手法を学んだ仲間が，さらに全国各地でそれぞれサロンを開催しています。現在は8か所。こうして少しずつ増えた賛同者や協力者で組織しているのが「ペイシェントサロン協会」です。まだ立ち上げたばかりの任意団体ですが，看護師，薬剤師，医師，そして患者さんが集って，ペイシェントサロンの開催ノウハウを共有し，対話の場を広める活動をしています。
　開始した2011年から現在までに各地で約80回開催され，延べ人数で800名を超す方が参加しました。そこで，冒頭で紹介したようにお互いの理解が進むことで，医療の現場が少しでも円滑になると期待しています。
　医療者が患者さんと一緒に，悩む・語る・笑う場に興味があれば，ご一緒してみませんか？

鈴木信行

資料
- ペイシェントサロン協会　http://www.patientsalon.net/

第3章
難病の経済学
医療と福祉サービスのアウトプットを評価する

中島 隆信

　医療や福祉を経済学的に考えることは難しい。病気で苦しんでいる人を救い，弱者に手を差し伸べるのは人間社会の美徳であり，それを効率性の観点から客観的に評価するというアプローチは経済学特有の「傲慢さ」と受け取られかねないだろう。"厚意"や"善意"を分析の対象にすることへの心理的な抵抗もあろう。

　しかし，"厚意"や"善意"も無限には存在しない。"海より深い愛情"であってもそれを具体化するためには資源が必要である。資源に限りがある以上，誰かに医療・福祉サービスを提供するということは，別の誰かへのサービスを犠牲にしていることと同義である。国民の税金というリソースを医療や福祉に使うならば，そうした使途の意義は問われてしかるべきである。

　本章では，まず医療と福祉を経済学的にとらえることのむずかしさについて説明する。そのうえで，その両者の融合ともいえる"難病ケア"について経済学の視点からアプローチしてみたい。

経済学的アプローチのむずかしさ

a. 情報の非対称性

　医学の知識には高度な専門性がある。医師という国家資格が存在すること自体それを物語っている。現在では，インフォームドコンセントとかセカンドオピニオンなど，情報劣位に置かれた患者の立場を改善することへの理解が深まりつつあるが，それでもこれら改善策の実施には追加的なコストがかかるため，医師に優位性があるのは間違いない。

　医療でこの問題が深刻なのは非対称性が時間差をもって発生するためである。医療行為を"楽しい"と思って受ける患者はいないだろう。手術は苦痛を伴うし，自分のからだを他人に触れられるのはいやだ。こうした苦しみに耐えられるのは，将来健康を取り戻せると患者が信じているからである。本当に必要な医療サービスだったかどうかの評価は後になってなされるのである。

　福祉の場合は，医療ほどの情報の非対称性は存在しない。良質の福祉サービスは基本的に利用者に快感を与えるものだからである。ただし，利用者が困っていることなら何でも助けるという福祉サービスのやり方は本人の自立

を妨げ，将来的には生活の質（QOL）を後退させることにもつながりかねない。福祉にも時間差の情報の非対称性は存在する。

よく知られているとおり，情報の非対称性は市場取引を困難にする。市場で成立する価格がサービス内容を正しくあらわしているとは限らないからである。そのため，医療や福祉は行政機関が報酬を決めるという"公定価格"になっているのである。

b. 公定価格がもたらす歪み

通常の市場では，需要と供給は価格の変動によって調整される。ところが，前段のaで述べたように医療と福祉は「公定価格」によって市場がコントロールされている。したがって，需給は価格ではなく数量サイドで調整が行なわれることになる。

もし，需要が供給よりも多ければ，サービスの割り当て（rationing）が実施される。例えば，特定の疾病や障害をもつ人たちに対して優先的にサービスが供給され，残った人たちは施設に空きが出るまで待たされることになる。こうした割り当てによる需給調整は，優先順位をつけるのがむずかしいうえに，既得権益を生みやすい。

例えば，疾病や障害の"重さ"は医療技術の進歩や社会環境の変化に応じて変わりうるはずだ。しかし，いったん，割り当てを受けた人たちはその権利を手放さず，結果として新たに生まれたニーズへの供給が滞る結果となる。

同じことは供給超過のときも起こりうる。例えば，技術進歩によってある疾病や障害に対する医療・福祉サービスの重要度が下がったときを考えてみよう。通常の市場なら，価格が下落することで事業者が撤退し，供給量が減少する。ところが，数量サイドでの調整ということになると，事業者は撤退したがらず，既得権益を守ろうとする。そのため，相対的に重要度の下がったサービスが供給され続けることになる。

c. 投入と産出の逆転

医療や福祉は患者や利用者が費用の負担をしていない。医療保険や介護保険は相互扶助というかたちによる間接的な本人負担のしくみであるが，保険料だけではカバーしきれないことから公費（税金）が投入されている。今後，社会の高齢化が進むにつれて税負担はますます増えるだろう。

このことが医療機関や福祉施設に誤解を生じさせる。税金は社会全体で見れば費用に相当する。国民が税金を納めるのは，その税金で社会にとって有用なアウトプットを生みだしてほしいと望んでいるからだ。したがって，事業者に求められることは医療・福祉サービスの生産性を高めること，すなわちなるべく少ない税金の投入からより多くのアウトプットを生み出すことである。

ところが医療機関や福祉施設の会計では，保険や税金によって賄われている報酬が収入として扱われている。さらに，患者が回復して退院したり，障害者が自立して施設を利用しなくなったりすると収入が減るのである。

つまり，医療・福祉サービスにおいては，国民の立場からいえば当然とも

思える投入と産出の関係が逆転しているのである。

このような逆転現象が生じる本質的な原因は，患者や利用者が自ら料金を支払っていない，すなわち経済学が想定する消費者になっていないからである。通常のサービスで逆転が起きないのは，消費者が料金を支払うことでサービスの社会的価値が担保されるからである。そのため売上を増やし利益を上げるという経営努力が社会にとっても有益と評価されるのだ。一方，医療機関や福祉施設ではなるべく多くの税金や補助金をとってくることが収入を増やすことになる。これは単にインプットを増やす行動であって社会的価値の創出とはほとんど関係がない。

d．アウトプット評価のむずかしさ

前段で医療・福祉サービスの社会的評価は，より多くの税金をとってきて収入を増やすことではなく，なるべく少ない税金でより多くの社会に有益なアウトプットを供給することだと述べた。

実際，このアウトプットの評価はきわめてむずかしい。まず，医療の役割は国民の健康の維持である。病気にかかるということは健康ストックの毀損を意味するから，それを修復し元どおりにすることが医療サービスの成果といえる。しかし，経済学的にはそれだけで社会的価値を創出したことにはならない。例えば，建造物のような資本ストックについて考えてみよう。傷んだ建物の修復という行為が価値をもつためには，修復後の建物が社会に何らかの価値を生産することが必要となる。実際，企業は価値を生む建物しか修繕のコストをかけようとしない。空き家のまま放置されている建物の多くは，修繕したり建て替えたりするコストのほうが建物の価値よりも高くつくため割に合わないことが原因である。

医療サービスの場合もこれと同様である。もちろん，患者が自ら医療費を負担しているのであれば，通常のサービスと同じく，本人がサービスの価値を評価したうえで健康ストックの修復コストを払っているので問題はない。ところが，実際の医療サービスは，保険で賄われ，特に高齢者医療をささえる国保は赤字のため税金が投入されている。高齢者に対する医療サービスの経済的価値は，健康を回復した高齢者が社会にどのような価値を創出したかで測られるべきなのである。

同じことは福祉についてもいえる。福祉の目的は，国民の生活の質（QOL）を向上させることである。福祉の支援を受けQOLの改善した国民が，それによってどのような価値を社会に創出したかが重要となる。

e．当事者不在

これまで医療・福祉サービスにおいては，経済学がいうところの市場メカニズムを通じた資源配分がなされにくいことを説明してきた。そうした市場の不備があったとしても，患者や利用者本人の効用の改善が確認できれば問題はさほど深刻ではない。効率性の"歪み"程度の認識で済ませることもできよう。しかし，福祉や医療では本人以外の人間が意思決定に重大な影響を及ぼしうる。それは親の存在である。

先天性の障害をもって生まれた子どもの場合，親は，望むと望まざるとに関わらず，子どものあらゆる意思決定に関わることになる。医師から障害の告知を受けるのも親であるし，どの学校に通わせようか決めるのも親だ。学校卒業後の進路についても親の意向が強く反映される。

　ここで注意を要するのは，親にも自分の効用を最大にしたいという欲求が存在するという点だ。本人の意思決定に親が関わり過ぎると，本人のための選択のように見えながら実は親の都合だったりすることがしばしば起こる。例えば，親は子どもの失敗をできるかぎり回避したいと願うのが普通だろうが，それは子どものためというよりも失敗の尻ぬぐいの手間を省きたい親の意向とも解釈できる。真に子どもの自立を思えば，ことと次第によってはむしろ失敗から学ばせたほうが本人のためにもなり得るからだ。

　こうした親の関与を受け続けていると，子どもは多様な選択肢のなかから自分にとって最適なものを選ぶという消費者としての基本原則である"選択の自由"の重要性を知らぬまま成長する。つまり，限られた生き方しか知らない人間になってしまうのである。この問題はきわめて深刻である。なぜなら，医療・福祉サービスが本人のためではなく親のために提供されるという事態を招くことになるからである。

難病について考える

a. "善意"が生む情報の非対称性

　難病は治癒が難しい病である。つまり，現代医学でも難病の発生メカニズムはまだ解明されていないということだ。したがって，そもそも医師サイドにも病気に関する完全な情報があるわけではなく，難病のケースにおける情報の非対称性の問題は限定的なものとなる。

　まず，難病は本人告知がされにくいという問題がある。序章には，筋ジストロフィー（以下，筋ジス）という難病について，「『いつ病名告知を受けた？』と尋ねたときに，ほとんどが『それらしいものは受けたことがない』と答えた」との記述がある[*1]。「幼い子どもに不治の病だと知らせるのは残酷」という"思いやり"なのだろうが，その筆者河原は，この情報の非対称性が難病特有の市場の失敗に拍車をかけている点を指摘する。

　すなわち，筋ジスの子どもは運動機能の低下を補うべく理学療法を受けることが多い。ところが，筋肉の減少という病気の性質を理解していないと，症状の悪化が自分の努力不足だと誤解してさらにリハビリに励むという報われない努力をしてしまうという[*2]。

　次に，難病というシグナルが与えられたことにより，患者やその家族が治らないものとあきらめQOLの改善意欲を失うという問題もある。例えば，人工呼吸器を装着すれば外出可能な筋ジス患者であっても，もしもの場合を考える医師はリスクの大きさをことさら強調して，患者を思いとどまらせるかもしれない[*3]。それを受けて患者の親も，患者本人の希望はさておき，「そ

*1 3頁参照

*2 もちろん，リハビリすべてに効果がないわけではない。症状の悪化に備え，胸郭を柔軟にするリハビリは効果的だといわれる

*3 患者のQOL改善を優先し，人工呼吸法の適切な活用を支持する医療関係者もいる。河原仁志，鈴木真知子：小児長期人工呼吸患者に主治医はどのような医療を提供すべきか，小児科診療，67 (12)：2195-2202，2004.

*1 筋ジス患者のQOL改善について，医師を含む支援者の立場からの提言として，『筋ジストロフィーとQOL－呼吸器装着筋ジストロフィー患者の外出・外泊・支援』がある

*2 川村も同様の当事者発信・行動の意義を1970年代から主張している（213頁）

*3 2003年，北海道新聞社／2013年，文春文庫

*4 1982年生まれ，2012年第7回手島右卿賞，2014年逝去．故人の遺志により個展活動を継続している．オフィシャルサイトhttp://www.makoto19820222.com/

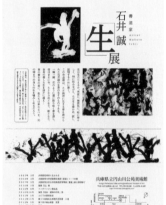

2015年に兵庫県立円山川公苑美術館で開催された展覧会のポスター

*5 伊藤佳世子：長期療養病棟の課題, Core Ethics, 6：25-36, 2010.

のような危ないことは止めてほしい」と医師の判断を後押しするだろう。本来であれば，正確な情報を患者に伝え，本人の意思決定に委ねることによって，本人の望むサービスが提供されることが望ましいといえるだろう*1。

このように，難病ゆえに意図的に作り出される情報の非対称性は，情報を隠す医師や親にもそれなりの"善意"が存在しているがゆえに改善が難しくなる。この問題については，**患者本人が難病というシグナルをより正確なものに是正していくしかない***2。例えば，渡辺一史のノンフィクション著作『こんな夜更けにバナナかよ』*3に登場する鹿野靖明や，書道家・石井誠*4の存在は，筋ジス患者のQOL改善意欲を高めるために大きな貢献を果たしたといえるだろう。

そして，本書第Ⅲ部でそれぞれ登場する現代の当事者たちの活動が，未来を動かすことに直結するだろう。

b．"難病市場"における黒字化の危うさ

2009年末の総選挙後に成立した民主党政権は，"脱官僚依存"を旗印として独立行政法人や公益法人の整理合理化に着手した。その際，厚労省の管轄下にある国立病院機構もその対象とされ，政策医療を提供する公的病院としての存在理由が問われることとなった。

この意向を受けて発足した「国立病院・労災病院等の在り方を考える検討会」（以下，検討会）は，2012（平成24）年2月に報告書をとりまとめた。それによると，国立病院機構の経営については，「採算面等から民間病院では提供されないおそれのある医療を実施しているにも関わらず，法人全体としては，2005（平成17）年度以降，6期連続で黒字経営を達成」「運営費交付金については2004（平成16年）度に520億円であったのが，2011（平成23）年度では362億円となり，158億円（30%）減少」と高い評価を受けている。

実際，厚労省・医政局国立病院課が作成した第4回の「検討会」資料によれば，国立病院機構は「重症心身障害（以下，重心），筋ジス，結核等の医療を担いつつ，収益向上及び経営効率化の取組により，①国費に依存しない経営，かつ②黒字経営を達成している」と自画自賛している。

しかし，前段のcで述べたように，医療サービスの場合，病院の収入は社会のアウトプットではなくインプットと解釈されるのが妥当であり，黒字を出したからといって社会的価値を創出したことにはならない。

図3-1が示すように，たしかに国立病院機構の経営は黒字であり，収益は年々増加している。しかし，これは報酬が高く，コストのかからない患者をより多く引き受けるようにすれば必然的に高くなる数字である。ここで重要なことは，医療サービスを受けた患者が社会にどれだけの価値を創出したか，そして政策医療がそこでどのような貢献をなしたかなのである。

伊藤佳世子は，「長期療養病棟の課題」（以下，課題）のなかで，重心や筋ジス病棟の存在が少なからず国立病院機構の収益増に貢献していると指摘する*5。伊藤も述べているように，国立病院機構の財務諸表では病棟ごとの収支が明らかにされていないため，たしかなことはいえないが，**図3-2**を見る限り，

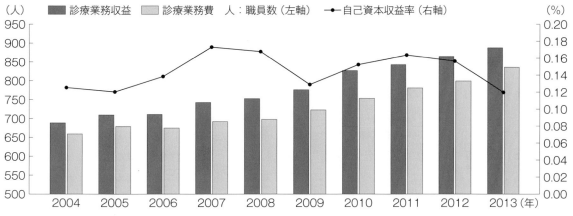

図3-1　国立病院機構の経営状況

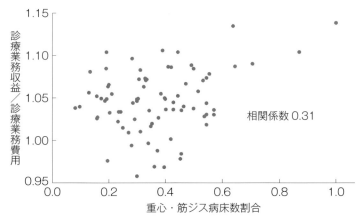

図3-2　重心・筋ジス病床の割合と診療業務収支比率

　重心・筋ジス病床の割合と診療業務収支比率との間にはプラスの相関がみられる*。

　情報の非対称性のある医療サービスで利益を追求すれば，供給サイドの需要創出効果により，過剰診療を通じて資源の無駄が生じることは経済学ではよく知られている。とりわけ重心や筋ジスといった政策医療では，前段のeで述べたような当事者不在の状態が起こりやすいため，本人の望まないサービスが供給され続けるおそれがある。そして，その費用を負担するのは健康な人たちが支払う保険料であり，国民の税金なのである。

　こうした状況をふまえれば，国立病院の出した黒字にほとんど意味がないことは明白である。

c．筋ジス患者への医療ケアの評価

　「課題」を読むと，筋ジス患者への医療ケアの評価はきわめて難しいことがわかる。そもそも筋ジス病棟の整備は，筋ジスを発症した子どもをもつ親たちの要望に応えるかたちでなされた。結核が治癒する病気となったことで，結核専門の国立療養所の空きベッドを筋ジス患者に転用したのである。

* ただし，国立病院機構全体での診療業務収支比率は1.06であり，重心・筋ジス病床をもつ病院の平均よりも高くなっている

ところが皮肉なことに，病棟の整備が進むにつれて，病棟での生活の不満を訴える患者が現れてきた。これは，北海道における「福祉村」と通じるところがある。肢体不自由児の親たちの長年にわたる働きかけの結果，「福祉村」は建設された。ところが，身体障害者にとっての楽園であるはずの「終の棲家」が当人たちにとって必ずしも快適な場所ではなかったのだ。

実際，自身が患者でもある山田富也は，著書のなかで筋ジス病棟を「全員が死刑執行を待っている」刑務所にたとえ，「選択肢のない人生」だと嘆いている[*1]。とはいえ，山田本人が「私たちに選択の余地などなかった」と述べているように，当時，筋ジスの子どもを介護する家族の負担はきわめて大きいものだったことも事実である。病棟への収容は，患者本人のQOLと引き替えに親のQOLを上昇させることだったのである。

「課題」への対処として，伊藤は筋ジス患者の在宅介護を実践する試みを始めている。webマガジン「かんかん！」の連載[*2]には，病院暮らしを30年間続けた脊髄性筋萎縮症患者[*3]が退院し，地域生活を始めるに至るまでの経緯が綴られている。本人のQOL改善が前提となることはいうまでもないが，少なくともいえるのは，国立病院が収益として計上している筋ジス患者1人あたり100万円強の医療費と福祉サービス費を患者自身に渡し，入院か在宅かを本人に選択させるという方法は検討に値するということだろう。在宅介護と訪問医療のコストを支払っても100万円でお釣りがくるのであればこうした選択は経済学的にも十分説得力をもつといえる。

d．"転ばぬ先の杖"では救えない人たち

日本の行政による社会保障の基本的な考え方は，はじめに"救うべき人たち"を定義したうえで，その人たちに頼りとすべき"杖"を与えるというものである。

この定義ありきの考え方は，救うべき人たちを事前に決めることから，法律を制定しやすく，予算も立てやすいという利点がある。他方，"救うべき"と定義されなかった人たちが保障の対象とならずに放置され，"杖"の使い方がよくわからない人たちが自己責任として見捨てられるという欠点がある。こうした考え方のことを，筆者は自著[*4]のなかで"転ばぬ先の杖"型社会と名づけた。

しかし，皮肉にも「障害者自立支援法」の制定が"転ばぬ先の杖"型福祉の限界を明らかにするきっかけとなった。行政が障害者にサービスを割り当てる"措置"から障害者自身がサービスを選ぶ"契約"へ切り換えたことで，それまで隠れていた福祉サービスへのニーズが一気に噴き出したのである。

さらに，自閉症スペクトラムや注意欠如多動性障害などのように，現代社会への適応の困難さから生じたいわゆる発達障害が認知されるようになったことで，医学的根拠に基づく障害者と健常者の明確な線引きが困難になってきた。

そうしたことから2013年4月に施行された障害者総合支援法では，市町村が必要ありと判断すれば，障害者手帳がなくても福祉サービスが受けられる

[*1] 山田富也：筋ジス患者の証言―生きるたたかいを放棄しなかった人びと―逝きし者の想影，明石書店，2005．

[*2] 伊藤佳世子，大山良子：おうちにかえろう―30年暮らした病院から地域に帰ったふたりの歩き方，全13回．http://igs-kankan.com/article/2013/05/000758/

[*3] 病態が筋ジスに似る。その当事者大山良子による寄稿は196頁

[*4] 中島隆信：障害者の経済学 増補改訂版，東洋経済新報社，2011．

ようになった。これは定義ありきの"転ばぬ先の杖"型から，やってみて難しかったら救うという"案ずるより産むが易し"型への福祉サービスの転換と評価できる。

一方，難病についてはいまだ"転ばぬ先の杖"型システムが採用されている。2015年1月に施行された「難病の患者に対する医療等に関する法律（難病法）」では，厚労省の指定する難病の罹患者は，指定された医療機関でかかった医療費の補助を受けることができる。また，指定難病患者は障害者総合支援法の対象とみなされ，福祉サービスの対象ともなる。要するに，行政の定めた"難病"に限って支援が受けられるというしくみなのである。

行政が定める"難病"は，
(1) 原因不明
(2) 治療方法が未確立
(3) 患者数が人口の0.1％程度以下
(4) 生活面への長期にわたる支障

の4つの条件を満たす疾病とされており，この定義をもとに厚労省は原因の解明や治療法について研究を行なう機関に補助金を支給し，患者に医療費助成を行なってきた。つまり，**難病とは，そうした名の病気があるわけではなく，誰に"杖"を与えるべきかを決める判断基準として使われたのである。**

2015年の難病法の制定は，医療費助成の対象となる難病をこれまでの56から306へ大幅に増やした点に特徴がある。つまり"杖"の対象者を増やしたのだ。ただ，そのリストを見ると，難しい病名が並び，第三者はもちろんのこと患者本人ですら戸惑うのではないかと思える。難病当事者である作家・研究者の大野更紗が「病名ではなくニーズでとらえて」と訴えるのも無理はない*。

* 5頁参照

e. 医療・福祉サービスのアウトプットとは

すでに述べたように，従来型の障害者福祉は，医療機関が障害と認定し，それをふまえて行政機関が障害者手帳を発行するというシステムで運用されてきた。確かに，視覚/聴覚障害，脳性麻痺，ダウン症などは機能不全の原因が明確で，"転ばぬ先の杖"型が当てはまりやすいといえる。

しかし，発達障害では，子どもが社会と接したときにはじめて障害の存在に気づかされる。「落ち着いていなければならない」はずの学校の教室で落ち着いていられないことが"障害"となるのである。そして，落ち着きがないことを思い悩んだ親が子どもを医師のもとへつれて行き，そこで発達障害と認定されるのだ。

つまり，近年では，医学的に障害のあるなしが決定される"医学モデル"から，社会との不適合から障害が生まれる"社会モデル"へと障害の考え方がシフトしてきているのである。その点からいえば，手帳の所持を必要条件としない「障害者総合支援法」の運用は"社会モデル"の実践例といえる。

難病についてもこうした"社会モデル"の考え方が必要となってくるだろう。"難"の意味するところは，医学的に難しいのみならず，社会との適応

こそが難しいのであり，そのために医療におけるケアや福祉サービスが必要とされるのである。

この"社会適応力の改善"は，医療や福祉サービス利用者のQOLを高めることから，前段のdで課題としてとりあげたアウトプットの評価基準としても理にかなっているといえる。

社会全体の資源配分を考える

社会保障には本質的な矛盾がある。それは，社会保障の内容を充実させると社会保障が破綻するということだ。

例えば，年金制度の充実は，退職のインセンティブを高めることから年金納付者の数を減らすだろう。医療保険を整備すると健康維持管理のインセンティブを弱める。生活保護の支給額を増やせば働こうという意欲を減退させる。

こうした現象のことを経済学では"モラル・ハザード"と呼ぶ。制度に依存し，自らの努力を怠るのである。こうしたモラル・ハザードのうちもっとも深刻なのは，社会保障の存在が子どもを産み育てるインセンティブを下げることである。つまり，老後の介護を自分の子どもではなく他人の子どもに頼ればいいと考えるのである。これが深刻な理由は，少子社会の到来が日本の社会保障制度の存続に決定的なダメージを与えるからである。要するに，社会保障の受け手に比べて，担い手が減っていくのである。

図3-3は社会保障・人口問題研究所（社人研）が予測した2060年の人口ピラミッドである。もはやピラミッドと呼ぶのははばかられるような形状を示しているこの状況において，日本の医療制度は維持できるだろうか。

山田翔士の試算[*1]によれば，国立社会保障・人口問題研究所の2060年（8,200万人）低位推計人口を前提としたときの同年のGDPは253兆円である。また，国民医療費は34.5兆円で，そのうちの約7割にあたる24兆円は70歳以上が支出する。一方，現行の健康保険制度のままだと2060年の保険料収入は18.3兆円と推計される。仮に，この差額を税金で埋めることが難しいということになれば，16.2兆円の医療費を削減しなければならないことになる[*2]。

この試算はあくまで労働生産性や健康保険制度が現在のまま推移した場合での数字である。したがって，出生率や経済成長に関して楽観的な見通しをもっている人からは別の結論が導き出されることになろう。また，制度を変えることで問題解決が図られる可能性もある。しかし，労働力人口が先細りするなかで労働生産性がその減少率を超えて向上するとは想定しにくいし，さりとて高齢者の負担を重くする法改正が国会を通るとは思えない。議論を重ねた挙げ句，現状のまま問題が先送りされていくという想定が妥当ではないだろうか。

遠くない将来において，こうした社会が私たちを待ち受けていると想定したとき，難病ケアはどうなるだろうか。否応なしに医療の効率化と割り当て

[*1] 山田翔士：日本の先端医薬品産業の将来展望―産業政策と企業戦略の視点から，慶應義塾大学商学研究科修士論文，2016.

[*2] 現在，わが国の予算における歳出額は100兆円であり，GDPの約2割である。2060年も同じ割合だと仮定すると，歳出は50兆円ほどになる。これは現在の歳入とほぼ同額であり，2060年に均衡財政を維持するには現在の2倍の税負担を国民に強いることとなる。こうした状況を想定すれば，医療費への税金の投入がむずかしいと考えるのが妥当だろう

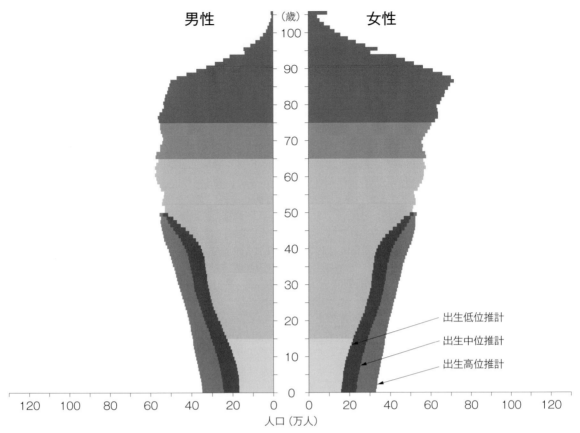

図3-3　2060年の人口ピラミッド
資料：1920〜2010年：国勢調査，推計人口，2011年以降：「日本の将来推計人口（平成24年1月推計）」

が発生するだろう。冷徹な市場メカニズムによる資源配分も視野に入れておかなければいけないかもしれない。こうした事態に備えるには，現時点から医療・福祉サービスには税金が投入されていることを意識しておかなければならない。そのうえで，事業者と利用者間でのサービスのやりとりによってどのような社会的な価値が創出されているか相互に理解を深め，社会に情報発信していくことが求められる。資源配分の問題が現在以上に厳しくなるなか，補助金をいかにとってくるかという発想はもはや通用しないことを肝に銘じておかなければならない。

資料
- 厚生労働省筋ジストロフィーのケアシステムとQOL向上に関する総合的研究班：筋ジストロフィーとQOL―呼吸器装着筋ジストロフィー患者の外出・外泊・支援，2004年8月．
- 厚生労働省：国立病院・労災病院の在り方を考える検討会報告書，2012年2月15日．
- 厚生労働省：国立病院機構の業務の在り方，第4回国立病院・労災病院の在り方を考える検討会資料，2011年7月5日．
- 中島隆信：障害児医療の医療経済，Fetal & Neonatal Medicine，6（1）：32-35，2014．
- 山田富也，白江浩：難病生活と仲間たち―生命の輝きと尊さを，燦葉出版社，2002．

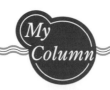

どうしてこうなったのだろう
本書で世に問う思いと意味・1

　難病患者をささえる多くの方に，患者の快について考えてほしい．特に看護師はいちばん患者の近くにいる医療者である．難病医療現場においてはキーパーソンである．
　聖路加国際大学で学んだ看護師から聞いた話である．彼女が入学後に大学から課された最初の宿題が，「家族以外のできるだけ多くの人の1日のタイムテーブルを調べて来なさい」というものだった．なんだか変な宿題だなと思い，その趣旨を尋ねて感心した．つまり，看護は人をささえる仕事であり，様々な人生を知らなければうまくいかないという考え方の実践であった．
　服薬指導を例にとっても「薬出しときます．1日3回きちんと飲んでください」と言うだけではだめなのである．夜の勤務をしている方では，規則的服薬が難しい場合も多い．食後薬においても，食事時間が決められない仕事についている方もいる．当たり前である．当時もう医師として中堅になっていた私は，頭を殴られたような衝撃を受けた．この大学では入学すると同時に，看護の本質をまず教えている．否，医療の本質を学ばせている．医療の本質の議論は多様性を認めることに始まる．恥ずかしながら私の受けてきた医学教育では正式に教わることは無かったと記憶している．この大学の素晴らしさに感銘するとともに，看護学のすごさに驚き，診療が散漫かつ傲慢になっている私は大いに反省をしなければならない．当たり前な最も重要なことを最初に教える・学ばせることの大切さを忘れずにいこうと誓った．

　しかし，その当たり前がないがしろにされている現実にも直面した．ある病院での出来事である．難病病棟に呼ばれて訪れたところ，病棟廊下は各室からのアラーム音が鳴り響き，ナースステーションでは複数の患者からの遠隔アラームが鳴りっぱなしであった．ステーション内の看護師は，特に慌てるふうでもなく，カルテ記載をしたり，点滴の準備をしている．もちろん他の看護師がアラーム対応しているはずであるが，廊下に部屋ごとに設置された患者からのコールランプの多くも点灯しっ放しである．たまたまこういった状態になっているのかと思い，他の医療スタッフに尋ねたところ，「あの病棟ではいつも1日中アラームが鳴りっぱなしで，慣れっこになっています」なんて怖いことを言う．たしかに人工呼吸器装着患者が多く，アラーム対応が多いことは理解できるが，しかしそれにしても多すぎると思い，調べてみた．するとそれぞれの患者に，酸素飽和度と脈拍，血圧などの生体アラームと人工呼吸器が発するアラームの他に，人工呼吸器遠隔監視システムによるアラームが混在していた．「これじゃあ，アラームに鈍感になっているし危険だよね」と言うと，看護師は「そうです，ステーションだけではなく休憩室にも音が響き，落ち着かずイライラしてしまいます」と答える．「でもいちばん迷惑しているのは，同室の患者さんだよね．夜はとても眠られない」と私が言ったとたん，看護師は驚いたような顔をして私を見つめてきた．別の看護師は，全く表情も変えなかった．
　私はそれを指示してきた医師たちに，「3つのアラームがあるとそれぞれのアラームにオンとオフがあるので，アラームの組み合わせは2の3乗＝8通りになる．いずれもオフなら看護師は対応しなくてもよく，いずれもオンならすぐ対応しなければならない．この2通りは迷わず対応できる．しかし8−1−1＝6通りのアラームの組み合わせにはすぐ対応すべきかを含めて判断をしなければならない．しかし，2つのアラームであれば，2の2乗＝4通りの組み合わせになり，そして上述のように両方オンあるいは両方オフの時を引いて4−1−1＝2通りのアラーム対応になる」と説明した．彼らはアラームを増やすだけで安全になると考えていたようである．もちろん患者によっては様々なアラームの組み合わせが必要になる．しかし，看護師がすぐ対応しない，判断ができないアラームの放置は危険であることすらも知らなかった．

他の病棟の出来事である。私がその病院に赴任して，いわゆる寝たきりでほとんど刺激に反応がない患者の経鼻栄養チューブの入れ替えを初めて行なうときのことである。介助する看護師が「この患者は，なかなか入らないので20分ぐらいかかることもあります」と説明する。「だから今までは先生も私たちも時間に余裕があるときに行っています」と畳みかける。「ふーん，でも20分間も鼻からチューブを何度も突っ込まれるのは患者さんにとって，とても不快だよね」と私が言うと，難病病棟の看護師と全く同じように驚いた顔をして私を見つめた。そこで私はチューブの種類を変えて，交換時にはガイドワイヤーを通して，それに沿って新チューブを入れるようにした。交換時間は1分ほどに短縮した。

　この2つの事例はもちろん，担当医師の医療知識の乏しさが問題である。医師の指示のもとに行われる診療援助は看護師の重要な仕事であるのはわかる。しかし，私が驚いたのは，「患者さんが大変だよね」と言ったときの看護師の表情であった。まさにハトが豆鉄砲をくらった顔とでも表現すべきである。無表情の看護師は，「何を言ってるの，この人」とでも思っていたのかもしれない。
　どうしてこうなってしまったのだろう。

河原仁志

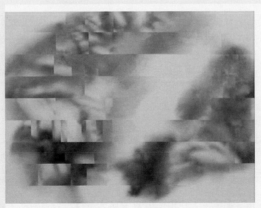

● **近藤真生**（13, 185頁にコラム執筆）**によるファースト・フル・アルバム『Butterfly. f』**

［2015年．レーベル：MORPHOSIS.JP，収録時間：45分，2,000円＋税］
現代美術家・村上隆率いるKaikai Kikiプロデュースのギャラリーでの絵画・映像作品の展示，坂本龍一によるラジオ番組オーディションでの楽曲オンエアなど，映像，音楽，現代美術などさまざまな領域で作品を制作／発表する近藤真生（masataka kondo）のファースト・アルバム。片羽の蝶をモチーフとした映像作品"Butterfly. f"シリーズのサウンドトラックを初音源化（MORPHOSIS.JPより）
• masataka kondo公式ウェブサイト　http://butterfly-uc.com/

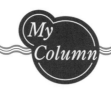

筋ジストロフィー病棟のユートピア的世界

　医師としての常識的な考え方とは訣別して，自ら「尖った道」を歩んで来たような河原先生の企画によるこの本の，「患者の快楽の保障」という編集方針をまだ私は完全には理解できないでいる。
　2015年1月から施行されている「難病法」の成立にたずさわった一人（厚生科学審議会難病対策委員会副委員長）であるが，その根本理念は「共生社会の実現」ということだった。今回の企画の背景として「難病法の成立や障害者総合支援法の改定で，難病患者と医療者の立ち位置が変わるチャンスで，難病患者が活き活きとできる国にしたい。そして在宅療養か入院療養かの選択が対立関係ではなく，お互いに補完し合い，高め合う関係にあるべき」という部分には異論をはさむ余地はない。
　振り返ってみると，人の一生は偶然やたまたまで変わることが多い。
　私はアメリカ留学後の1984年4月から国立療養所（現在の国立病院機構）南九州病院で働くことになった。いわゆる医局人事によるものだが，当時「筋ジストロフィーや神経難病医療を一生の仕事にしよう」という気持ちはさほど強くはなかった。ただ筋ジストロフィー病棟での現実を目のあたりにしたときにはある種のカルチャーショックを味わったし，大学に帰ることをためらわせる何かがあった。そして気がつけば，30年間もの長い間，南九州病院で働いたことになる。
　2013年3月に退官するときに地方紙の「ひろば」欄に，山田凡人君（脊髄性筋萎縮症）が「福永先生と過ごした輝ける年月」というタイトルで次のように投稿している。

　先生と過ごしてきた年月には，今は衰えてしまった身体でもそれぞれにはつらつとしていた瞬間があり，過酷な症状になってもベッド上から自分を発信する姿もある。またその中には，夢半ばで天に旅立った僚友たちの顔もあった。

　赴任当時，私が筋ジストロフィー病棟で気になっていたことはいくつかある。
　患者の病気や死の受容，患者の自己主張と病院職員の考える「我がまま」との折り合い，患者や家族との間のとり方，自立と自律などであった。ただこれらの課題に対する回答は，患者がそれぞれの「生き方や死に方」の中で，自然と教えてくれたように感じている。

　16歳の若さで亡くなった冨満誠一君は，亡くなる数日前まで，夢だったアメリカへの留学のための英検の勉強をしていた。
　「自分のしたいことはしたいし，そのために精一杯の努力をする」
　と言いつつ実践してきた彼の夢は叶えられなかった。ただ私たちの胸の中に，代えがたい大きな贈り物を残してくれた。健康とは体が自由に動くことだけではないのかもしれないと。

　35歳であたかも旅に出るかのように逝った轟木敏秀君は，パソコンを自在に操り，その著書『光彩』の中に次のように記している。

　寝たきりの生活でありながら，やる気さえあれば可能性は無限大に広がっていきます。近い将来，私も死を迎えます。死を前にしていかに生きるか，その答えは過去にこだわらず，常に前向きに一生懸命に生きていくことではないでしょうか。今日が終わらなければ明日はこない。今日を楽しむことが全てです。

　難病や根治的な治療法のないがんと告知されたときの不安から逃れる術は，その日その日を一生懸命に生きることだと示してくれた。

44歳で亡くなった宮田誠君（193頁）は独創的な絵画を描きながら，鋭利な時代感覚も持ち合わせていた。1999年の受精卵の遺伝子診断の臨床応用に対しては，「診断を受けることは自分自身の存在を否定することにもなる」と苦悩する心を隠さなかった。河原先生とも親交が深く，「自立」と「自律」について，次のような言葉を残している。

　自分で自分の生活をコントロールすることができないと，よりよく生きることなど困難です。それがひいては自らの余命にまで影響し，結果として支援システムが育たない。僕は支援システムを育てるのは，実は我々被支援者自身なのではないかと最近考えるようになりました。
　僕は呼吸器を使用するような重度の筋ジス患者は「自律」を目標にすべきだと思います。「自立」するためには社会に出なければ達成できませんが，「自律」は社会に出て生活しようがしまいが，本人の自覚次第で可能となるのです。

　また46歳で亡くなった日高和俊君の歌集『花のちから』の前書きに，短歌を指導された川涯利雄先生は次のように書かれている。

　彼は謙虚な人です。出会う人々に感謝し，献身的な看護師さんの仕事に感激し，その美しい生き方に恋をしています。……筋ジストロフィーという過酷な運命にさえ感謝し，遠からず来るに決まっている死さえ受け入れてしずかな心で日々を過ごしています。みごとな達観です。

　この「達観」という二文字は，筋ジストロフィー患者の生き方をよく表した言葉だと思う。
　人はかねての，それも小さい頃からの環境と学習，そして日ごろの「心の鍛錬」で強くなるものである。私が関わりを持った筋ジストロフィー患者の多くは，小さい頃から病気とうまく「折り合い」をつけて，ちょっとやそっとでは惑わされない強い心を持っていた。

　現在がんと懸命に闘っている54歳の女性（脊髄性筋萎縮症）から「がんも治らないそうなので，うまく付き合いながら生きていきたいと思います。すごいですよね。治らない病気を二つももっちゃいました。それでも『けしんかぎぃきばります』（死ぬほど頑張りますという鹿児島弁）。先に逝った仲間達に，私も頑張ったよって言えるように！」というメールをいただいた。

　お互い，筋ジストロフィー病棟で多くの友を見送ってきた。それも20歳前後で別れた人が多かった。うっちゃんは「死にたくないよう」と言いながら逝ったっけ。「こん畜生」と言いながら亡くなった少年もいた。でも何もしてあげられなかったことを，本当にすまなく思っている。良寛さんの歌に「散る桜　残る桜も　散る桜」というものがあるが，人の世の理である。
　根本治療には至らなかったものの，ケアや人工呼吸器の進歩もあり，20歳が平均寿命とされてきたデュシェンヌ型筋ジストロフィー患者も40歳を超えるまで生きることが可能となった。そして情報技術を駆使して素晴らしい短歌やエッセイ，グラフィックなどを残してくれている。

　筋ジストロフィー病棟を去って3年，静かに在りし日を振り返るとき，筋ジストロフィー病棟は「快楽」ではなかったにしても，ある種の「ユートピア的世界」があったのではないかとひそかに思っている。

福永秀敏

第4章

難病の【快】のケア指針

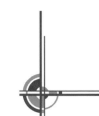

◉ 難病の基本情報

現在，難病についての一般情報は，オープンソースとして公開されている**難病情報センターのウェブサイト（http://www.nanbyou.or.jp/）**[*1]から，「一般利用者向け」・「診断・治療指針（医療従事者向け）」に分けて，それぞれ「50音順索引」・「疾患群別索引」で細かく，治療ガイドライン含め無料で得ることができる[*2]。

*1 厚生労働省などの支援を受け，公益財団法人難病医学研究財団が運営。2015年度で月平均250万件のアクセスを集めている

*2 各疾患別にFAQ（よくある質問と回答）もあり，その他「国の難病対策」「各種制度・サービス概要」「難治性疾患研究班情報」「患者会情報」も閲覧することができる

【快】のケア指針にあたって （河原仁志）

すべての難病について個別に特化した記載は困難であるが，難病のなかでも特に増悪が避けられず，医療の関与が徐々に増えていき，生活のむずかしさが際立っている神経難病における患者ケアから，医療者が現場で蓄積した知見を本章で取り上げた。その代表的疾患である筋ジストロフィー（主にデュシェンヌ型）をⅠに，ALS（筋萎縮性側索硬化症）とパーキンソン病から得られたことをⅡとして，神経筋疾患にとどまらない，難病全般で応用可能な実際的事柄をまとめた。

さらに，【快い人生】そのもののささえとなる幼少期からの【快学】（教育支援）についてⅢに，周囲の理解なくして実現がむずかしく，かつ【快遊】の魅力が詰まった代表的スポーツである電動車椅子サッカーについてⅣに，それぞれまとめた。下記2点をすべての項目での記載の軸としている。

*3 138頁参照

> 難病ケアのためのコンセプト――実践提案
> ●当事者と家族の【快】を保障する――医療者自身の【快】につながる[*3]
>   快食・快便・快眠・快学・快遊・快服・快住・快働・快性　の保障
> ●在宅療養と入院療養は決して対立する概念ではなく，お互いに補完しあい，響きあい，高めあう関係である

快「食」は，おいしく，楽しく，安全に，必要量食べられることを意味する。

きもちよく排「便」があり，睡眠時の低酸素血症を起こさずにぐっすり「眠」ることができ，日中は，「学」習の機会が保障されねばならない。特

に，小児難病患者では重要になる。

　すべての人は好きな「遊」びを楽しむ*べきである。「服」飾・おしゃれは生活の大切なアクセントであり，「住」環境の整備は難病患者の最重要項目である。

　多くの人は自らの能力を社会のなかで発揮したいと感じ考えるものであり，「働」くための支援は不可欠になる。

　そして，人を好きになる，結婚や出産を望むなど異「性」や同性に対する自然な感情の発露は尊重されねばならない。これらのことはしごく当たり前のことである。しかし，多くの難病患者では実現が「難しく」なっている。

　難病療養は長期戦である。

　家族の支援も欠かせない。家族の快も一面で保障されるべきである。

* これら楽しむことすべての基盤になるコミュニケーション支援について，第1章で紹介した意思伝達装置の基本的構成（26頁）からテクノロジーが発展し，オリィ研究所（吉藤オリィ健太朗所長）による「神経難病×分身ロボットOrihime」(http://orihime.orylab.com/nd/) や透明文字盤のデジタル化といった試みが各所で進んでいる。NPO法人ICT救助隊（今井啓二理事長。35頁）に問い合わせることもできる

I　筋ジストロフィーからわかったこと・できるケア

（河原仁志）

> 　在宅療養と入院療養は，車の両輪である。どちらが欠けても動けない。進まない。もちろんグループホームも選択肢にあがる。在宅療養（グループホーム含む）の発展は著しいが，地域差や当事者ニーズに応えていない部分があるのも事実である。これは入院療養にもそっくりそのまま当てはまる。また進行性に増悪する難病では，どうしても入院療養を選ばざるを得ない状況も生まれる。在宅療養の苦労や工夫を知り，入院療養に活かしていく。
>
> 　常に当事者をど真ん中に据えて議論し，そしてささえあっていく。これは当事者，家族はもちろん，**在宅療養をささえるスタッフと病棟スタッフすべての人にメリットがある。**

□筋ジストロフィーは「遺伝子の変異による進行性の筋疾患」である。この概念の意味を理解することは重要である。

■定義前半は，遺伝子診断が可能なものが多く，さらに**「患者は遺伝子治療の可能性について期待を膨らます」**ということである。臨床現場で，医師・担当看護師はまず，遺伝子の変異という現象と，患者・家族がもっとも知りたいことの1つである「遺伝するのか？」の違いをわかりやすく解説する必要がある。専門的にいえば，遺伝子変異が体細胞に起こっているのか，生殖細胞に起こっているのかを区別して説明することになる。しかし，こういった専門用語は難解である。医療者は，何度でも，できるだけわかりやすく説明する努力を惜しんではいけない。

□現場で起こる混乱の多くは，特に医師が「説明したかどうか」にこだわり，当事者が「理解したかどうか」が問われているのに気がついていないことによる。

■定義後半の「進行性の筋疾患」とは，徐々に壊れていく筋肉によって引き起こされる全身の筋力の低下により患者が苦しめられるという意味である。

*1 心筋機能の低下≒心不全

*2 血中酸素濃度の低下，二酸化炭素の増加，呼吸仕事量の増大

□筋力の低下は，歩いていた方が歩けなくなり，車いす移動になる，座れていたのに寝たきりになるといった運動能力の低下は想像しやすい。しかし，筋肉の塊である心臓も筋力低下*1を起こすこと，呼吸するための横隔膜という筋肉が壊れることによる呼吸不全*2が生命を脅かすのも説明しなければならない。

□腹筋の筋力低下は，咳を出しにくくし，気道感染症の重症化や痰づまりを起こしやすくする。

□痰づまりは，呼吸器感染症を起こし重症化しやすくし，窒息の危険もある。

□その他のあらゆる日常生活動作が徐々に困難になることも必発である。

■患者・家族に筋ジストロフィーを理解してもらうためには，この疾患により引き起こされるさまざまな問題を，丁寧にわかりやすく説明しなければ医療は始まらない。

□このときに重要なのは，機能低下を補う方法・考え方の提示を，同時に行なうことである。

「確かに不自由になりますが，こういった方法により可能になります」「この器械を使えば，もっと楽にできるようになります」などの，患者に起きる諸問題に対して「あきらめない，あきらめさせない」という医療者のきもちを素直に告げなければならない。

□筋ジストロフィーは上述のように遺伝子の変異によりさまざまな病型に分類される。このうちもっとも有名なのが，デュシェンヌ型筋ジストロフィー（DMD）である。

本項では臨床研究がもっとも進んでいるDMD患者での知見と経験に基づき，患者を快にするための医療の考え方・あり方を述べる。その記述が他の筋ジストロフィーの病型，そして神経難病患者の医療ケアに役立つことを念頭に置いて記す。

【快食】……楽しくおいしく安全に必要量を食べる

□食事は毎日くりかえされ，生きていくために不可欠である。その行為は単に栄養を摂取するためだけでなく，人生の喜びとして知られている。これは自らの食事風景を想像すれば容易に理解できる。

□しかし筋ジストロフィー患者では，進行する筋力低下により食事に困難が生じる。栄養不足が起こりやすく，人生の楽しみが奪われやすくなる。ではどのように困難が起こるのであろうか。

□障害のない人は，食事という行為を当たり前のようにくりかえす。「おなかが空いたから，好きな食べ物を好きな料理法で，好きな味つけで，好きなだけ」食べる。嗜好でなく栄養のバランスを重視して，野菜を多く摂取するという選択もある。このように食事は「好きな」という形容詞が多用される行為であり，ここからも食事が人生の楽しみであることがわかる。

□ここで，医療者に考えてほしい。われわれが食事をするときには，食べ物とその器を見るために「頭がその方向に向き」，「目で確認して」，「腕や手

が動いて箸や器を持ち，食べ物をつかんで」あるいは「器に口をつけて」「食物を口内に入れる」。それを「舌と歯を使って飲み込みやすい形態・量に調整して咽頭や喉頭の筋肉の動きにより食道内へと送る」。

このとき，体幹の筋肉群は安定した姿勢を保持し，飲み込むときには一時呼吸を止める。こういった一連の運動は，各々の筋肉が順序よく協調して働くことにより可能になっている。筋ジストロフィーや神経難病では，これらの筋肉の活動量が落ちて，連動が不十分になり食事に困難を生じるわけである。

□食事という行為は，こうしたさまざまな筋肉の協調運動により可能になっている。それができなくなるのがこの疾患である。つまり，筋ジストロフィーや神経難病患者では食事を行なうことが困難になり，その原因に対して対策を行なわなければ，食事の快は保障できないということである。

■その対策には，「本人の好み＝好きな○○」をできるだけ尊重し，介助する人にも無理がなく行なえる支援であり（家族・介助者の快の保障），専門家のアドバイスにより誤嚥や窒息を起こさないような食形態・食べ方を選び，栄養不足を起こさないように栄養アセスメントを受けることが必要となる。

これらを「楽しく，おいしく，安全に，必要量食べる」と言い換えることもできる。

■筋ジストロフィーをはじめ進行性の病気の多い難病患者の食の快を守るためには，ケア者自身が日常で当たり前にくりかえしている食事の風景を思い出し，その行為はさまざまな身体機能の協調で行われていることを想像することにより始まる。そしてそれらの能力低下により患者は食事が困難になっているのを知る。

□患者の食事に関する支援には能力低下の程度や嗜好により個別性が要求される。個別性が必要だからこそ，疾患の本質＝病態の理解が要ることを知ってほしい。

□当事者の困難への適切なきめ細かい支援は，病態を知ったうえで個別の困難の原因を探り，それを支援するための工夫を行なうことによりはじめて可能となる。

医療者・専門家が提供する情報と役目

□食事の快の保障はチームワークが必要である。楽しくするためには，一緒に食事をする家族や介助をする方々の雰囲気づくりが重要になるし，おいしくするには，食事を作る家族はもちろん栄養士・調理師のアドバイスは欠かせない。

□必要量の設定には，栄養アセスメントを行なう医師を中心に，医療スタッフと栄養士がその任に当たる。安全にするためには，医療者として言語聴覚士（ST），作業療法士（OT），理学療法士（PT）の関与は必須である。介助道具や装具の取得には，行政サービススタッフ*も積極的に関与して

＊保健師，介護支援専門員（ケアマネジャー）など

いただく。
■看護師は，患者・家族と向き合い，すべてのスタッフの情報を集め統合し調整するためのもっとも大切な役割を担う。それぞれの職能がまさに協調して行なう支援となる。症状の進行により運動能の協調性が失われたために困難が増した患者の食事行為を，支援者の協調により補うことになる。
□支援者は，それぞれ専門家として自身ができることを皆に示して，積極的にチームに加わってほしい。医師，看護師は，まとめ役としてチームをけん引する。
□患者により肥満や肝機能異常，脂質異常などさまざまな合併症がある場合がある。その治療・予防指導も行なう。特にステロイドホルモンによる治療などを受けている患者には，食材や食べる量にさまざまな制限をもうける場合もある*。ここでは特に注意の要ることを述べる。

ケアのポイント

□楽しく食べるための雰囲気づくりは，個別性が高い。バックグランドミュージックや食卓の飾りつけ，食器の工夫など考えるだけでも楽しくなる。
□孤食より，家族・仲間との食事が楽しい。こういった配慮は当然，病勢が進み経管栄養になっても必要である。口から食べられなくなって，経管による栄養剤の注入になっても食事であることに変わりはない。病棟患者への注入時に，仏頂面で作業を行なうかのごとく看護する人たちを見るのも多い。悲しいことである。
□経管栄養剤にも注意が必要である。現在よく使われるものは，医薬品と食品に分けられる。
□医薬品は，医師が処方して薬局で受け取ることになる。入院時はもちろん外来受診時も利便性は高い。かかる費用は医療費負担となる。福祉医療証により自己負担がゼロになる場合も多い。
□食品は，店に注文して購入することになる。自費負担である。
■気をつけてほしいことは，**医薬品は内容の変更に治験などを行なうため**，とても手間がかかり，最新の栄養学の知見が活かされ難いことである。
□**食品**は毎年のように内容変更が行われ，味も栄養成分も改善が続けられている。
□こういったそれぞれの利点と欠点を知って，その患者にとっての最良品を選択する。
□家族や支援者が食べている食事をそのままミキサーで処理して，経管にて注入することはすばらしいことである。栄養学的に優れているのはもちろん，家族・仲間の一員として同じ食事をとることのうれしさが満ち溢れる時間となる。少量の酒類の注入も行われるだろう。
□経管栄養剤の注入は完全な栄養ではないことも知っておかねばならない。特にセレン，カルニチン，ビタミンB_1の欠乏は心臓障害を起こす。生命の危機に直結する。

---

* 福永秀敏監修，河原仁志編著『筋ジストロフィー患者さんのための楽しい食事』（診断と治療社，2002年），日本神経学会，日本小児神経学会，国立精神・神経医療研究センター監修『デュシェンヌ型筋ジストロフィーガイドライン2014』（南江堂，2014年）に詳しい

□経管栄養剤（医薬品）を注入されている神経難病患者（その疾患では心臓障害は起きない）の心不全を相談された際，呼吸不全による心臓障害ではなかったので，セレンの血中濃度を測定したところきわめて低値であった。そこでセレンを補充したところ心不全が改善した経験がある。医療者の知識不足が招いた危機であった。さらに深刻なのは，もし筋ジストロフィーのように，原病により心不全が起こる患者であれば，これらの栄養不足により心機能が低下しても，原病による心筋障害の結果だと見過ごされることである。

■経管栄養では，亜鉛や銅などの微量元素不足による皮膚症状，味覚障害，易感染性などは知られている。これに加えて生命を脅かす心臓障害を引き起こすおそれのあるセレン，カルニチン，ビタミンB_1不足にも注意が必要である。

□近年ではホウ素やケイ素の重要性[*1]も指摘されている。これらの摂取不足を予防するためにもミキサー食の注入を考慮するべきである。

■食事量が減ってきたときに考えられる原因は，まず筋力低下の進行による摂食嚥下機能障害であるが，呼吸不全の出現も考慮する。

□嚥下時には気道に食べ物が入らないように呼吸を調節する。こういった調節ができにくくなれば，食事による疲労感を覚えるようになる。そのため食事量が減少することもある。疲労の把握には自覚症状はもちろん，食事中のパルスオキシメトリー（SpO_2）の低下や脈拍の持続的増加などの客観的指標も役立つ。

□食欲の低下時に気をつけなければならないのは，やはり「好きなもの」を提供しているのかどうかである。

□厚労省研究班として，病棟入院患者の院内コンビニでの食品購入と病院食の献立の関係を調べた際，献立によりコンビニで食品を購入する人数・量に差があり，またその購入食品も，必ずしも摂食嚥下しやすい食形態ではないことがわかった[*2]。

■原病の進行による食欲の低下と決めつける前に，好きな食事なのか，彩りはよいのかなど，食欲が湧くように工夫されているかをチェックしたい。

□健常成人を対象とした研究では，好きな味の食べ物と苦い味の食べ物の比較では，50歳以上で嚥下時の喉頭運動自体が変化することを証明され[*3]，「好きこそものの上手なれ＝美味しいものは上手に嚥下できる」ことが示唆されている。

□筋ジストロフィー患者は水分摂取機能が比較的侵されることが少ない。したがって，ストローを使ってお茶や酒などを飲む。このため経口による食事摂取量が減ってきた場合には，栄養補助食品（液体）を早期より併用して，栄養不足を予防することが可能である。

□ALS患者では，嚥下機能低下が急速に進行する例もあるため注意が必要である。

□全身の筋力低下により失われていく運動機能に悩まされる患者が，経口食

[*1] 小沢浩：重症心身障害児者における栄養素欠乏症，日本小児科学会誌，119(1)：33-37，2015．

[*2] 橋本幸子，他：筋ジス患者の食事喫食量向上への試み，筋ジストロフィー患者のケアシステムに関する総合的研究，平成11-13年度研究報告書（主任研究者福永秀敏），pp.401-403，2002．

[*3] 古内洋，他：非接触・無侵襲性の摂食嚥下機能評価装置を用いた苦みと喉頭運動の関係，日本摂食嚥下リハビリテーション学会雑誌，19(1)：33-40，2015．

事摂取にこだわることも起こる。しかし，進行性の疾患に無理は禁物であり，栄養補助食品の力を借りて栄養不足と水分不足を予防しながら，好きな食べ物を食べ続けられるよう支援する。

*1 北海道新聞社，2003年／文春文庫，2013年

☐在宅患者の生活を克明に描いた渡辺一史『こんな夜更けにバナナかよ』*1 に，気管切開下に人工呼吸器を装着して日常生活の全介助を受けていた患者（鹿野）が，真夜中にボランティア（国吉）を起こし，「バナナ食べる」と頼んだエピソードがある。ボランティアはひどく腹を立てたが，「国ちゃん，もう1本！」と鹿野にさらに言われた瞬間，不思議と怒りがクールダウンして，「もうこの人の言うことは，なんでも聞いてやろう」と思うようになったというものだ。本書の題名にもなったエピソードであり，患者の食へのこだわりとともに，自立と介助をめぐる問題が凝縮されている。

*2 南日本新聞社，2004年

☐入院患者の生きざまを鮮明に描いた清水哲男『死亡退院』*2 に，清水が自分の家に患者（轟木）を外泊させたときの夕食について，「なにが食べたい？」と尋ねられ「目玉焼きが食べたい」と答える患者。当然，清水夫婦は「もっと手のかかるものを言ってくれよ」と言う。しかし轟木は「目玉焼き」と答える。夫婦は遠慮するなよと言いかけて，気がつく。集団生活を余儀なくされている入院患者には，一度に大量に調理する必要のある目玉焼きは提供されないと。そして，たくさんの目玉焼きを作り彼に食べさせてやる。そこで轟木が「焼きたてを，家族と一緒に食べたかったんだ，ありがとう」と語った。

■食の快を保障することは，人生をささえることにも通じると言っても過言ではない。食事の支援を考えるときに，患者の思いを知る・想像することの重要性に気がつかなければならない。これは必ずできることである。なぜならわれわれも楽しく，おいしい食事が大好きだからである。

【快便】……便秘対策と尿の色への注意

☐筋ジストロフィーをはじめ，神経難病患者からの便秘の訴えは多い。これは原疾患による腸蠕動の低下や排便に関与する筋肉の筋力低下などの症状に加え，介助に対する遠慮などの生活習慣によるものもある。

☐特にパーキンソン病患者では，原疾患の自律神経障害による症状として，便秘対応に苦慮することが多い。

☐対策として，蠕動を促すための食物繊維が多い食品の摂取や水分摂取の適正化*3 をまず考慮する。

*3 排尿介助を遠慮するための自らの水分摂取制限による脱水症状もよくみられる

■下剤の処方を必要とすることもある。腹部マッサージなど一般的な便秘対策を行なうのもよい。在宅療養下では，看護の一環として特に手当てによるケア（マッサージ）を重視している訪問看護ステーションもある*4。

*4 132頁参照

☐症状が進み気管切開を行っている患者に，介助者が排便時のいきみを強要するケースが散見されるが，物理的に不可能である。自らが口をあけていきもうとしたらできないことがわかる。便秘においては，一般的な対策を，個別に丹念に施すことが重要である。

□消化器症状として,「急性胃拡張」は緊急な処置が要る。急に腹部膨満が起こり, 嘔吐をくりかえす。絶食・輸液が必要であり, すぐに医療処置を行なう。

尿の色
□尿の色は, さまざまな原因で変化する。それはきわめて印象的だが, 正常な尿であることがほとんどであり, 対策としては便秘対策や水分摂取量を増やすなどに留め, 様子を見てよい事例が大半である。
□ここでは特に注意したい「薬物や食物による変化」と難病患者に起きやすい全身あるいは泌尿器系の異状による色調の変化を述べる。
□赤色尿は, 食物ではキイチゴ (ラズベリーなど) やビート (赤大根) が知られている。食品添加物としての色素 (赤色○号) も原因となる。薬物ではアスベリン® (咳止め), セフゾン® (経口抗菌剤), アレビアチン® (抗痙攣剤) などが有名である。
□泌尿器系の異常では, 尿路感染症, 尿路結石, ナットクラッカー現象 (左の腎静脈が腹部大動脈と上腸間膜動脈に挟まれ血尿の原因となる) のように血尿を呈する疾患がある。血尿であるかどうかは尿検査でわかる。
□濃黄色尿は, 食物ではカロテンを含む果物が, 薬物ではビタミンB_2やプルセニド® (下剤) などが原因となる。
□紫色尿バッグ症候群は, 長期尿道カテーテルを挿入している患者さんのハルンバッグが青色や紫色になる現象をいう。これは患者が便秘のときに起きやすく, 水分摂取量が少なかったり, 尿路感染などの関与も疑われている。

【快眠】……睡眠時の呼吸不全
「なぜ？」を理解してケアにつなげる

□健康・病気を問わず, 多くの人が質のよい睡眠をとりたいと思っている。「質のよさ」とは, 起床時の「さわやかさ」(爽快感) と言ってもよい。そのためには十分な睡眠時間が必要ではあるが, 睡眠の必要量については個人差が大きい。やはり起床時に味わう快の感覚が重要と言わざるを得ない。
□筋ジストロフィーやALSなどの患者は, 睡眠時に起きる呼吸不全による睡眠の質の低下が著しい。
□眠りの深さは時間とともに変化する。約90分ごとに「ノンレム睡眠」という深い眠りにおちいり, また「レム睡眠」で浅くなる。この周期は, 一般に起床までくりかえされる。「レム睡眠」では, 脳は起きているけれど, 身体の筋の緊張が低下すると言われている。また自律神経も不安定になる。
□呼吸は多くの機能が協調して行われており, レム睡眠時には呼吸について不利な状態になる。人体にはこういった呼吸状態を補うためのしくみがあり, 低酸素や高二酸化炭素血症が起きないようになっている。

□呼吸を行っている筋肉は主に，胸郭に陰圧をつくり空気を肺に流入させる働きをもつ横隔膜と肺を入れている器である胸郭を形成する肋間筋の2つである。さらに気道を保つ筋肉群も重要な役割をもつ。

■しかし筋ジストロフィーやALSではこれらの筋も原病により壊れており，また麻痺により運動障害が引き起こされている。つまり，いわゆる呼吸の危機を補完するための機能に余裕がない状態と考えられる。そこで筋ジストロフィーやALS患者では，眠りが深くなると呼吸が不十分になって，血中酸素濃度が下がり，二酸化炭素が溜まるようになる。

□患者は低酸素による息苦しさを解消するために眠りを浅くしようとする。90分ごとに覚醒して，体位変換を家族に求めたり，自ら寝返りを行ったりする。

本人はもちろん，介護者（家族）も90分ごとに起こされたりすることで，眠りの質は明らかに低下する。誰でも夜間睡眠中に90分ごとに目が覚めて朝までとぎれとぎれの睡眠しかとられなかったら，起床時の爽快感は全くなくなると想像できる。さらにこういった夜が続けば，本人も家族も睡眠不足により，常に焦燥感（イライラ）に駆られるようになる。

□さらに呼吸不全が進むと，血中の酸素分圧の低下，二酸化炭素分圧の上昇が顕著になる。こういった状態が続けば，朝，頭が痛い，起きづらい，食欲低下，昼間の耐え難い眠気や意欲低下，学習障害，不安感，筋肉痛など非常に多彩な症状に苦しむようになる。

■以上の現象・症状が，夜間の呼吸不全により起こっていることを知らなければ，患者のみならず家族・支援者の疲労は増すばかりである。まさに「快眠」はまったく破綻してしまう。

■対策は，症状がある場合はもちろん，定期的に夜間睡眠時のパルスオキシメトリーにて，呼吸不全の進行を把握することに始まる。呼吸不全が明らかであれば，人工呼吸を行なう。

□低酸素血症を防ぐために酸素投与を行なうことは，避けなければならない。なぜなら当然酸素のみを投与しても，呼吸不全の原因が換気不全[*1]であるため，二酸化炭素が溜まるのは改善されない。それどころか，酸素だけを入れると，よけいに換気にブレーキがかかり，さらに二酸化炭素が溜まってしまうことも起こる[*2]。したがって，**換気不全がその本質である筋ジストロフィーやALSの呼吸不全に酸素投与は原則禁止であり，人工呼吸療法の適応である**。

□人工呼吸療法を希望するかどうかについても，できるだけ初期の呼吸不全を把握したうえで，その経過を追いながら話し合いを重ねていく態度は不可欠になる[*3]。

[*1] 肺に障害があるのではなく，空気中の酸素を取り入れ，二酸化炭素を排出するための換気が十分にできない

[*2] 「二酸化炭素ナルコーシス」といって非常に危ない状態で，意識消失に陥ることもある

[*3] 呼吸不全を見過ごされ，意識を失った患者が救急搬送されて挿管下人工呼吸が行われ，その後，気管切開下人工呼吸療法に移行されてしまい，患者自身が覚醒したら人工呼吸管理がされていたことに納得がいかないといった，悲しい出来事をなくすためでもある

人工呼吸器（特にNPPV）の【快】のために（多田羅勝義）

■前述のように筋ジストロフィーの呼吸不全は，夜間睡眠時から始まる。人工呼吸器は夜間睡眠時から始めればよい。つまり朝，起床時には人工呼吸器をはずすことができる。

□人工呼吸導入の際には，次のことをきちんと説明しておく必要がある。
まず，離脱がないこと，つまり一度始めたら生涯，人工呼吸器とともに過ごすことになる。その期間は5〜10年，さらに20年以上にわたる場合もあることを考慮しなければならない。

□その事実を理解し，受け入れてもらうには，その間，どのような生活を提供できるかを提示しなければならない。患者がどのような「生活スタイル」を希望するかを確認する必要がある。

□この確認に基づき，患者が望む生活スタイルを実現するための人工呼吸方法を選択する。特に在宅での場合は，施設での人工呼吸管理とは大きく異なった視点が求められる。

□まず電源関係の確実な準備が大切になる。停電に備え，使用中の人工呼吸器などの内蔵バッテリーの持続時間の把握，外部バッテリーの準備，無停電装置の設置やさらには雷サージを防ぐコンセントの工夫などが必要である。

□さらに，緊急時に手動で行なう蘇生バッグ（アンビューバッグ®など）の常備が必須である。いざとなれば手動で人工呼吸を行ない，生命を守ることができる。これは一番確実な方法である。

□筋ジストロフィーの人工呼吸では，一般に，非侵襲的陽圧人工呼吸（NPPV）が選択される。
気管切開を要しない人工呼吸で，気管に挿入するチューブの代わりにマスク，プラグ（鼻孔に入れる詰め物）やマウスピースで患者と人工呼吸器をつなぐことになる。

□こういった患者と人工呼吸器をつなぐ器具を総称して「インターフェイス」という。近年，インターフェイスの材質は改良され，種類も豊富になっている。これらを組み合わせて，マスクの刺激によりできやすい鼻周囲の傷を予防でき，マスクからの空気の漏れによる眼球乾燥も軽減できる。

■NPPVの利点は，①気管切開をしないため発声が保障されること，②気管内チューブによる刺激（チューブによる直接的刺激と吸引チューブを挿入することによる不快な刺激）がないこと，さらに，③人工呼吸器関連肺炎（VAP）という合併症の減少がある。

□近年，NPPV用の簡易機器の発達や，本格的な人工呼吸器にNPPVが併用できるモードが付属するなど，この治療法の普及が著しい。

□NPPVにはさまざまな長所，短所があるが，認識度は低いが大切な長所の1つに，「医療関係者も簡単に体験できる」ことが挙げられる。
NPPVを実施しようとする医師は，ぜひはじめに自らで体験してもらいたい。そして，noninvasive（非侵襲）という言葉の意味を考えてもらいたい。

実態として，決して「非侵襲ではない」*1。

*1 78頁，79頁写真参照

【快】のためのセッティングを

*2 【快服】の提唱と重なる

■患者に快く治療法を受け入れてもらうには，「格好よく」といった概念*2が有効である。同時に，その受け入れには時間を要する。したがって，先の展開を読んだ，余裕のある対応が主治医・担当看護師には求められる。これは，はじめて人工呼吸を導入するときにも当てはまることである。

□初期導入の適応時期は，臨床症状に頼るだけでは危険である。徐々に進行する呼吸不全は無症状のことが多い。そこで，定期的（半年ごとあるいは1年ごと）に睡眠時パルスオキシメトリーを行い，その結果を重視する。朝，頭が痛い，起きづらい，食欲低下，昼間の耐え難い眠気や意欲低下，学習障害，不安感，筋肉痛などの症状があれば，ただちに睡眠時パルスオキシメトリーで確認する。

■一般的に人工呼吸療法を行なうときに必要になる**換気条件の設定時**に，患者自身にあんばいを訊ねない，その息苦しさの解消を考慮しないかのようなふるまいを見せる医師に遭遇することがあるのに注意する。

□呼吸不全の増悪により神経難病患者に人工呼吸を行なう場合には，モードの選定が重要になる。自発呼吸を前提にしたモードは，自発呼吸能力が減少し続ける患者には適さないからである。こういった特徴を理解したうえでモードを適切に選び，各種の設定を行ない人工呼吸の目的である，**酸素化・換気の改善と呼吸仕事量の軽減**を行なう。

□このとき，酸素飽和度や脈拍などは指につけた計測機器の表示を気にするが，肝心の患者の表情や身体の動きなどからわかる呼吸の楽さ加減や胸郭の動きのスムースさ，呼吸音などのいわば患者からの直接的な情報を診ない医師がいることに注意する。

□呼吸器に表示される換気量や換気圧の表示，トリガー感度なども重要な情報である。さらに呼吸器の駆動音や不適切な設定による過剰なアラーム音という騒音などにも配慮する。快眠の保障に直結する問題である。

■神経難病患者は，原病の進行による呼吸不全にて人工呼吸器装着になれば，その機器から離脱することはまずない。そのため患者に，いわばオーダーメイドの換気方法を提供することが私たちの使命である。呼吸器を患者に合わせるのであって，患者を呼吸器に合わせるのではない。

*3 田中竜馬：人工呼吸に活かす！呼吸生理がわかる，好きになる，羊土社，2013．

□現在主に使われる携帯型人工呼吸器の性能の進歩は著しく，患者の状態に適応させる機能をもつ機器が多い。そのためには，少なくとも人工呼吸療法の基礎知識をもち*3，人工呼吸器と一緒に生活していく患者の安楽を願うきもちをもち続けなければいけない。これはとりもなおさず人工呼吸の目的である「生命維持（酸素化・換気改善）と呼吸を楽に（呼吸仕事量の軽減＝快呼吸の保障につながる）」を達成することになる。

離脱のない人工呼吸と，NPPVの「非侵襲的」とは（多田羅勝義）

□換気不全が進行すると，「人工呼吸を始めますか，それとも…」，担当医はよくこのような問いかけをし，患者に選択を迫る。しかし，この問いにすぐに答えられる人がいるであろうか。

「人工呼吸はどれくらい続くのだろうか？」

「人工呼吸を始めたらずっと寝たきりなのだろうか？」

「食事はどうやって食べるの？　話はできるの？」

気になること，聞きたいことは山ほどあるだろう。担当医は，人工呼吸導入後どのように生活を支援することができるかを患者が納得できるように提示できなければならない。

□筆者の経験としても，難病の人工呼吸に原則として離脱という概念はない。いちど始めると一生，人工呼吸器とともに生活することになる。

□多くの場合，人工呼吸器を装着する時間は，当初睡眠時に限定されていたとしても，次第に覚醒時にも装着する時間が増えていき，やがて終日必要となる。短時間でも人工呼吸器がはずれたら意識が遠のくといった時期も確実に訪れる。

□そんななかでどのような生活が保障されるのか，もちろん完璧に保障ということはあり得ないにせよ，おおよその目安は説明しなければならない。例えばデュシェンヌ型筋ジストロフィーの場合，実施期間が5年，10年は当然であり，筆者の診ている患者でも20年を超えるケースが増えてきた。もしその間ずっと寝たきりだとしたら，はたして導入説明時に人工呼吸という治療を選択するであろうか。

■くりかえすが，単に二酸化炭素分圧等の検査結果が適応基準に達したから人工呼吸を始めよう，装着しなければどうなる，といった説明だけでは不十分である。医療者には，導入後のライフスタイルについて説明ができ，かつ相談にのるといった姿勢が求められる。

痛みと恐怖について（多田羅勝義）

■人間誰しもが，「他人の痛みは何年でもがまんできるけれど，自分の痛みは一瞬たりともがまんできない」。医療者が自ら戒めなければならない大切なポイントである。

□できるだけ痛みを伴わないように医療処置は行なう。体位による痛みにもよく耳を傾け，ミリ単位ともいわれる微調整（業界用語では「きめる」という）を行なう。まさにプロフェッショナルの手技が必要とされる場面も多い。

□同じことが，恐怖についてもいえる。自分で経験してみないとこれも実感できない。

□呼吸というもっとも重要な機能を器械に託さざるを得ない人工呼吸器使用者は，不安・恐怖によって容易に過呼吸になることがある。訴えは「息ができない！」であり，換気不全の場合とすぐに鑑別することができない。一番の対応策は，患者と医療者との信頼関係の構築である。

□神経筋疾患の人工呼吸では，NPPV，非侵襲的陽圧人工呼吸が用いることが多い。Noninvasiveとはどういう意味であろうか。かつて長期人工呼吸の場合，人工呼吸器と患者をつなぐインターフェイスは気管切開がほとんどであった。そのためには手術が必要であること，気管切開により声を失うこと等の理由で，患者にとってその受け入れには一大決心が必要であった。つまりInvasive，侵襲的な方法ということになる。一方，NPPVでは手術も必要なくマスクを装着するだけ，すなわちNoninvasive，非侵襲的というわけである。

□しかし患者にとってNPPVはすべての意味において非侵襲的であろうか。少なくとも低侵襲とすべきではなかろうか。筆者（多田羅）の大学では，毎年看護学科と理学療法学科の学生にNPPVを体験してもらっている。まず鼻マスクであるが，みな何の抵抗もなく装着してくれる（写真4-1）。

□開発当初の塩化ビニール製から最近のシリコン製に変わって，その着け心地は抜群によくなった。そこで，次にこのマスクを装着してキャンパスをひとまわりしてくるようにと頼むと，「そんな，ムリムリ！」と，例外なく断られる。

□小学生の頃から睡眠時NPPVを続けてきたウルリッヒ病の女性の例では，覚醒時二酸化炭素分圧が60mmHg近くまで増悪してきた。そこで覚醒時にもNPPVをすすめたが，どうしても返事をしてくれない。彼女も学生たちと同じ20歳で，同年代の感性をもっている。

□「でも，この学生にはNPPVは必要ない。難病当事者の彼女が生きるためには人工呼吸が必要，同じように論じるわけにはいかないのでは」という意見にも筋道は通っている。しかし，常に理屈どおりいくのなら，医療とは楽なものである[*1]。

□「でも人工呼吸をやらないと生きていけない。それでもやりたくないというならしょうがないね」というのは単なる開き直りである。まず患者に共感し，あらためて新しい提案をする。

そうやって，お互いの妥協点をみつける努力をする。もちろん，どうしてもみつからないことも少なくない。そこで，快の治療をめざすという姿勢が重要なキーワードとなるのである。

□この女性の場合は，使用中の人工呼吸器[*2]のMPV（マウスピースベンチレーション）機能でマウスピース（写真4-2）を使用する方法を受け入れてもらうことができた。

NPPVとバイパップ（BiPAP）（多田羅勝義）

■NPPVは，しばしば実地でBiPAP（バイパップ。iが小文字）と混同されている。

バイパップとは，そもそもフィリップス・レスピロニクス合同会社から出された器機につけられた固有名詞で，鼻マスクをインターフェイスとし，回路からの空気の漏れを容認するという新しい発想の器機である。その大

[*1] 生活習慣病なんて何の問題もなく対応することができるであろう。臨床は理屈だけではないこと，みな百も承知のはずである

[*2] Trilogy® フィリップス・レスピロニクス合同会社製

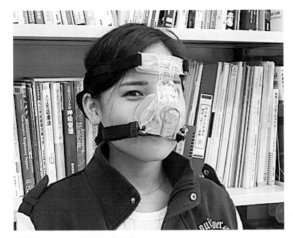

写真4-1　4点固定式の鼻マスク
2016年現在，多くの鼻マスクはシリコン製，皮膚に接触する部分が二重になっており圧が分散するので，開発当初のものに比較して，着け心地は非常によくなっている

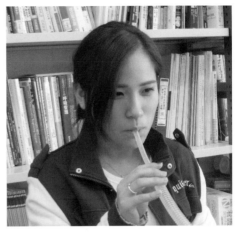

写真4-2　マウスピース
Trilogy®（フィリップス・レスピロニクス合同会社製）のMPV機能用に考案された，ストローとよばれるマウスピース。用途は限定されるが，「カッコいい」概念を考慮したとも考えられる。航空機用救命胴衣の空気補充用装置をイメージしてもらいたい（空気の流れは逆である）

きな特徴は，定常流方式のため吸気にも呼気にも陽圧がかかる点である。その後，他社からも同じモードの器機が発売されるようになり，このモード自体がバイパップ（BiPAP。iが小文字）と一般によばれるようになった。

□一方，NPPVとはマスクをインターフェイスとして使用する人工呼吸方法で，器機の種類は問わない[*1]。

■「NPPVは，バイパップ®という製品を使って鼻マスクで行なうこと」という誤解が広く浸透した結果が，NPPV実施中の患者に無用の負担を課すことにつながっている。筋ジストロフィーでは，病態が進行すると覚醒時にも人工呼吸が必要となる。つまり会話や食事などの日常生活上欠かせないことを，人工呼吸下で行なわなければならない。定常流（呼気）に陽圧がかかる状態での食事を想像，体験してもらいたい。食事中に話しかけられるとどうなるであろうか。先々の展開まで十分考慮せず，安易に機種を選択してはならない[*2]。

□器機の特性を理解して，また本人の病態，希望するライフスタイルを十分把握して人工呼吸管理を行なわなければならない。

□NPPV自体の特性を理解しておくことも重要である。
　NPPVでは回路からの空気の漏れを容認している。この空気漏れは病態により変化するが，器機の設定によりほとんどの場合調節が可能である。睡眠時パルスオキシメトリー等による定期的検査で病態の変化を見逃さないことが重要である。

□胸郭コンプライアンスの悪化は，呼吸管理を困難にする。そのためにも呼吸リハビリテーションが重要となってくる。その目的は排痰だけではなく，胸郭コンプライアンスの維持，向上にも欠かせない。

[*1] 日本初のNPPVは，当時の国立療養所岩木病院の大竹進医師が従量式ポータブル型人工呼吸器を筋ジストロフィー患者に用いた例であった

[*2] 人工呼吸器の設定についても同様で，電動車椅子サッカー日本代表選手の呼吸数が固定されているケースが複数件あった。国際レベルの電動車椅子サッカーがどのようなスポーツであるかが理解されていれば，このような拷問に等しいようなオーダーは出せないであろう

□つまり，筋ジストロフィーなどの神経難病患者では運動能の低下は胸郭にも影響を及ぼすのである。ちょうど手足の動きが悪くなると関節拘縮が起こるのと同様なメカニズムが胸郭にも及ぶ。

□手足の運動の低下により引き起こされる関節拘縮に対して，関節の可動域を保ち，関節拘縮を予防するためのROMエクササイズ（関節可動域訓練）には熱心な医師であっても，胸郭可動域の減少には気がつかない例が多い。胸郭コンプライアンスの低下は，従圧式換気を行なっている場合，換気量の低下を引き起こす。したがって，定期的に評価しなければならない。

□一般に呼吸器感染症は，口に近いほうから咽頭炎，喉頭炎，気管支炎そして肺炎と奥に行くほど重症になる。それを防ぐために，咳という非常に強い呼気＝大きな流速をもつ肺から口に向かう空気の流れがあると考えると理解しやすい。

■気道に入ったごみや細菌，ウイルス，さらにはそのために生じた痰などを排出するしくみが咳である。咳には，主に腹直筋が使われるため，この筋の機能が低下した患者は咳が弱くなる。つまり，上気道炎からより重症な肺炎が起きやすくなる，痰づまりを起こしやすくなる。そこで，弱くなった咳を補ってやる必要がある。

□体位変換などいろいろな方法があるが，もっとも有効なのが，カフアシスト®*の使用である。この器械は，患者に鼻マスク，マウスピースさらには気管内チューブを通じてまず空気を肺に送り込み（陽圧をかける），その後ちょうど電気掃除機で肺内・気管内の空気を吸い取るように，陰圧をかけるものである。

最初の吸気で大きく膨らんだ肺や胸郭の弾性とともに，気道内に外に向かって非常に大きな流速の呼気が発生する。これが弱った咳を補完するわけである。

□咳は英語で「cough カフ」，それに「補助する」という意味を加えて，製品名として，カフアシスト®と命名されている。

□この器械は実は最初の吸気時に肺や胸郭を十分に広げることができるため，上述した胸郭の可動性の低下を防ぐ理学療法としても役立つ。そのうえで，痰の排出を促すという一石二鳥というべき効果が期待される。

□特にNPPVでは，気道の確保がどうしても気管内チューブによる人工換気より不安定になるため，カフアシスト®によるいわば気道掃除は必須である。

□NPPVでは気道から排出される痰を口腔内で吸引する。この機器は在宅人工呼吸中の神経・筋疾患者であれば，排痰補助装置加算が算定できる。気管チューブを介した人工呼吸療法を受けている患者にも有用である。

■気管チューブを通して痰をとる吸引は気管壁を傷つけ，患者には大変な苦痛を伴う。この機器には吸引に伴う苦痛の頻度を減らせるという利点のほか，気管チューブの先端まで痰を集めて吸引チューブを先端に留めること

* Cough Assist® フィリップス株式会社製

により，気管壁をつつかずに一気に吸引できるなどの利点がある。苦痛からの解放，快のケアにつながる。

吸引チューブの注意

- □気管内チューブからの痰の吸引時に，吸引チューブを鑷子でつまみ，気管内に挿入して吸引しながら引き抜く際に，「鑷子を，円を描くように回転させる」という手技を記載している手引書もあるが，患者の「快」に力点を置く本書として推奨できない手技である。
- ■吸引チューブには先端と側面に孔が開いており，痰の吸引時にはできるだけ側面の孔を気管内で回転させることにより，効率よく痰をとろうと考えるのは無理もない発想である。しかし，この方式では吸引チューブは回転せず，鑷子や手を「円を描く」ように動かすことにより，吸引チューブの先端が気管内で出入りをくりかえす（ピストン運動様）だけである。そのため気管壁を突つき患者に苦痛を与え，さらには出血や肉芽形成などの障害を引き起こす危険性がある。
- □日本呼吸療法医学会の「気管吸引ガイドライン2013」*では，「吸引操作中に指先を使ってカテーテルを回したり，カテーテルを上下にピストン運動させたりすることで吸引量が増えるというエビデンスはない。指先を使ってカテーテルを回すことによって感覚的に吸引効果が上がると判断される場合は，カテーテルを回すことも許容される。回すことによる危険性は少ないと考えられるが，**ピストン運動は気管壁を損傷するおそれがあるので操作を実施する際には注意深く行なわれるべきである**」と，ピストン運動の危険性について指摘されている。
- □**写真4-3**は，筆者（河原）が講演などで示す透明のホース（ホームセンターで入手）を気管に見立て穴をあけ，そこに気管切開チューブを装着した模型を作り，鑷子で吸引チューブを回転させることにより吸引チューブ先端がホース内部（気管壁）に当たる（回すことでピストン様運動が起きる）ことを実演しているものである。
- □現在，鑷子を使わずに吸引チューブを使い捨てグローブで持ち，こよりを撚るように指腹でチューブをひねりながら回転させて引き抜く方法が行なわれるようになってきた。
- ■気管内吸引は，毎日何度もくりかえされる医療的ケアである。患者・家族がよかれと思い，在宅で医療者の指導を離れて行なう手技により，患者に被害が及ぶのは快の原則にはずれることである。在宅人工呼吸患者の増加は著しい。しかし，安全で安楽に行なうための体制がはなはだ心もとないケースもあり，主治医・担当看護師には正しいケア手技推進の旗振り役が望まれる。

* 日本呼吸療法医学会：気管吸引ガイドライン2013（成人で人工気道を有する患者のための），人工呼吸，30(1)：75-91, 2013. http://square.umin.ac.jp/jrcm/pdf/kikanguideline2013.pdf

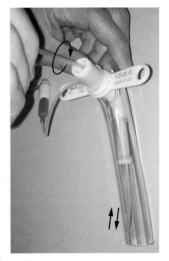

写真4-3

人工呼吸器の日常点検

- □毎日の家族・介護者の点検が事故を防ぐ。項目を決めておいて，確実に行

なう習慣をつけることが重要である。もちろん医療者の定期点検も別途行なわれる必要がある。ここでは代表的なチェック項目を示す。習慣になれば短時間に確実に行なうことができる。

①患者の胸の動きがいつもと同じであるかどうかの目視確認
②患者の訴えの聴取：苦しくないか，空気の入り方がいつもと違うなど
③人工呼吸器の設定の確認（換気モード，換気量，呼吸回数，気道内圧，吸気時間など）
④本体から異常音，異臭がないか　触ってみていつもより発熱をしていないか
⑤電源コードのコンセントまでの確認：AC電源で動いていることを本体の電源ランプで確認
⑥回路のゆるみ・破損の発見：呼吸器から回路を患者までたどっていく
⑦回路内とウォータートラップ内に過剰な水の貯留がないか
⑧ウォータートラップの設置位置が回路内の最下部にあることの確認
⑨加温加湿器の水量，温度表示の確認
⑩エアフィルターの汚れの確認
⑪蘇生バッグ（アンビューバッグ®など）の保管場所確認

【快遊】……外出・運動サポートと安全対策

■患者の「外出」は快遊・快学・快働の保障にとても重要な行為である。ときには快性の保障（デートなど）にも必要になる。医療機関への受診も重要な外出である。その安全かつ安心のために必要な考え方を示す。

□「人工呼吸器は精密機器である」ことを知っておく。原則，パーソナルコンピュータ（パソコン）と同じである。衝撃や湿気，温度変化による結露に弱いことは，パソコンの日常の扱い方を想像すれば理解できる。

□在宅用の人工呼吸器のほとんどは，酸素や圧縮空気などの配管が要らないコンパクトな機器である。この機器では患者に送気する空気は，機器の周りから吸い込む。したがって，当然禁煙環境で使用しなければならない。周囲の煙草の煙を集めては，送られる患者はたまったものではない。こういった想像力も患者を快にするために不可欠である。

□何が危険なのかを考える：人工呼吸器関連のトラブルだけではなく，人工呼吸器装着患者には呼吸不全という症状がある。もちろんこれ以外にも経管栄養の併用や心不全合併，易骨折性などの問題がある。人工呼吸器のみに目を奪われすぎないように注意する。

■車内の電源対策：外部バッテリー，自家用車のシガーライターソケットからインバーター経由で，内部バッテリーが考えられる。最近ではAC 100 Vコンセントがついている車種もある。シガーライターソケット経由の場合には，インバーターにより正しい正弦波に変換されていることが重要となる。人工呼吸器業者に相談*しておく。

□ソケットにつないでからエンジンをスタートすると，エンジンをかけると

* 価格の安いインバーターには，AC変換が不安定なものがあることに注意

きに過剰な電流が流れ人工呼吸器が故障することがある。必ずエンジンがかかっている状態で，人工呼吸器をつなぐようにする。
□呼吸器回路のはずれには特に注意する。これも携帯型人工呼吸器では，空気の取り込み口から本体そして回路をたどって患者までの空気の流れに沿って点検する。
□その他の症状への配慮も重要であり，日常的なケアの継続ができることが求められる。
姿勢の保持，介助時のハンドリングの方法などを誰もができるように確認しておく。
■急変時に，患者を守るために何をするか：蘇生バッグ（アンビューバッグ®など）による呼吸の保障を，介助者が確実にできること。
□トラブル対処マニュアルに沿っての行動が必要になる。マニュアルはそれぞれの患者の個別の事情[*1]に沿ってまとめる必要がある。主治医と一緒に必ず作成しておくこと。
主な内容として，以下の点を抑えておくとよい。
1. 主治医への連絡と緊急搬送の手順の確認
2. 携帯型人工呼吸器は周囲の空気を取り入れて患者へ送る。タバコ煙は禁忌
3. 天候による交通事情の変化の知識
   交通渋滞，降雪による移動時間の変化
4. その他：車内暖房による湿度の減少。静電気は人工呼吸器に悪影響を与えることがある：フリースなどの化学繊維素材のものに注意

*1 特に注意するのは，家族など人工呼吸器を日常的に使用している方の「中途退出時」である。ほかの介助者ができることを確実に指示し，施行できるようにしておく

脱水への注意

□入院中の難病患者の外出時に気をつけたい合併症に，脱水がある。原因の多くは，患者自らの飲水自粛にある。外出中の排尿行為の困難が想像されることにより，外出前から自ら水分摂取を控えるようにしてしまうことが問題になる。在宅患者でも注意が必要[*2]である
□脱水による血液濃縮は，血栓症などの不測事態を引き起こすこともある。この対策には，排尿介助技術のブラッシュアップ（本人が満足する）と脱水の危険についての説明と納得が有効になる。
□ただし，「車いす使用者の約94％の方が多目的トイレで待たされた経験がある」と回答があったという調査もあり，何らかのかたちでそのような事態から自己防衛する必要もある。筆者の推奨案は，おむつがある。本人の満足度・人権考慮といったクリアすべき点はあるが，外出で得られるメリットと脱水のリスクを考慮したうえで，健常者と同様の選択肢としてぜひ検討すべき選択肢である。

*2 「かくれ脱水」journal
http://www.kakuredassui.jp/

脈拍数——運動負荷の指標として

□本書は，運動機能の低下が起こる神経難病患者に，「快遊」の保障として

の身体運動をすすめる立場である。その際に多く受ける問いが，「どれくらいの運動強度（内容や持続時間など）が適切なのか」である。

□疲労感は，健常者と同じく患者個人により異なるものであり，「個人差があるから」という曖昧な返事に尽きるのが実情ではあるが，一定程度，筆者たちが参考にしているのが脈拍数である。

□運動強度が大きくなれば，脈拍数の上昇が著しく，その持続時間も長くなることが想像できる。日頃の脈拍数を把握しておいて，運動を行なったときの本人の疲労感と脈拍数を測定して比較することにより，より客観的な指標に近づける可能性がある。

□ただし，薬物により心臓の動きを抑制している場合（主に筋ジストロフィー患者のベータブロッカー）には，当てはまらないことがある。

【快遊】……水泳・水中運動

□筋ジストロフィーは，進行性に筋肉が減っていく病気である。全身の筋力が低下し続ける。目につきやすいのは，歩行などの運動能力の低下である。多くの運動は重力に抗して身体を持ち上げる，移動させるといった動きの組み合わせでもある。そういった意味では，筋力低下による症状は相対的な重力の増加に置き換えて疑似体験できることになる。

□筆者（河原）は，筋ジストロフィー児の学校入学にあたり，管理者・担任に砂袋などをリュックサックに入れ，児の入学後の校内生活をシミュレーションしてもらうようにお願いしている。つまり，重力を負荷して相対的な筋力低下を作り，段差のつらさ，和式便所の困難などを体験してもらい，校内での適切な支援の在り方の参考にしてもらっている。

■では，水中ではどうだろうか。浮力により身体にかかる重力が減り，姿勢保持や運動が行ないやすくなる。つまり，相対的に抗重力筋の筋力増加が起こり，もはや陸上では歩けなくなった患児が，介助者に身体をささえてもらいながら，自ら下肢を動かして前に進むのを経験した。そのときの彼の表情はとてもいきいきしており，本当に楽しそうであった。喪失した機能を再獲得したことになる。彼にとって充実感にあふれる時間であったと想像できる。水中では，浮力で筋力低下を補うことにより，運動能力の向上がみられることになる。

□浮力は，水深によって変化する特徴がある。このため水中では姿勢保持のために重力と浮力，筋力のバランスを適切にとることが求められる。これは，静止時や運動時の身体のコントロール能力を向上させる役割があると思われる。こういった身体の動きのコントロール能力は陸上での姿勢維持や運動にも好影響を与える可能性がある。

□さらに水中の運動は水の抵抗により，陸上に比べて筋力を要することも多い。水の抵抗に打ち勝ちながら，ゆっくりとした運動が行なわれる。したがって，関節の可動域の拡大，筋力の減少予防も期待できる。

■以上のような運動能力，身体コントロール能力の向上のみならず，水中で

行なう深呼吸は胸郭の可動性の維持にも役立つと思われる。これは，水泳時の息継ぎを思い起こしてもらえばわかりやすい。こういった利点により，筋ジストロフィー患者にとって水中運動・水泳は適した遊び・スポーツである。同様な運動能の低下がみられるほかの難病患者にも適していると考えられる。

□なにより水を介した遊びが楽しいことは，プール遊びや海水浴でわれわれも経験済みである。

■施行するための具体的な提案を記す。

□開始時期：水泳・水中運動は本来楽しいものであり，当人が「やってみたいな」と思い，それを支援する周囲の条件が揃ったときから始めればよい。特に小児では，運動経験の少なさが心身の発達に影響する場合があり，幼い頃から水泳・水中運動を楽しみ，いわば「できる経験」を増やし自信をつけていくのはとても大切である。

□保育園・幼稚園でのプール遊び，学校での体育もきっかけになるが，どうしても多人数での指導になりがちであり，本人の状態に応じた配慮・介助などがむずかしくなる点が問題となる。またそれらの学校機関ではほとんど屋外プールでの運動になるため，体温の保持などには注意が必要になる。それでも大勢でわいわい楽しむのは大切な経験になる。

□患者は，運動量の少なさや熱を産出する筋肉量の減少により体温の保持がむずかしくなる。また幼児はそもそも体温の調整能力が未熟であり，水温は30℃程度が望ましいと考えられる。まず20分を基準にして，徐々に時間を延ばしていくほうがよい。筋ジストロフィー患者での経験では，水温32℃で20分間の運動により低体温症を起こした例がある。一般的なプールの水温はより低いので，水中にいる時間には気をつけたい。

□屋内プールでは室温も重要である。水温より2～3℃高いことが望ましく，冷えた身体を暖めるための採暖室も完備されていたほうがよい。

□屋外プールでは，できるだけ水温の高くなる時期に，入水時間の短縮，退水後の採暖などに配慮して行なうことが求められる。全身を覆う水着の着用も有用であるが，関節拘縮により手足の動きに制限がある患者の着替えには注意が必要である。設備面では，シャワー可能な車いす，プールサイドで入・退水時に使うマット，上述の採暖室も望ましい。

□患者によっては顔つけや息こらえによって，自律神経のアンバランスが生じることがある。特に心臓は自律神経の影響を受けやすく，不整脈という心臓の拍動リズムに乱れがある方はその影響が強く出る可能性がある。あらかじめ主治医・担当看護師との相談が必要である。

□患者の水泳・水中運動は，介助する方との共同作業である。ハロウイック水泳法*では，スイマー（患者）とインストラクターとよぶ。まず大切なのはこの両者の信頼関係である。

□親子で行なう場合でも，できるだけ親は正しい介助の仕方を知っておくのがよい。水中では介助する側も，浮力の影響を受けてバランスを取るのが

* 日本Halliwick水泳法協会では，障害者のための水泳指導の各種講習会を通じて水泳法の普及に努めている
http://halliwick-japan.org/

むずかしくなっており注意を要する．介助のやり方次第でより楽しく，安全に水中運動を行なうことができる．
□インストラクターが家族以外の場合には，信頼関係を築くためにも技術の習得が必要になる．技術には，コミュニケーションのとり方，入・退水のさせ方から始まり，スイマーができるだけ自分の力で水泳・水中運動を楽しめるようにするためさまざまなスキルがある．
□以上の医学的な注意点はあるが，筋力低下や麻痺により失った機能を再獲得できたり，運動機能の低下を防ぐ可能性のある水中運動・水泳は，推薦できる患者の楽しみの1つである．

医療安全の確保──「まさか」から「もしも」へ
□このキャッチコピーは，工事現場では当然のものとして掲げられている．事故を回避し，もし起こったら最小の被害に留めることを職員の共通の認識にするための文言である．医療現場では，残念ながらこういった考え方がまだまだ浸透していない．
□難病患者の病棟に一般的に掲示されることが多い「患者別の薬物アレルギーや副作用の一覧表」においても，「間違って投与してしまったときにどう対処するのか」の記載を，「禁忌薬の一覧」とともに掲げるべきである．「まさか投与しないだろう」で留まるのではなく，「もしも投与してしまったらどうするべきか」を同時に示すべきである．
□在宅難病患者の自然災害時の対処法についても，全く同じ考え方が導入できる．
□難病患者の行動範囲は拡がるばかりである．行動の自由は，QOLを考えるときに前提になるニーズである．世のなかのユニバーサルデザインの普及とともに，移動にハンディキャップのある方の外出が自由になっていく．車いす移動の患者はもちろん，人工呼吸器を装着して旅行を楽しむケースも散見されるようになった．ただし，安全面では不安を覚える例もある．人工呼吸器を装着した患者の外出が，けっして「冒険」ではなく，日常にならなければならない．そのためには，安全レベルの向上は必須である．
□医療者も，一般企業での対策に準拠して，安全のための基準を使いこなし，改良を加えることにより安心を得ていくことができる．安心は自ら動かなければ得られない，自分で安心を確認するともいえる．
□安全は科学的・合理的につくられた「基準」の順守により得られる．そのために，人工呼吸器装着患者の危険を知り，それを最小にするためのシステムをつくり，事故が起こった場合に備えて，患者の不利益を最小にするためのシミュレーションを行なう必要がある．
そのために「想定される問題事象」という一覧表（**表4-1**）を用いることができる．小児では，学校行事での外出が多いので，教師のできる行為，保護者ができるケアそして医療者が行なう医療行為を分けて記載する．教師

表4-1 (校外活動中に) 想定される問題事象 (サンプル)

			担任氏名	作成年月日	
中学部	○年	氏名　●○●○	病名　ウェルドニッヒ・ホフマン病		主治医　○○医師
想定される 問題事象	起こさないための 予防対策	起こったときの対応			医療従事者でない とできない対応
		教職員の できる対応	医療的ケアを要する児童・ 生徒で保護者のできる対応		
	[事前の体調チェック] ・体温…36.5℃前後 ・脈…70〜120回/分 ・SpO₂…97%以上				
痰による窒息	・分泌音に留意する（保護者，教員で） ・適宜吸引してもらうようにする ・吸入・水分摂取を確実に行う（その確認も） ・感染症を予防する（介助者は手洗いとうがいを励行する。感染源には連れ出さない）	・吸引をしてもらうよう依頼する ・顔色，呼吸，脈の観察 ・緊急車の手配	・気管内吸引		・水分補給（注入） ・気管内吸引 ・吸入 ・心肺蘇生
SpO₂の低下	・酸素マスクを装着して外出する ・SpO₂…97%以上を確認	・顔色，呼吸，脈の観察 ・SpO₂の計測			・O₂の増量 ・呼吸回数設定の調節
呼吸器とカニューラの接続部がはずれる	・接続部がしっかりついているか確認する ・接続チューブにひっかからないようにする	・すぐに接続する ・顔色，呼吸，脈の観察 ・アンビューバッグ®の確認	・すぐに接続できない状態ならアンビューバッグ®による呼吸確保		
カニューラが抜ける	・カニューラの確実な固定	・緊急車を手配し，帰院する			・カニューラの挿入
[吸引時のトラブル] [移動時のトラブル] [主に天候によるもの] [呼吸器のトラブル] [脈，心臓関係]　など					

のできる行為も医療的ケア実施者の制限緩和により拡がっており，**事故（アクシデント）**にはならなかったが，事故につながるおそれのある**事象（インシデント）**が本人あるいは同様なケアが必要な患者に起これば，それを参考に想定される問題事象を増やし，その対策を加えていく。こういった作業のくりかえしによりインシデントの集積が安全を高めることができる。
□病院内では，インシデントレポート（ヒヤリハット）の提出に対するインセンティブを職員に与えられる。
□さらに，事故発生時の経験を活かすことも安全を高めるために重要になる。事故が起これば，まず被害を最小にするための対処を行なう。その後，謝罪とともに事故の詳細の説明と原因を突き止める。そして，再発防止の対策を提示することになる。
□われわれが病院内で提唱している考え方を図4-1に示す。病院ではさまざまな職種の多くの人が患者に関わるため，事故予防のための決まりが必要になる。また1人の職種が同時に複数の患者を管理する状態で起こりやすいヒューマンエラーの対策も必要になる。そのため決まりとヒューマンエラーに注目して，事故後の予防対策のためのフローチャートを作成している。それぞれの質問にYES/NOで答えていけば，問題の本質が理解しやすく，解決の方法も導きやすい。
■在宅人工呼吸患者の外出や外泊はますます増えていく。そのため安全で安心な環境づくりへの努力も惜しんではならない。安全は，客観的な指標（ガイドライン）などを守ることで得られる。
□ただし，安心とは当事者の主観的反応であり，さらにはそれを支援する人のものでもある。
　これらが同時に達成されるためには，当事者が人工呼吸療法の必要性を理解し，継続のためのさまざまな条件を納得する必要がある。そのうえで事故の危険を知り，その予防のために何が必要かを理解すること。支援する人々が上記の知識を共有したうえで，トラブルに適切に対処する知識と手技を身につけること。これらの共同作業により安全で安心，さらに安楽な人工呼吸療法下の生活ができ，さまざまな快が保障される。

【快住】……「暮らしたい場所で暮らしたい」

□「暮らしたい場所で暮らしたい」。入院・在宅を問わず，当事者はまずこう言ってしまえばよい。自らの意思により生きる場所を選択する。これは当然の願いである。では難病患者では，その願いの実現にどういった問題があり，どう解決していけばよいのだろうか。
□難病患者には常に医療が必要であり，一般的に専門医とかかりつけ医の両方が必要である。
　症状の進行によりその障害程度が重くなったり，合併症により受ける医療が複雑になる。さまざまな治療により進行を遅くし，障害の軽減を図ることが可能である場合もある。しかし，常に医療の提供を受け続けなければ

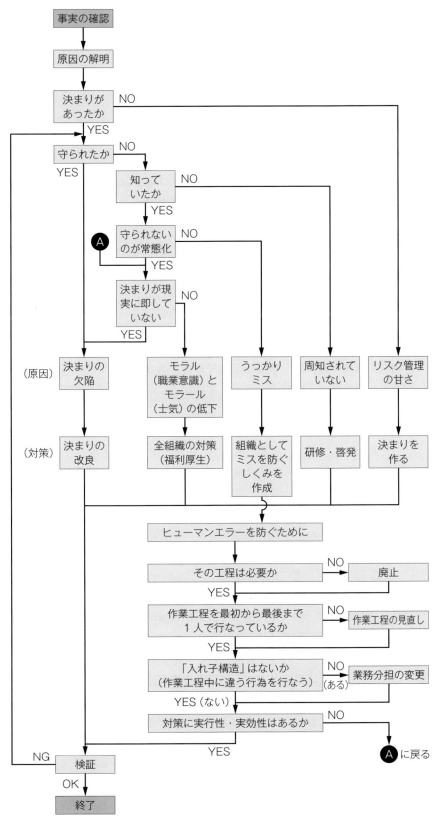

図4-1 事故発生時の対応フローチャート

第4章 難病の【快】のケア指針

□ ならないという点が，難病患者の特徴である。
□ 難病はその希少性のため専門医の存在が必要になり，かつ専門医は，偏在している可能性が高い。専門医のいる医療機関への通院のしやすさが居住地域選びに影響する場合が多いし，専門医療とのアクセスのしやすさは居住場所の選定に考慮されるべきである。
□ こうした距離の問題はインターネットなどITの発達により解決されてきた部分があり，今後もさらに，患者と医療者との間で行なう双方向性の情報交換の発展には大いに期待される。
□ 実際の居住の場として，家族と同居，グループホーム，さらにそこから派生したサテライト型住居，福祉施設への入所などが考えられる。いずれにせよ医療とのアクセスが必須であることを考慮したうえでの選択となる。
□ 人工呼吸療法など重度医療依存の場合，選択肢として主に①〜④がある。
　①自分で借りる，買う[*1]：一般の賃貸（家主の意向による）／UR都市機構の住宅，地方自治体の障害者住宅（倍率が高い）
　②サービス付高齢者住宅（受け入れ可能な場合）
　③難病グループホーム（公的名称でなく，施設開設者の熱意による場合が多い。いくつかの制度を組み合わせて，在宅療養として実施）[*2]
　④病院・病棟への入院：療養介護の対象者であることが条件になる。
　　病院等への長期の入院による医療ケアに加え，常時の介護を必要とする障害者として次に掲げる者
　　（1）筋萎縮性側索硬化症（ALS）患者等気管切開を伴う人工呼吸器による呼吸管理を行なっている者であって，障害程度区分が区分6の者
　　（2）筋ジストロフィー患者又は重症心身障害者であって，障害程度区分が区分5以上の者
　　（3）改正前の児童福祉法第43条に規定する重症心身障害児施設に入居した者又は改正前の児童福祉法第7条第6項に規定する指定医療機関に入所した者であって，平成24年4月1日以降指定療養 介護事業所を利用する（1）および（2）以外の者
■ 専門医療の必要性が高くなり，そのために生活の場を移すのが上記の④「病院・病棟への入院」である。「暮らしたい場所で暮らしたい」という自由な選択の尊重からいえば，生きるためには常に専門医療が不可欠であるという制約が極まったのが，長期入院だと考えられる。
■ この考え方は非常に重要である。生活する場所の自由が，難病専門医療の必要性により制約を受けざるをえないと認識するならば，当然，一時退院や外泊の自由などが保障されるべきである。本書の大切なコンセプト「在宅療養と入院療養は対立しない。補完しあい，響きあい，高めあう関係である」を実践するためにも，必須な考え方である。
□ ただし，「政策医療」として提供される難病専門病棟の医療および生活サポートの内容に，大きな格差が生じている。各種疾患のガイドラインに準拠しない医療は，患者に疑義を申し立てる権利がある[*3]。

[*1] 172頁参照

[*2] 居住地特例が出ないと，存在する自治体は受け入れに難色を示す場合がある

[*3] 入浴回数やコミュニケーションツールの使用頻度などで，患者・家族の要望とかけ離れた「病棟の決まり事」の存在に驚いたという声もある

- 2017（平成29）年から治療実績の公表制度が準備されており，対象は全国で約1,600か所あるDPC（定額報酬）病院である。医療の場における患者と医療者との情報非対称による弊害は以前より議論されており，こうした情報公開の進展により医療の質の向上が図れると考えられる。専門医療を提供する場である難病病棟をもつ病院も，その専門医療の質の向上を行なうためのチャンスであり，積極的に情報公開に協力していくことが必要である。
- 「困ったら専門病院に相談すればいい」という信頼に基づく安心感が，難病患者の快住の保障を確実にする。またそれを提供する医療人も，専門医療のもつ魅力に気がつき，自らの職能に誇りをもつことにつながると筆者（河原）は信じている。

【快働】……社会との関わりを保障する

- 難病患者の快の保障のなかで，社会との関係性においてもっとも重要になるのが就労[*1]であろう。
- 重要という意味は，自らの意思で働くことの楽しさは格別であることはもちろん，労働の対価としての給料を得て，自由な消費者になることができる。単純な言い方をすれば，買いたいものが買えるというわけである。
- 国の難病対策では，患者・家族の「社会的支援」が「医療費補助」「研究促進」と並ぶ三本柱に据えられている。就労は社会的支援の中心となりうる課題であるといえる。
- 地方によってはシンポジウム「難病患者の在宅就労を考える」のようなイベント[*2]が開かれ，TVなどマスメディアが「寝たきり社長」[*3]の起業に注目する時代となった。
- では，どうしたら難病者の就労が可能になるのか。発病前の仕事を続けていく方法もある。その場合も，事業者および当事者の病状の変化への対応が不可欠になる。両者の対話による理解により可能となるといえる。それが症状の悪化によるさまざまな身体機能の低下を余儀なくさせられることも多い難病患者の現実でもある。
- 難病患者の就労形式は，一般就労（発病前の仕事継続も含まれる），障害者雇用，福祉的就労，自営に大きく分かれる。
- 障害者総合支援法に基づく就労系福祉サービスの利用者が少ないのは，当事者の周知が不十分であり，障害者手帳を持っていなくても医師の診断書によりサービスが受けられることの周知が不十分である可能性が指摘されている。
- ■当事者に働く意思があれば，そのきもちを伝えやすくする方策と，相談された医師は就労のための積極的な支援を行なう必要がある。

当事者の相談窓口と対応

- ハローワークにおける職業相談・職業紹介：就職の準備から職場定着まで

[*1] 厚生労働省「難病の雇用管理のための調査・研究会」において実施された難病患者の雇用管理・就労支援に関する実態調査結果等の分析をもとに，難病のある者の雇用管理上の指針と事業主向けのQ＆Aが作成され，その就業支援ガイドラインが公開されている
http://www.nivr.jeed.or.jp/research/report/nanbyou.html
また，独立行政法人高齢・障害・求職者雇用支援機構のINVR（障害者職業総合センター）研究部門の研究成果等も公開されており，一般に入手できる。例：『難病患者の就労支援における医療と労働の連携のために』（2014年），『難病のある人の就労支援のために』（2011年）。
問合せ先：研究企画部企画調整室　Ｅメール kikaku-bu@jeed.or.jp
http://www.nivr.jeed.or.jp/research/report/houkoku-ichiran.html

[*2] NPO法人佐賀県難病支援ネットワーク主催。2016年2月　Ｅメール info@saga-nanbyo.com

[*3] 204頁参照

をチームで支援することになっている。また事業主には障害者トライアル雇用奨励金制度があり，障害者雇用のインセンティブを高める施策も利用可能である。

□難病患者就職サポーターによる支援：ハローワークの窓口にサポーターを配置し，難病相談・支援センターと連携して症状の特性をふまえたきめ細かい就労支援や在職中に難病を発症した患者の雇用継続等の総合的就労支援を行なう。

□地域障害者職業センターにおける職業リハビリテーション：ハローワークと連携して職業評価，準備支援，適応支援等の専門的リハビリテーションを行なう。

□障害に応じた多様な委託訓練：居住地域で職業訓練を受講できるように，地域の企業，社会福祉法人，NPO法人，民間教育訓練機関等を活用して委託訓練を各都道府県が実施している。

□ジョブコーチ支援：職場適応を容易にするため，職場にいわゆるコーチを派遣する人的支援を行なう。ジョブコーチは，地域障害者職業センター配置のコーチや就労支援ノウハウをもった社会福祉法人等や事業主がコーチを配置し，ジョブコーチ助成金を活用して支援する場合もある。

□障害者就業・生活支援センター事業：雇用，保健，福祉，教育等の地域の関係ネットワークを形成し，障害者の身近な地域において就業と生活の一体的相談・支援を行なう*。

■その他，さまざまなメニューがあるように見える。しかしそれぞれ当事者が実際に住む地域で，どのシステムが有効に機能しているのかはまちまちである。

□支援する施設や支援者の知識・熱意などにより当事者の就労の意思が反映されないことは，行政として看過できない事態である。このため，難病患者の就労・生活成功事例の蓄積や失敗例の原因探求を行なったうえでの改善事例などを国，都道府県，および支援施設・事業主でできるだけ共有するためのしくみが求められる。

□就労支援は，事業のための予算措置で終わるのではなく，そこから始まることを意識し続けなくてはいけない。これを行政だけではなく，難病患者の就労支援に関係するすべての人々が肝に銘じておく。「できないことを嘆くのではなく，できることを拡げていく」というきもちを大切にしたい。

□インターネットで「難病　就労」と検索すれば，難病患者の就業ストーリー集など多くの成功事例，失敗談などが閲覧できる。こういった情報収集も重要になる。

■難病患者であっても，自分の希望を叶えるためにでき得る限りの自助努力が求められるのは，健常者と同じである。

難病患者における配慮事項

□難病患者は障害者であり，患者でもある。つまり定期的通院や入院による

*厚生労働省ウェブサイト「難病患者の就労支援」に詳説・資料あり http://www.mhlw.go.jp/stf/seisakunitsuite/bunya/koyou_roudou/koyou/shougaishakoyou/06e.html

職場離脱が起きる。これを保障できなくては何も始まらない。
- 具体的なスケジュールは個別性が大きいが、医療が必須な仲間という意識を共有しなければいけない。これには、当事者自らによる病気や症状に関する説明も必要になる場合が多い。
- 次に、障害による作業強度への配慮がいる。従来の障害者就労と同じ考え方が適用できるが、難病患者の変化する症状や体調への理解が重要となる。
- 薬による症状の変化も大きい場合[*1]がある。休憩時間や車いすであればトイレや休憩する場所の工夫が不可欠になる。これも当事者と事業主、ほかの社員と話し合って決めていく。
- 健常者には、定期的な体位変換の必要性がわからない。それは自らが、意識せずに身体の向きを変えたり、座り直しを行っているからである。人によっては仕事中にいわゆる「伸び」をあくびと一緒に行う猛者もいる。こういったことができない患者の苦痛を想像してほしい。当事者・支援者はできないことによる「苦痛」を説明してほしい。相互理解が必要となる。
- 以上のような配慮には、当事者と周囲の者とのコミュニケーションが重要であることがわかる。「仲間意識の熟成」と言ってもよいのかもしれない。症状によるコミュニケーション手段の変化に対応する技術的な対応も必要ではあるが、コミュニケーションの成功の鍵はその「態度」であるといわれている。
- ■コミュニケーション態度こそ、仲間意識の熟成のために必要不可欠であることを当事者はもちろん支援者も知っておくべきである。当事者の職場レクリエーションへの積極的参加やその支援を促したい。

[*1] 症状が軽減するが、副作用で眠気が出るなど多様である

資料
- 深津玲子：神経難病患者の就労支援, OTジャーナル, 49 (1)：38-42, 2015.
- 江口尚：障害者・難病患者等の就労支援と産業保健, 公衆衛生, 80 (4)：275-279, 2016.

【快性】……「誰かを好きになること」は人間普遍の権利

- 医療者であっても多くは尻込みする命題である。「性について」という問いの、あまりのザックリ感に途方にくれる困惑と、性という言葉に対する気はずかしさを感じてしまう。
- 「性」という言葉の気はずかしさは、英訳であるsexという用語が、性行為を主に示すように使われていることに関係しているかもしれない[*2]。つまり、前者の「人間普遍の権利」でもある「性」と向き合う前に、1つの要素に過ぎない「性行為」という概念に対する自分を意識してしまう。私の性行為という誰にも知られたくない自分の姿を常に意識してしまうことが、はずかしさとなって議論を避けてしまうようにみえる。でもこういったためらいが、もし難病患者や障害をもつ人を生きづらくさせているとしたらどうだろう。

[*2] わが国では性行為をぼかしながら表わすため、「エッチする」という隠語さえ発明されているくらいだ

□性行為を求めることが,「よき支援者」により望ましくないと勝手に解釈され,考えないように,行動を起こさないようにと強要されるとしたら,それはケアの原則に反する*1。

□難病による症状のために,障害のない人に比べて自由にならない性行為や自慰行為に失望する当人に同情して,あるいはその支援にあたることの煩雑さをおそれて,いわゆる封印をするという行動を選択するということだろう。これはよくない。

■この解決には,個別の性行為の事例を参考にして支援する方法がある。調べることにより解決を図るわけである。あくまで成功失敗は本人の満足度に任せられるので,うまくいかないこともある。だからこそ多くの選択肢を用意して,本人に選ばせることは必須である。

□方法を強制される性行為・自慰は味気ない。ここにも男性,女性,その他の性の多様性は尊重される。性欲に区別はないのは当然のことである。

□深刻なのは,難病患者の性欲に対峙することの躊躇が,普遍の権利である「性」を大切にすることをないがしろにしている可能性である。

■本書では,【快性】の保障として,「人を好きになる,誰かと一緒にいたいと思う感情を大切にする」支援として総括する。当事者たちの章でその具体例を紹介している*2。

□筆者(河原)はさらに大きく,「求められるスキンシップを保障する」と提案したい。好きな人とのコミュニケーションを活発にすると言ってもよいかもしれない。

□谷口は,障害をもつ人たちの「性」についての記述のなかで,シジャー(Chigier)*3の「性の権利」として以下の6項目の分類を紹介し,解説を加えている。

①知らされる権利
②教育される権利
③性を表現する権利
④結婚する権利
⑤親になる権利
⑥地域社会からサービスを受ける権利

ないがしろにされやすい障害者の「性」の問題について,きわめてわかりやすい記載がされている。難病患者の「快性の保障」を考え,具体的に行動を起こすときにも,その目的や方向を指し示してくれる。

□「地域社会からサービスを受ける権利」は,性風俗産業について指すものだけでなく,「性」に関する「情報を得られる専門機関からのサービス」を意味するという。

□公的であり民活であり,相談ができる専門知識を備えた機関として,一般社団法人ホワイトハンズ*4がある。

□ただ,普遍的な権利を保障するために,今より踏み込んだ提言を筆者は,ここで書くことができない。全くの力不足であろう。しかし,この難病患

*1 筆者(河原)は筋ジス患児の自慰行為などを話し合う場で,「寝た子を起こすな」という台詞を家族から聞いた覚えがある。筆者自らの経験でも思春期に自制しがたい性欲(性行為に対する興味,自慰行為の誘惑など)から,自責の念と困惑感に揺れ動いた時期がある。「そういったことはわかっちゃいるけど,でも……」という言葉に続く場の沈黙。それぞれの体験を通じて,過去の自身の失敗の苦い思い出の想起へのためらいや,その対処がきわめて個別的であることを知っているからこそ,口をつぐむしかないとでも言うべきか

*2 171, 184, 192頁参照

*3 Chigier E : Sex and the Disabled Special Issue, Israel Rehabilitation Annual 14., pp.89-91, 1973.

*4 "新しい「性の公共」をつくる"を使命とする。名前の由来は「無罪」から　http://www.whitehands.jp/cares.html

者の「快性の保障」という言葉が，医療者が参加するQOL向上のための話し合いの場で，当たり前のように議論されるようになることを求める。そのために医師の職能として，個人として努力していこうと思っている。またそういった仲間を増やすようにしたいと思っている。できることを拡げていくことを忘れない。あきらめない。

資料
- 谷口明広：障害をもつ人たちの「性」の歴史と今日の課題—障害をもつ人たちの性，pp.14-21，明石書店，1998.

【快住】……患者会・ピアサポート発展のため医療者ができること

■難病患者の診療を行なう際，目の前の1人の患者をサポートするのみならず，患者会との関係も意識することを忘れない。人が快適に「住む」うえで，「人」間関係づくりが「主」になるのは，難病者も健常者も変わらないからである。

□患者会には定期的に発行される機関誌があることも多く，そうした冊子に目をとおし，患者・家族・当事者の意見・思いを知ることを大切にすることは必要である。患者会の目的は「ピアサポート」にあると定義されることが多いが，医療者として多様な患者の生きざまを知り[*1]，またその疾患の研究班を組織して治療法を開発するための協力を依頼する場合も多いからである。

[*1] もともと難病患者指定はその希少性が条件であり，1人の医療者がつき合う患者は当然少ない

□また患者会発のさまざまなプロジェクトに参加依頼されることもある。医療専門職として，それ以前に人間としてできる範囲で協力を惜しまないことが双方にとって快のケア追求につながると本書は提言する。

□ネット社会の現代，難病患者の参加・活動がより保障された患者会ネットワークが誕生していることにも留意する[*2]。

[*2] 187頁参照

□難病の「専門家」として活躍できる医療者は，ほぼ例外なく患者会とのつき合いが濃密である。濃密の意味は，患者会の役員と顔なじみであるということである。難病診療において病院で受診を待っているだけでは本来，その疾患治療の進歩のためにも患者確保は不十分で，行政や患者会からの紹介は本当にありがたいネットワークである。

■医療者が患者会と絡む仕事には，できるだけ「若い世代」の参加に留意すべきである。

会は続けることに意義があり，また続けることがむずかしいので，すでに著名な専門家（大御所）の援助を仰ぎつつ，次の世代を意識した人選が望ましい。自身ではむずかしくても，患者会を通じて直接患者の声を聴く，困っていることを知るといった経験は，若き医療者の意識を大きく育てる。

□一方，患者会は，患者の個々のニーズを組み上げその解決を手伝うだけでなく，それらのなかから共通の問題を抽出する役割と義務があると筆者

(河原)は考える。
- □生活現場の実態を知り，解決の道筋を探りつつ，共通の対策プランを立て，実行するための環境整備を行なわなければならない。
- □環境整備とは，政策提言の場合もあるし，患者を取り巻く行政サービスシステムの調整もある。
- □生活現場には，在宅と入院・入所による場の違いがある。そういった生活の場に応じた改善案を提案しなければいけない。これは役員会議での戦略的議論とともに，それぞれの事情が許す限り現場に出向き，実態を知る努力も不可欠になる[*1]。
- □このとき提案される共通の対策プランは，その会の疾患対象者・会員だけではなく，その他の同様に困っている患者・障害者にもぜひ，そのノウハウを積極的に提供してほしい。社会的公平の議論は，今後ますます重要になっていくからである。
- □患者会の運営上に欠かすことができない役員のなり手不足の問題は常につきまとう。現体制の維持がやっとになり，上述のような「問題の解決のためのプラン作成」などは困難になる。
  それは，会員意識と仲間意識の区別ができないことも原因の1つといわれている。
- □「仲間意識」のみで参加すれば，メールアドレスや電話番号の交換をすれば目的を果たしてしまうことになりかねない。こういった考え方の会員が増えれば，役員になり会を盛り上げようとする人は少なくなる。会の存続も危うくなる。
- □「会員意識」とは，会の目的，活動の意味を知り，患者・家族のために会を続けていこうとする情熱にある。現役員は仲間意識と会員意識の違いを意識して，会の目的や活動の意義を何度も説いていく必要がある[*2]。

【快服】……衣服・化粧・ファッションそのものの保障

- □「快服」もまた本書が提言する造語である。人間の快楽の追求としてのおしゃれは，当然のニードである。衣服や化粧のことばかりではなく，総体としてのファッションの保障である。心地よい，気分がよくなる装いは万人のQOLに直結する。
- □須藤は，同様のことを「ライフスタイルを包含した考え方」と定義した。そもそも外見から障害者とわかる人物が「オシャレをして1人で積極的に行動する姿」＝ライフスタイルを，日本ではほとんど見ることがなかったと述べている。
- ■「快服」とは，障害の有無，難病患者であるかどうかは関係なく，その人の生きざま（ライフスタイル）を尊重すること・されることと理解できる。そうした考え方の実践は各地で目立つようになっている[*3]。
- □その他，障害者向けの工夫の例が先行して多く世に出ているのも参考になる。車いす利用者の「おしゃれしたい」というニーズに合わせて開発され

[*1] ドラマ仕立てでは「患者の問題は会議室で起きているんじゃない。現場で起きている」とでも叫ぶところだろう

[*2] 患者会理念の中心である「バリアフリー」という概念が，ビジネスとして浮上している現在に筆者はある懸念を抱いている。患者会では「自分たちの自由な行動を阻むバリアをなくそう」というスローガンを掲げてきた。一方，有償の商品としてのバリアフリー（旅行アテンド，介助機器レンタルなど）はどんどん拡がっており，本書でも紹介している。理念としてきたバリアフリーと商品としてのバリアフリーが，どのような関係をつくるのか。混乱が生じ，患者会の求心力が失われないか。杞憂であればいいと思っている

[*3] 「月刊ノーマライゼーション」2015年12月号特集「障害者とファッション」でさまざま紹介されている。筆者は，その記述の明るさと輝きに引き込まれ，読むだけで自然に笑顔になった。「生きている今を大切にする」という考え方の実践の大切さを再確認させてもらえたと感謝したい。こういった意味では，快服の保障とは，QOL向上そのものではないかとさえ思う

た「ユニバーサルパンツ」は2015年に発表されている*1。

□医療者発の個別例としては、在宅医の佐藤（141頁）が看護師、ヘルパーとともに開発した上肢の関節拘縮患者のための病衣「スッポりん」*2や、訪問看護師の秋山（130頁）による「袖のとおしやすいフリース」改造が発表されている。

■「今を大切にする」ことこそ、難病患者・家族・関係者すべてが忘れてはいけないことだ。その取りかかりとして、日々の生活のなかで「オシャレを楽しむ」から始めてみてはどうだろうか。

*1 株式会社ストライプインターナショナル製　http://www.stripe-intl.com

*2 日本エンゼル株式会社製　http://www.nihonangel.co.jp/

資料
- 須藤シンジ：そもそも「ファッション」って何だろう？，ノーマライゼーション，35(12)：10-11, 2015.
- 安念由起子，奥村ますみ，田中佐知子，他：上肢の関節拘縮がある患者さんの病衣"スッポりん"の研究　第2報，日本慢性期医療学会抄録集（suppl），p.372, 2007.
- 秋山正子：衣・食・住の「衣」　生活を支える視点からのケア，訪問看護と介護，20(5)：410-411, 2015.

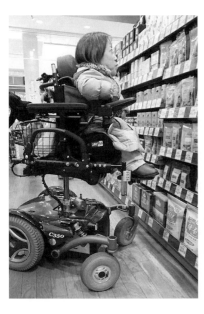

写真4-3　電動車いすの「リフト」機能を活かした買い物場面
星野尾美幸さん（149頁）提供。デザイン性だけでなく、このようなユーザーの目線・視野を広げる機能性が、2016年現在、海外製品の特長として挙げられる

「カッコよく」を、車いすや人工呼吸器にも（多田羅勝義）

□快の治療をめざす際、メディカルスタッフにもっと意識してもらいたいのは「カッコよく」と、いう視点である。電動車いすを選ぶ際に、ペルモビール*3（写真4-3）を選択するケースも増えているが、うれしい傾向である。自家用車を購入するとき、デザイン性をまったく考慮しない人はまずいないであろう。Ⅳ節で後述する障害者スポーツについても、このキーワードは重要になる。

□人工呼吸に関与する際にも、カッコよくという視点に加えて、食事・会話といった基本的な生活をもう一度思い出してもらう必要がある。集中治療室での人工呼吸では食事・会話などまったく考慮する必要はない。しか

*3 世界一デザイン性に優れているといわれるスウェーデン製の電動車いす　http://www.permobilkk.jp

し，長期人工呼吸では無視することのできない問題である。
□Apple社は，「Apple Watch」をウェアラブルコンピュータ（wearable computer）として世に出した。この発想が将来ウェアラブルベンチレータにつながるとなれば，考えるだけでワクワクしてくる。快の治療をめざすことは，そのような夢を実現化する第一歩であることを確認したい。

II ALSとパーキンソン病からわかったこと・できるケア（難波玲子）

> 本節で筆者は，指定難病のなかでも，特に終末期の苦痛緩和が問題となる筋萎縮性側索硬化症（ALS）と，もっとも頻度の高いパーキンソン病を取り上げる。
> いずれも進行性で全介助となり，構音障害のためコミュニケーションが困難となり，嚥下障害のため経管栄養をどうするかが問題となり，呼吸障害，誤嚥性肺炎などの合併症により死に至る疾患である。どこまでの医療処置を行なうかが大きな問題であり，個々人によって考えは異なり，人生観・価値観を尊重した医療が行なわれ，患者・家族がよりよく療養生活が送れるような支援が望まれる。患者の多くは中年から老年期に発症[*1]し，患者のみでなく家族の心労も大きい。
> 経過が長くなるにつれて介護者の疲労や病気による介護困難が生じることも少なくなく，患者支援のみでなく，家族状況の把握と家族の介護疲労を軽減するための支援が重要であることを強調したい。

[*1] デュシェンヌ型筋ジストロフィーとの違いは，これらの疾患では人格形成時期は終え，社会人として人生を送っている時期に発症するということにある

【快の前提】……QOL（Quality of life，生活の質）の保障

□進行性で介助を要するようになっても，患者が希望する生活を継続することがQOLの維持，向上につながる。適切な医療・看護・ケア介入によりさまざまな苦痛を和らげ，病状に応じた生活しやすい環境を整え，楽しみや生きがいを見つけられるような支援が望まれる。
□なかでもコミュニケーションは重要であり，患者の状態に応じてさまざまな方法を選択してコミュニケーションを図るように努力することが必要である。また，家族の身体的・心理的負担も大きく，家族への配慮と各種サービスの活用が必須である。
□病気が進行し，経管栄養，人工呼吸器装着などの延命につながる医療処置をどうするかが大きな問題となるが，患者自身の人生感や価値観を尊重した選択を行なうことが重要であり，周囲はその支援を心がける。
■いずれは終末期を迎えることになるが，苦痛緩和や患者・家族が安心して生活できるような医療ケア体制が必須である。遺族へのグリーフケアも大きな課題であるが，ごくまれな例外[*2]を除いて，わが国ではがん以外ではその体制は整っていない。患者がよりよい療養生活を送り，死亡時に苦痛が少ないことがグリーフケアにとって重要な1つであることはわかってお

[*2] 神経難病を含む非がん患者の終末期ケアを受け入れる施設として，富山県砺波市にナラティブホーム・ものがたり診療所（141頁）がある

り，終末期ケアは非常に重要[*1]である。

【快住】……ニーズの高い「在宅ケア」進展のために

人口統計による現実

□55歳以上の男女5,000人を対象に2007年に行なわれたアンケート調査では，「希望する療養の場」として，「自宅や親族宅」44.5％，「施設」32.3％，「病院」17.1％，「その他」0.4％，わからない「5.8％」と，在宅（自宅／施設）が合計76.8％と非常に多い[*2]。

□終末期を過ごす場としては，「自宅で療養」と「必要になれば医療機関等を利用したい」とを合わせると，60％以上の人が「自宅で療養したい」と回答している[*3]。

□現実は，1951年以前は8割以上だった自宅死亡が1977年に逆転し，2000年以降は病院・診療所での死亡が8割を超えており，希望と現実が大きく乖離した状態が続いている[*4]。また，2025年には在宅医療を必要とする人が25万人と推計[*5]されており，終末期ケアを含めた在宅医療の必要性は高まっている。

■在宅（自宅・施設）療養が可能になる条件
　①患者自身が希望し，それをささえる介護者がいること
　②安心できる医療看護ケア体制があること（随時に訪問・往診できる体制）
　③地域支援体制（訪問系および通所系の各種サービス）があること
　④治療的入院，レスパイト入院などの病診連携体制があること
　⑤患者が在宅死を希望する場合，家族および在宅支援を担う人々が看取りの覚悟をもつこと

□現実には，以下のような多くの問題がある。
　①多くの医師が，各種医療処置を行なっている患者は在宅での生活は無理と思っていること
　②医療処置のある患者を受け入れる施設が少ないこと
　③患者・家族の側にも在宅療養は無理と考える人も少なくないこと
　④随時に往診し在宅での看取りにも対応する診療所が不足していること
などである。

□独居や，家族が居ても介護が困難な人，家族関係が悪いために在宅療養が困難な人もある。
　問題の解消のためには，医師を含め社会の意識の変革，医療依存度の高い人も受け入れて最期まで療養できる施設の拡充などが必要であり，そのための具体的で有効な施策が整備されることを，本書は提言する。

介護・福祉の支援ネットワーク

□通院中から，介護や福祉機器の導入を中心とした在宅支援のための多職種の連携[*6]が必要である。

[*1] 当事者の意思を最大限尊重しながら，家族の考えとの整合性を大切にしていくともいえる

[*2] 社会保障審議会医療部会の資料（2011年10月27日）による。回収数3,157人。回収率63.1％

[*3] 20歳以上の男女5,000人を対象とした2008年の調査。回収数2,527人。回収率50.5％

[*4] 人口動態年報（2011年12月1日）による死亡場所の推移

[*5] 社会保障審議会医療部会資料（2011年10月27日）より

[*6] すべての難病患者に必須

□ 医師は，特定疾患の申請・身体障害者手帳交付・介護保険の申請の書類作成を行ない，各種サービスを受けることができる条件整備を速やかに行なう。在宅療養生活，病気の進行に合わせて，ケアマネジャーが在宅療養における各種サービスの活用を進めていく。

□ そのためには，病気を理解し個々人の進行状況を把握し，医師・訪問看護師・訪問リハビリテーションなど医療関係者との情報交換が重要である。

□ 通院が困難になったときには，早めに訪問診療と緊急往診が可能なかかりつけ医に診療を依頼し，かかりつけ医（多くは専門ではない）は進行に応じて専門医と相談しながら対処していく。

□ 医療やケアについての相談窓口としては，医療機関の医療ソーシャルワーカー（MSW），保健所保健師，ケアマネジャー，難病相談・支援センターなどがある。通院困難になった場合にはケアマネジャーが主体となる。医療機関（かかりつけ医，必要時入院病院，レスパイト入院の病院など），訪問系サービス（訪問看護師，訪問リハビリテーション，訪問入浴など），通所系サービス（デイサービス，デイケア，ショートステイなど），および福祉機器業者，住宅改修業者などとの調整を必要に応じて行なわなければならず，多職種の連携・情報の共有が大切である。

ALSケアの注意

□ 患者に病名や経過・予後について伝えない時代が長く続いたが，近年は診断時に病名，進行性で治らないこと，将来人工呼吸器が必要になると伝える医師がほとんどになった。しかし，症状とそれへの対処やケア，人工呼吸（特に非侵襲的陽圧換気；Non-invasive positive pressure ventilation, NPPV）についての利点や問題点などについて，詳細に説明を受けていることは少ない。ほとんどの人はインターネットで自ら調べて不十分ながらも知って，絶望的になるという経緯をたどることが多いように思われる[*1]。

■ 専門医は，外来通院の期間中に，症状をよく観察し，症状が出現し始め各種対処が必要になる頃から，具体的な対処法とその後の経過や問題点についてくりかえし説明し，何かあればすぐに相談に応じる用意があることを患者・家族に伝えるとともに，ケアマネジャーに在宅でのケア体制をつくってもらう。

□ 外来通院が困難になったら，早めに訪問診療を行なうかかりつけ医に依頼し連携する。

□ 治療として，わが国で承認されているのはリルテック®（内服薬）とエダラボン®（点滴薬）である。いずれも非常に高価な薬剤で，進行を多少遅らせる効果があるとされている[*2]。

□ いずれの薬剤も進行を止めたり症状を改善したりするものではなく，現在の医療では，以下に述べる対症療法やケアが重要である。

[*1] 神経難病患者を診る医療者は，人工呼吸についての正しい知識が必須であるという覚悟が必要である

[*2] リルテック®は1錠1,580.7円，エダラボン®は1キット5,893円。リルテック®は，海外では気管切開下陽圧換気（TPPV）になったら無効なため中止とされている。エダラボン®はわが国で開発された脳卒中急性期に使用される薬剤であるが，最初の治験では有効とされず，その後重症度1，2（日常生活自立者）に限定して再度治験が行なわれ，有意差が出て承認された薬剤である

【快食】……栄養管理と呼吸障害のケア

□嚥下障害が進行すると，あまり噛まなくてよく軟らかく喉通りがよく嚥下しやすい食事の工夫や，体幹を40～60度起こした嚥下しやすい姿勢での飲食をすすめるが，いずれは経管栄養（胃ろう，経鼻胃管など）を考慮することになる。

□現在は胃ろうが主流であるが，呼吸筋麻痺が進行した段階では経皮内視鏡的胃ろう造設術（Percutaneous endoscopic gastrostomy, PEG）は呼吸障害が悪化するため危険であり，努力性肺活量（%FVC）が50～60％未満では非侵襲的陽圧換気（NPPV）を準備して行なう必要があり，30％未満は禁忌である。

□筆者（難波）の経験で，胃ろう造設後に紹介され訪問診療を行なった患者のなかには，嚥下障害がないか軽度な方もいた。そのなかで気管切開下陽圧喚起（tracheostomy positive pressure ventilation, TPPV）を希望しない場合は，最期まで経口摂取を続け胃ろうを使用せずに亡くなられた患者が少なくない*。

*患者への十分な説明と納得が必要であると痛感させられる

□呼吸筋麻痺が中等度以上の場合，胃ろう造設後に急速に筋力低下が進行する例もあり，患者の病態や呼吸筋麻痺の程度とTPPVによる延命を望んでいるかを十分に検討して行なうべきである。

□吸筋麻痺が進行しているが球麻痺がないか，軽度で，経口摂取が十分可能なTPPVを希望しない例では，経鼻栄養を選択すべきと考える。ガイドワイヤー付きで腰が強く，挿入しやすく逆流しにくい経鼻チューブ（インフュージョンスタイレット付きカテーテル）があり，6～8Frのものを使用すれば違和感も少なく，交換頻度も少なくてすむ（1回/1～2か月）。

□胃ろうができない場合は腸ろうや経皮経食道胃管挿入術（Percutaneous trans-esophageal gastro-tubing, PTEG）の方法もあるが，施行例は少ない。

□経管栄養を希望しない患者も少数ながらあり，患者が病気をよく理解したうえでどのように自らの生を終えたいかを尊重し，行なうかどうかを決めることが重要である。

快食のための呼吸障害の知識

□呼吸筋麻痺による呼吸障害と，嚥下障害による唾液の貯留・流涎や気道への流れ込みと，呼吸筋麻痺による咳力低下のため気道の分泌物除去が困難になるために生じる呼吸障害がある。

□**呼吸筋麻痺**：まず人工呼吸療法を選択するかどうかが問題となり，病気の性質や介護体制を十分に理解してもらい，個々人の人生観・価値観に照らし合わせて患者自身に自己決定してもらうのが原則である。

□希望する場合は通常NPPVから行ない，限界がきたときにはTPPVを選択するかどうかを考慮する。

NPPV

- □ その意義・目的は，呼吸苦がある場合はその緩和であり，結果的に延命効果があるが，後者の意義が強調されて導入されている傾向が強い。
- □ 呼吸苦がない場合，マスクの違和感や送気による呼吸困難などのために導入後に使用していない在宅患者に遭遇することが少なくない。目的を明確にすることが重要で，呼吸苦がなく延命を望まないのであれば，導入する意味は乏しい。
- □ 球麻痺・偽性球麻痺が高度の場合は口内の唾液を送り込むようになり反って苦しくなるため装着困難なことが多く，また，マスクや送気の違和感が気になりどうしても装着できない患者[*1]もある。
- □ 呼吸筋麻痺が進行するほど違和感が強いため，早めに呼吸筋麻痺を把握し開始することが重要である。
- □ 呼吸苦や疲労感の訴えが導入の目安となる。多くは，%FVCが50〜60%未満になる前であるが，球麻痺のある場合，%FVCは不正確であり，注意を要する。
- □ 導入後は，呼吸回数や1回換気量が適正であるかどうかを，日中のみでなく睡眠中のパルスオキシメトリーのデータなどを参考にしながら，進行に応じて吸気圧（IPAP）を上げるなどの調整を行なわなければならない。
- ■ 終日装着が可能になった場合，多くは2，3年以内に必ず限界がきて，呼吸苦を伴うようになる。TPPVを選択しないときには苦痛緩和を行なうことが必須である。
- □ 呼吸苦の緩和のために，苦痛時のみ使用することを選択する患者もある。
- □ 終日装着し限界がきて送気圧を苦痛に感じるときにはIPAPを下げるとよいこともあり，酸素療法やモルヒネなどの薬物の併用が必要なことがほとんどである。

快食につながるTPPVの実際

- □ TPPVは装着後平均7，8年，10年以上生きる例も少なくない。筆者の施設で17人のTPPV患者の平均罹病期間は9年（2.8年〜23.7年），10年以上6人である。
- □ 長期にわたる介護が必要であること，TLS[*2]になる例が10数%あること，わが国の現状は，装着後はずせないことを説明する必要がある[*3]。
- □ 近年，ALSにおけるFTLD[*4]が大きな問題になっている。筆者の経験では，経管栄養を考慮する前後，NPPVが24時間になりTPPVを考慮する前後に徴候がみられ，施行後に症状が明らかになる患者が多い印象があり，患者の自己決定をどう考えるかは重大な問題である。
- ■ 気道クリアランスの障害：嚥下障害による唾液の貯留・流涎や気道への流れ込み，呼吸筋麻痺による咳力低下のため気道の分泌物除去が困難になることも大きな問題である。
- □ 口腔内や鼻腔の吸引，口内の分泌過多には口腔内の低圧持続吸引，各種排

[*1] ここが筋ジストロフィー（デュシェンヌ型，DMD）と異なる。DMDでは，心不全の末期になってもNPPVにて換気は維持されることが多い

[*2] Totally Locked-in State，完全な閉じ込め状態

[*3] はずす希望を意思表示した例が2人あり，1人は自分の意思で装着，他の1人は自分の意に沿わないまま緊急で家族の判断で装着した例である。また，装着したことを後悔する意思表示をした例が4人あった。厳重かつ慎重な判断・対応が求められる

[*4] Frontotemporal lobar degeneration，前頭側頭葉変性症

痰法がある。
　排痰法には，体位ドレナージや用手的排痰法，器械的排痰装置を使用する方法，気管切開術・輪状甲状間膜穿刺などの手術的方法がある。
□排痰補助装置は在宅人工呼吸中の患者のみ保険適用になっている。輪状甲状間膜穿刺は簡便であるが，まれに術中に出血の危険があり，気道への流れ込みが多い場合には有効でないことがある。また，保険適用になっていないがスコポラミン軟膏[*1]も有効な場合がある。
□気道感染をきたすと痰が粘稠になり，喀出困難のため急性呼吸不全に陥る。救急搬送されて挿管・人工呼吸器装着になったとき，呼吸筋麻痺が進行していると離脱できない危険性が高い。
■TPPVを希望しない場合は，救急車をよばない覚悟をしてもらい，在宅医や訪問看護師が迅速に対応することが重要である。救急搬送を希望する場合は，救急隊や搬送先の病院に事前指示を伝えることが必要である。

[*1] 薬局で調剤してもらう必要があり，自費になることが多い（河原考案）
河原仁志，他：スコポラミン混合軟膏による重症心身障害児・者の流涎のコントロール，厚生省精神・神経疾患研究委託費研究報告書 重症心身障害児の病態・長期予後と機能改善に関する研究　平成7年度, pp.276-279, 1996.

痛みとコミュニケーション障害への対応──【快】のための解放
□痛みの要因は，不動や圧迫，関節拘縮，筋痙攣などである。
□不動や圧迫，関節拘縮に対しては，まず体位交換，除圧，関節他動運動やマッサージなど物理的方法を行ない，鎮痛薬・抗痙縮薬などの薬物や湿布薬を症状に応じて使用する。
□終末期にはコントロール困難なことが多く，その場合はモルヒネも考慮する[*2]。
□筋痙攣は，病初期に生ずることが多く，経過に伴い自然に消退するが，頻回になり，苦痛時は抗痙攣薬・抗痙縮薬・筋弛緩薬などを使用する。
□コミュニケーション上，会話も筆談も困難になったときには，日常的な要求や挨拶などは身振りや合図，文字盤などがもっとも早く簡便である。
□身振りや合図もできなくなったり，複雑な内容や思いを伝えたりする手段としては，特殊スイッチを用いたパソコンや「レッツ・チャット」[*3]などの意思伝達装置を用いる。その導入に際しては，患者自身の使用する意思と能力があることを十分に評価することが重要である[*4]。
□いずれにせよコミュニケーション障害はALSにおいて必発であり，早期より対応を準備しておく。この場合も本人の意思を尊重するが，自らに起こる重篤なコミュニケーション障害の状態が想像できかねることも多く，事例紹介などを重ねておく（河原）。

[*2] モルヒネの使用には，さまざまな意見・立場がある（ALSでは診療ガイドラインで推奨されている）

[*3] パナソニック ヘルスケア株式会社製

[*4] 高度障害者用意思伝達装置を導入して退院した在宅患者のなかには，まったく使用していない患者も少なくないためである。インターネットからダウンロードできるフリーソフト「ハーティーラダー」（http://takaki.la.coocan.jp/hearty/）もあり，これを一般のパソコンで使用すればスイッチの工夫のみであり，経済的負担は少ない

終末期の苦痛とその緩和
□ALS終末期の身体的苦痛として，呼吸苦，痛み，分泌物の流れ込み・喀出困難や流涎があり，精神的苦痛としては，不安・焦燥，不眠，不穏状態などが問題となる。
□ほかにも社会的苦痛やスピリチュアルな問題，遺族のグリーフケアなども大きな課題であるが，ここでは身体的苦痛と精神的苦痛に関して述べる。

■**苦痛の頻度**：ALSにおける終末期の呼吸困難は50〜60数％，痛みは40〜70数％であり[*1]，筆者の経験では呼吸困難51.0％，呼吸筋麻痺による著明な疲労感30.2％，痛み41.5％，不穏状態30.2％である。

□注意すべきことは，ALS患者すべてが終末期にこれらの苦痛を自覚するわけではなく，ほとんど苦痛を訴えることなく死亡する患者が2〜3割ある[*2]。ほとんどの患者・家族は苦しみながら死ぬのではないかとの不安をもっており，そうではないことを説明することも大切である[*3]。

□呼吸困難（感）を自覚しない人の多くは，血中二酸化炭素が過度に上昇し意識障害をきたして（二酸化炭素ナルコーシス），苦痛を感じないままに亡くなられる。特に睡眠中にこの現象が生じやすく，朝，気がついた家族・介護者が動転するため，睡眠中の呼吸停止について，介護者に事前に十分に説明することが必須である。

■在宅の場合には，救急車をよばないでかかりつけ医に連絡してもらうことが重要であり，随時対応できるかかりつけ医の存在が不可欠であるが，現状は不十分である。

救急搬送されると，挿管・人工呼吸器装着からTPPVとなり後悔している患者・家族も少なくないという現実があり，在宅支援体制の整備や意識の強化が望まれる。

■**苦痛緩和**：「ALS診療ガイドライン2013」[*4]にその原則，モルヒネ使用の具体的方法などが記載されているが，ここでは，筆者の対処法を中心に紹介する。

呼吸苦（呼吸困難，疲労感など）への対応

■**強オピオイド（モルヒネ）**：少量ずつ調節しやすいモルヒネを使用する。がんと異なり，はるかに少ない量でよい点に注意が必要である。

□最初は，入浴，食事，排便など負荷時の呼吸困難や疲労感に，塩酸モルヒネ（飲みやすい内用液や散剤が使いやすい）を，2.5〜5mg頓用で使用し，容量が決まれば硫酸モルヒネに置換，進行時は塩酸モルヒネをレスキューで追加する。

□増量法はがんと同様であるが，少量ずつであることに注意が必要である。

□モルヒネを増量しても効果がみられないときは，不安・焦燥や不穏などの精神的要因が関与していることが多い。心理的要因が強いときは抗うつ薬，不安・焦燥が強いときは抗精神病薬・非定型抗精神病薬を併用するとよいことが多い。

□不穏状態が強いときは非定型抗精神病薬（リスペリドン，クエチアピンなど）や抗精神病薬を使用するが，筆者の経験では，抗精神病薬のクロルプロマジンがもっとも有効と考える。ほかの薬剤や体位変換・物理的方法などが有効でないときに，5〜10mgから開始し，増量法は上述と同様である。

□**酸素療法**：苦痛緩和を優先させるときは，二酸化炭素の上昇をおそれて使用を躊躇するべきではない。

[*1] O'Brien T, Kelly M, Sunders C : Motor neuron disease-a hospice perspective. BMJ 302 : 471-473, 1992./Oliver D : Ethical issues in palliative care-an overview. Pall Med (Suppl 2) : 15-20, 1993

[*2] 川田明広, 他：TPPVを導入したALS患者のTLSの全国実態調査, 臨床神経 48 : 476-480, 2008. 筆者の施設では25％

[*3] 呼吸筋麻痺＝呼吸困難と誤解されるためである

[*4] 日本神経学会ホームページで公開（書籍版は南江堂, 2013年） https://www.neurology-jp.org/guidelinem/als2013_index.html

- □ 低酸素を伴う呼吸困難時に酸素療法を使用し，0.5L/分投与で正常化することが大多数で，必要に応じて増量する。
- □ 呼吸苦がなくてもパルスオキシメトリー（SpO_2）92～93％以下のときは使用すると疲労感が減少するが，苦痛をあまり自覚しない患者は使用を拒否することが多い。
- ■ NPPVが限界時：24時間装着になった場合には必ず限界がきて，意識が保たれたままで強い呼吸苦を自覚することが多く，吸気圧を下げる，HOT[*1]やモルヒネ，場合により鎮静などの苦痛緩和処置を行なうなどの対処が必要となる。

[*1] Home Oxygen Therapy，在宅酸素療法

パーキンソン病ケアでの注意

- □ 初発症状は片側の安静時振戦（多くは手だが下肢もあり）から始まり，次いで手の細かい動作がしにくい，書字拙劣（小字症），脚を動かしにくい，動作が緩慢になるなどの症状が出現することが多いが，振戦が目立たず，動作緩慢から発症することもある。
- □ 時に肩こりや腰痛が先行し，整形外科疾患と間違われたり，うつ状態で発症しうつ病と誤診されたりすることもあるので注意を要する。
- □ 患者が受診する時期は，多くは不自由を感じてからが多く，一側から始まり他に広がること，心筋MIBGシンチグラフィ取り込み低下，DATスキャンでの取り込み低下がある以外MRIを含めほかの一般検査では異常がないこと，抗パーキンソン病薬の効果が明らかであることなどから診断できる。しかし，うつ状態や腰痛などで始まる例や振戦が目立たない例ではほかの疾患と誤診されることも少なくなく，神経内科で確定診断を受けるのが大切である。
- ■「難病」と落ち込む患者・家族が少なくないが，パーキンソン病は有効な治療薬があり，数年間はふつうに生活できること，進行期にも薬剤を調整してかなり長期間日常生活動作（ADL）を維持できることなどを説明し，調子が悪くなったら必ず専門医で薬の再調整を受けるようにすすめる。
- □ 薬剤による効果が乏しいとき，副作用のため増量が困難なときなどは，深部脳刺激療法（DBS）も考慮する。
- ■ 症状そのものの改善は薬物療法が主体であるが，生活するうえでの動作を少しでも容易にすることや廃用症候群の防止などにリハビリテーションは有用である。
- □ できるだけ自分で動くこと，視覚情報（目印）や聴覚情報（音楽やかけ声など）を使用するとよいといわれている[*2]。

[*2] リハビリテーションの参考になるものとして，webサイト「パーキンソン.jp」の「運動療法」（生駒一憲監修，ノバルティスファーマ株式会社），大阪府作業療法士会『パーキンソン病の日常生活動作の工夫』(http://osaka-ot.jp//download/pamphlet/parkinsonpamph.pdf) などがインターネットで取得可能である

進行期の問題

- □ 進行期は，症状の日内変動が出現する時期で，運動症状だけでなく非運動症状[*3]も問題となり，症状コントロールが次第に困難となる。そして，薬剤の種類や量が増加するため，薬剤の相互作用や副作用などに注意を払う

[*3] 便秘，頻尿など自律神経障害，睡眠障害，精神障害など多岐にわたる

必要がある。
- □ 安定期は，専門外の医師が診療している場合，薬物の調整は専門医に依頼し，患者のADL・QOLや薬の副作用に注意を払いながら経過観察し，症状が悪化したり問題が生じたりするごとに専門医に紹介するのがよい。処方されたとおりきちんと服薬することが重要で，患者が自己判断で薬を減量や増量していることもあり，ときどき薬の残量チェックをするのがよい。
- □ 抗幻覚薬と抗パーキンソン病薬は相反する作用をもち，一方を増量すると他方の症状が悪化するという矛盾を抱えているため，患者のADLや患者・家族のQOLにとってどちらを優先させるかをよく考えて薬剤を調整する必要がある。
- □ 転倒が多くなり介助も必要になってくるので，理学療法士（PT）などと相談し，患者の【快住】が守られるよう生活の工夫や環境整備を行なう。
- □ 早めに介護保険の申請を行ない，在宅サービスや通所サービスを利用できる態勢を整えておくことも必要である。
- □ 身体が折れ曲がるくらい前屈する（腰曲がり），座位や立位で身体が斜めに傾いてしまう（斜め徴候），首が高度に前屈する（首下がり）なども，進行期にみられることがある。

臥位になると改善し，脊柱変形や筋力低下が関与しているものではない。発症機序についてはよくわかっていないが，ジストニア現象，ドパミン受容体刺激薬が関係しているなどの説があり，治療は非常に困難である。

【快便】【快性】……自律神経障害への対応[*1]

- ■ 便秘：下部消化管の運動機能障害によって生じ，約70％にみられると報告され，病初期から出現しうる。水分摂取，運動をすすめるとともに緩下剤で調整する。
- □ 上記でコントロール困難な場合，座薬や浣腸を使用する。抗パーキンソン病薬による上部消化管機能障害（悪心・嘔吐，食思不振など）があるときは，ドンペリドン，モサプリドなどを使用する。
- ■ 排尿障害：過敏性膀胱による頻尿や切迫尿意と，動作緩慢で間に合わないための失禁，進行期には排尿困難（神経因性膀胱）になることもある。頻度は60～70％といわれている。治療は，病態に応じた薬物療法を行なう。
- □ 抗うつ薬や抗コリン薬などを使用している場合は薬剤性を考慮して対処し，男性では前立腺肥大の有無を検査する必要がある。
- □ 起立性低血圧の定義は，起立時収縮期血圧が20mmHg以上低下し代償性頻脈を欠くもので，進行期には失神発作にいたることもある。治療は，塩分や水分を十分にとること，急激な立位を避ける，頭部や下肢の挙上，弾性ストッキング着用（着脱困難なことが多い）などを行なう。
- □ 昇圧薬も用いるが，著明な効果は期待できない。さらに進行すると著明な血圧変動で血圧上昇をきたすこともあり，このときには昇圧薬は減量・中止する。

[*1] パーキンソン病では便秘や勃起不全が原病の症状として現れることが多く，ほかの難病とはその対応が異なる場合も多い。しかし，【快便】【快性】の保障という意味では，まったく同様に考える必要がある。薬物療法があまり有効ではなくとも，対症療法やサポートする態度を支援者は忘れてはならない

- □ 食事性低血圧をきたす場合は，食後しばらく臥位安静にする。ドパミン受容体作動薬やMAO-B阻害薬[*1]は起立性低血圧を悪化させることがあるので注意が必要である。
- □ 発汗過多は35%と報告されており，病態の機序は不明だがパーキンソン病自体によると考えられている。夏季に悪化し，高度の場合，夜間に何回も下着を替えなければならないこともあり，対処としては，室温調節，ベータブロッカー（血圧低下に注意）を試みる。ジスキネジアやonからoffへの移行期にみられる場合は，抗パーキンソン病薬を調整し不随意運動を抑えることにより改善する。
- □ 逆に発汗が低下する例もあり，この場合は暑いときにうつ熱をきたすため，室温調節や冷罨法で対応する。
- □ 性機能障害：勃起機能不全は30%という報告があるが，機序は不明である。うつ状態，使用薬剤の影響の可能性も考慮し対処する。
- □ 末梢循環障害：寒いときに手足が冷える訴えも多く，ときに冬季にしもやけになる患者もあり，局所を温める，ビタミンE製剤などで対応する。

【快住】……メンタルサポート・ケア

- □ うつ状態の頻度は比較的高くQOL低下の一因ともなり，うつ状態から発症することもあり，注意を要する。治療が不十分，生活環境に問題があるなどうつ状態をきたしうる要因があればこれらを改善し，そのうえで，抗うつ薬を使用する。ここでもサポートと薬物治療の両方が必要になる。
- □ 抗うつ薬は，まずSSRI[*2]，SNRI[*3]から使用し，効果が乏しいときは四環系抗うつ薬，三環系抗うつ薬を使用するのがよいといわれている。SSRIやSNRIとMAO-B阻害薬（セレギリン）の併用は，頻度は少ないがセロトニン症候群[*4]をきたす可能性があり，慎重な観察が必要である。
- □ 意欲低下（アパシー）：約30%に合併するが，悲哀感情・自責念慮などのうつ状態でみられる症状がなく，うつとは別の症状で，進行によって脳内ドパミンが減少するためと考えられており，治療が困難である。
- □ 幻覚妄想：進行期，高齢になるほど出現頻度が増加し，抗パーキンソン病薬の増量を契機に出現することが多い。幻覚は，小動物や人物などの幻視が特徴である。悪化すると，幻覚妄想に振り回されたり興奮状態や問題行動が出現したりするようになる。
- ■ 患者自身が日常生活に支障なく，周囲も困らない状態では，無治療で経過をみる。困るようになったら，運動症状の悪化に注意しながら抗パーキンソン病薬（抗コリン薬を使用している場合はこれから）の減量を試みる。このとき，悪性症候群[*5]に注意する。
- □ 減量・中止で効果がない，早急に症状の軽減を図る必要がある場合は非定型抗精神病薬や副作用の少ない定型抗精神病薬を使用するが，いずれもパーキンソン病の運動症状を悪化させる可能性があるため注意しなければならない。副作用の少ない抑肝散（漢方薬）もよく使用される。

[*1] モノアミン酸化酵素阻害薬

[*2] Selective Serotonin Reuptake Inhibitors，選択的セロトニン再取り込み阻害薬

[*3] Serotonin & Norepinephrine Reuptake Inhibitors，セロトニン・ノルアドレナリン再取り込み阻害薬

[*4] 体温上昇，高血圧，吐き気などの自律神経症状，ミオクローヌス，筋強剛，反射亢進などの神経・筋肉症状，興奮，錯乱，頭痛などの精神症状

[*5] 突然に高熱を発して筋肉が硬直し，意識障害を起こす

□幻覚妄想が抗パーキンソン薬による副作用だけなのか，潜在するレビー小体型認知症が薬剤により誘発されたのかは議論のあるところである。

□認知機能障害：以前はパーキンソン病に認知症は併発しないといわれていたが，治療の進歩により罹病期間が長くなるにつれてレビー小体型認知症を併発し，経過とともに頻度が増加する[*1]。

□レビー小体型認知症は，幻視とそれに基づく妄想，意識レベルの変動，せん妄に伴う興奮・妄想などが主体で，短期記憶障害はかなり進行するまで軽度な場合が少なくない。

□幻視は非常にリアルで，人物や小動物が現れることが多い。「子どもが大勢そこにきて騒いでいるから困る」「お客さん（知らない人が多い）が来ているからもてなしをする」と言って夜中に食事や飲み物の準備をする例，また「壁のところに人がいて監視をしている，殺そうとする」と警察に電話をしたり，棒を持って壁を叩くなどの問題行動を起こす例もあった。

□幻覚妄想や興奮状態の治療は上述に準じる。一時的にドネペジルが有効なことがある。

□パーキンソン病での衝動制御障害は，ドパミン過剰による報酬系の刺激症状と考えられており，長期L-ドパ投与や視床下核の脳深部刺激などで生ずる。具体的な症状には，病的賭博，買い物依存，性行動亢進，過食，反復常同行動，爆発的攻撃行動，ドパミン調整異常症候群（ドパミン刺激薬を過剰に求める）などがある[*2]。

【快眠】……入眠障害のケア

■不眠：入眠障害はかなり多くにみられる。睡眠不足は翌日の運動障害を悪化させるので，熟眠することが大切なことをよく説明して睡眠薬を使用する。入眠障害のみのときは，短時間型の睡眠薬を使用する。うつ状態の場合は，その治療を行なう。

□夜間頻回覚醒：夜間頻尿，レストレスレッグス（restless legs）症候群[*3]，動けないため寝返りができないなどの原因があり，原因に対する治療や睡眠薬（中間型〜長時間型）を併用する。うつ状態が要因のときは抗うつ薬を使用する。

□睡眠期呼吸障害：閉塞性，中枢性，混合性の無呼吸を認めることがあり，閉塞性無呼吸の頻度は一般より高く疾患の重症度に比例し，長期経過例では直接死因となることがある。

□レム睡眠行動障害（REM sleep behavior disorder，RBD）：レム睡眠時に，夢で体験していることが言葉（寝言）や行動に出てしまう（殴る，蹴るなどの暴力的な行動が多い）現象で，本人は覚えていない。近年，α-シヌクレインの蓄積する疾患（パーキンソン病，レビー小体型認知症，多系統萎縮症）との関連が指摘されている[*4]。L-ドパやドパミン受容体作動薬，クロナゼパムなどが有効といわれている。

□レストレスレッグス症候群：むずむずする，じっとしていられないなどの

[*1] 20年の追跡で約80％と報告されている。Hely MA, et al : The Sydney multicenter study of Parkinson's disease : the inevitability of dementia at 20 years, Mov Disord, 23(6) : 837-844, 2008.

[*2] 筆者（難波）は，夜中にも起きて片づけに没頭（実際は散らかしている），毎日カラオケに通いマイクを持って離さないなどの例を経験した

[*3] 覚醒安静時および入眠時の四肢異常知覚

[*4] Postuma RB, et al : Quantifying the risk of neurodegenerative disease in idiopathic REM sleep behavior disorder, Neurology, 72(15) : 1296-1300, 2009.

異常感覚のため脚を落ち着きなく動かすことで，安静時にみられ，特に夜間に増強する。ドパミン受容体作動薬の眠前投与，クロナゼパム，カルバマゼピン，バルプロ酸などが有効で，三環型抗うつ薬やセレギリンは悪化させることがある。

☐覚醒障害：睡眠発作は薬剤性で，すべての抗パーキンソン病薬で生じうるが，もっとも起こりやすいのは非麦角系ドパミン受容体作動薬（タリペキソール，カベルゴリン，プラミペキソール，ロピニロール）で，車の運転や高所での仕事などをする人への使用は注意を要する。

☐日中過眠は，疾患に起因する睡眠覚醒リズムの障害，抗パーキンソン病薬，夜間の不眠などがある。薬剤が考えられる場合は薬剤の調整を行なう。

■感覚障害：腰痛や肩こりなどの固縮や姿勢異常に伴うと考えられる痛みは多くみられ，抗パーキンソン病薬の調整やリハビリテーションを行なう。

☐筋収縮をともなう引きつるような痛みは，発作的に起こり，患者には非常に苦痛である。多くは足に生じるが，体幹や上肢に起こることもあり，著しい場合は手足がジストニア姿位になることもある。抗パーキンソン病薬で軽減することが多いが，効果が乏しい場合は，クロナゼパムなどの抗けいれん薬や筋弛緩薬を使用してみる。

☐悪性症候群：症状は，発熱，筋固縮の増強，発汗，頻脈，頻呼吸，血圧変動，意識障害などで，CK高値を示し，放置すると非常に重篤な状態となるので注意を要する。

夏季に多く，抗パーキンソン病薬の減量や中断，脱水，感染症などが誘因となるので，服薬・食事や水分摂取をきちんと行なうように指導するのが重要である。本症を疑った場合は速やかな入院加療が必要である。

【快食】……終末期のケアとして経管栄養の判断

☐パーキンソン病の終末期をどうとらえるかが問題であるが，全介助となり，口から飲食ができなった時期*を終末期と考えることもできる。

＊ほとんどがレビー小体型認知症を併発している

☐経管栄養を行なえば延命は可能であるが，この決定を行なう時点では患者が意思表示困難になっていることが多く，意思表示を行なえる時期から話し合っておく。

☐ほかの認知症を伴う疾患でも同様であるが，認知症が高度になると飲食量が減少する要因は，嚥下困難ではなく，飲食を欲しなくなるようである。例えば，口に入れてもなかなか飲み込まない，吐き出す，口を開けない，また睡眠覚醒リズムが崩れて日中も傾眠傾向となり，無理に食べさせようとするとむせが多くなるなどがみられる。

☐このようになったとき，経管栄養を行なうかどうかでその後のケアのあり方や期間は大きく異なる。

■経管栄養を行なわない場合：トロミをつけたり軟らかくしたりミキサーにかけた食べ物などを，覚醒時に少しずつ食べさせるようにする。脱水傾向になり唾液の貯留や流れ込みが少ないため，吸引が必要なことは少なく，

誤嚥性肺炎もほとんど起こした経験はない。
☐患者は飲食を要求したり，苦痛表情を示したりすることもない。
☐ケアとしては，褥瘡予防のために，できるだけ座位をとったり，ベッドの角度を変えたり体位変換を行ない，二次的な痛みや関節拘縮による介助困難の軽減を目的に関節他動運動やマッサージなどを行なう。
☐ほとんどの患者の死因は脱水であるが，苦痛表情はなく，「枯れる」ように亡くなる。
■経管栄養を行なった場合：運動能力低下と認知障害は確実に進行し，意思疎通はできずまったくの寝たきりとなる。長期になると誤嚥性肺炎をくりかえしたり褥瘡も起こしやすくなり，これらの治療が必要となる。また呼吸障害が出現・悪化する例もある。
☐死因は，誤嚥性肺炎が多く，呼吸障害の例も経験している。

資料
- 日本神経学会：筋萎縮性側索硬化症診療ガイドライン2013，南江堂，2013. http://www.neurology-jp.org/guidelinem/als2013_index.html
- 日本神経学会：筋萎縮性側索硬化症治療ガイドライン2002，南江堂，2002.
- 日本神経学会：パーキンソン病治療ガイドライン2002，医学書院，2003.
- Witgert M, et al：Frontal-lobe mediated behavioral dysfunction in amyotrophic lateral sclerosis. European journal of neurology, 17：103-110, 2010.
- Ringholz GM, et al：Prevalence and patterns of cognitive impairment in sporadic ALS. Neurology, 65（4）：586-590, 2005.
- 日本神経学会：パーキンソン病治療ガイドライン2011，医学書院，2011. http://www.neurology-jp.org/guidelinem/parkinson.html
- Hely, MA et al：The Sydney multicenter study of Parkinson's disease：The inevitability of dementia at 20 years. Movement Disorders, 23（6）：837-844, 2008.
- 宇尾野公義：パーキンソニズムと自律神経障害，自律神経，10：163-170, 1973.

III 筋ジストロフィーからわかった，子どもを健全に育てるケア（西牧謙吾）

　筆者は，病院で筋ジストロフィー（筋ジス）治療に携わっていたわけではない。小児科医だが，病気の治療より，子どもを健全に育てることに興味がある。筋ジスは，その意味でとても興味深い病気である。日本で初めて，医療と教育と児童福祉が連携し取り組んだ病気だからである。当時（昭和30年代）には「進行性筋萎縮症」とよばれ，治療法もなく，学校にも行けなかった筋ジスのある子どもたちを，全国の国立療養所[*1]を指定して受け入れた。これらの病院には病弱養護学校[*2]が併設された。歴史を学ぶことで，草創期の関係者の熱い思いが伝わってくる。

　その時代にあって，筋ジスの子どもたちに対する教育の役割は，「20歳までの命」を「施設内で」，どのように充実したものにするかであった[*3]。

[*1] 現在の国立病院機構の病院施設

[*2] 現在の特別支援学校

[*3] この頃の様子は，アニメ作品『ぼくの青空』（東映教育映像部，26分，1997年）によく描かれている

【快学】……医療と教育と児童福祉の連携で

指針の前に──難病児教育の現代史

□時代が平成に入る頃（1989年）から，筋ジス医療の進歩により，特別支援学校に転学する筋ジスの子どもたちが減り，その多くは地域の小中高等学校に就学するようになり，現在に至る。

□彼らの受ける教育は，通常の教育であり，筋ジスのある子どもに特化した筋ジス教育ではない。

■2007（平成19）年に日本筋ジストロフィー協会と行なった「筋ジストロフィー患者の就労のための，医師，教師，患者，家族を対象とした実態掌握の調査研究および就労支援実証モデルの策定の調査研究」では，「現在就労中」が7％，「過去に就労していたが病気の進行に伴い離職し，現在は就労していないし，今後も就労の意思はない」が28％，「現在過去とも就労していないし，今後も就労の意思はないが」25％と，「現時点で就労の意思を有しない人」が半数を超えていた。その反面，「筋ジス患者の病状や条件に合った仕事の場があれば就労したい」が23％，「重度でも対応可能な条件を整備してもらえるなら就労したい」が12％と，35％の人が，条件が整えば就労への意思を見せていた。

□内訳は，入所患者は64％，在宅（保護者と同居）が26％，在宅（独立生計）が7％であった。

□収入の最頻値は，6万円～10万円で，収入源は「障害者年金のみ」が主であった。

□高校卒業後の就労の厳しさが，改めて明らかになったと同時に，筋ジスの就労支援は，中途障害者中心（特に肢体不自由関係）の現行の障害者就労支援の発想では届かない部分が多く，小児期に発症する進行性疾患の就労支援のむずかしさが浮きぼりになった。スポット雇用等，障害の重症度に見合った雇用スタイルを，企業や社会福祉法人がどのように創造できるか，受け入れ側の課題であると同時に，就労意欲をどのように醸成するか，教育の真価も問われている。

□しかし，通常の学校の教員は，教員人生の間に筋ジスのような希少疾患児を受けもつ経験をすることはほとんどなく，彼らに合った教育が，適切に行なえているかを自ら考えることがむずかしい状況が生まれている。そのため，特別支援教育の時代になっても，受け入れてもらえる学校探しで苦労する親子の姿が絶えない。

□ある病院の筋ジス病棟での入所生との懇談のなかで，次の言葉を投げかけられた。

「私たちはハンディを負っているため社会に出ても，身体一つあれば何でもできるというものではない。学校の先生には決してあわれむようなきもちではなく，生徒と病気に正面から向き合い，本人の学習程度，生活環境を十分に理解した上で，進路指導・教育にあたってもらえればと思う。生

「養護学校を卒業後，退院して他施設へ入所したりする者など，外部へのアクセスに対して担任や進路指導の先生はとても積極的だが，卒後療養生活の継続を選択する者へは特にサポートも働きかけもない。教育者ならば教育基本法の理念を鑑み，療養生活者へもっと目を向けてほしい」

「生と死に関する教育論を垣間見るが，言葉の上辺だけで議論をしてしまう教員が多く，実際に人生や『生と死』に対して，考えたことのない者が教育と言っても無理だと思う。また，教員試験をパスしてしまえばそれで済んでしまう現実があり，優れた教員の『教育』が必要である」

まさに自分たちが受けてきた教育への不満と，（筆者らに対して）本当に筋ジス教育ができるのかという脅迫だと感じた。

□筆者は，筋ジスのような慢性疾患のある子どもを，通常の教育に適応させるのではなく，教員が，彼らが快適に学べる環境をつくれているか，彼ら自身は快適に学ぶ意欲がもてているかをいつも検証しながら教育を行なえるように，学校教育としてできることを始めた。

□まず，筋ジス児のモデル校づくりをスタートさせ，2006（平成18）年から2012（平成24）年まで，その通学する病弱特別支援学校主催でイベント「筋ジスサミット」をもち回りで開催し，地域の筋ジス支援関係者の連携を深める研修会を開催した。

2008（平成20年）度には病弱教育支援冊子を作成し，全国の小中高等学校の教員向けに，筋ジスの医療情報と筋ジス児への学校における合理的配慮をまとめた[*1]。

□残念なことに，病弱特別支援学校における筋ジス在籍者は2007年に135人（学校数18校）であったのが，2014年には69人（学校数14校）となり，センター的機能を発揮できるその14校での把握筋ジス患者も，96人でしかなかった。2010年からは，国立精神・神経医療研究センターで，筋ジス患者の登録システム「Remudy」(Registry of Muscular Dystrophy)[*2]が運用されている。

□一般の小中高校に筋ジス児が分散している現在，病院を中心に，新たな医療，教育，福祉の連携による，筋ジス支援のしくみができることを期待したい。

【快学】……実現するためのヒント

□学校教育を動かすには，その背後で機能しているルールを知ることが必要である。そこに快学を実現するヒントが詰まっている。

「自然歴」に応じた支援

■筋ジスのような神経難病は，病気の自然歴が比較的はっきりしている。そこで，ライフステージに対応した健康管理スケジュール，福祉サービス，患者・保護者の精神的ケアが一目でわかる工夫があればよい。それを，ライフマップ（表4-2，3）[*3]とよぶことにする。特に希少難病の教育経験の

[*1] 病気の児童生徒への特別支援教育―病気の子どもの理解のために　http://forum.nise.go.jp/health-c2/htdocs/book/first/all.pdf

[*2] http://www.remudy.jp

[*3] 筆者（西牧）らが筋ジスサミットin東京（平成23年10月10日，全国病弱教育研究連盟筋ジス教育研究委員会）にて作成

表4-2 筋ジストロフィー（デュシェンヌ型／DMD）ライフマップ

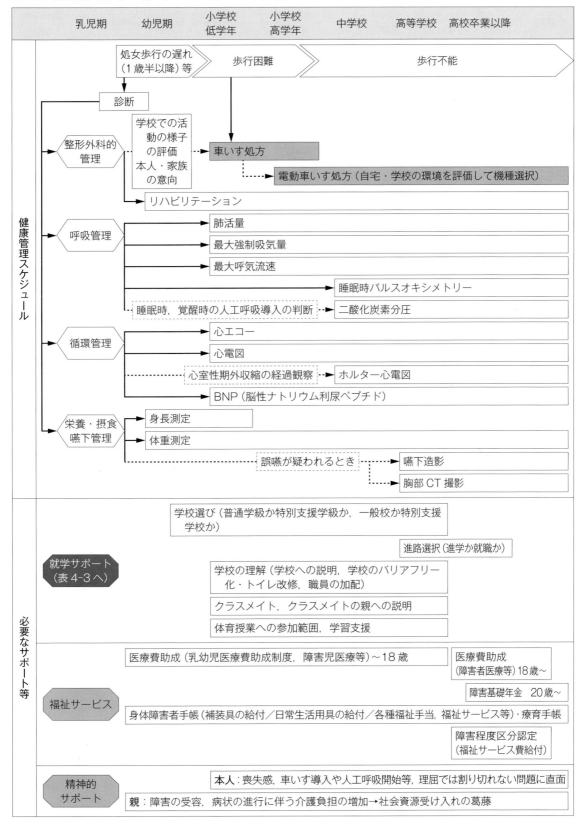

第4章 難病の【快】のケア指針

表4-3 就学サポート（DMDライフマップ）

乳児期	幼児期	小学校 低学年	小学校 高学年	中学校	高等学校	高等学校以降
		学校の理解（特に一般校） 病状の理解，学校のバリアフリー化（トイレ改修，階段昇降機など），職員の加配				
			クラスメイト，クラスメイトの親への説明			
			体育授業への参加範囲，学習支援			進学・自立
家庭		一般校 普通学級／特別支援学級	普通学級／特別支援学級	普通学級／特別支援学級	普通学級／特別支援学級	家庭
障害児通園（児童福祉法）						
児童デイサービス（障害者自立支援法）		特別支援学校				進路選び
		国立病院機構併設　特別支援学校				
		国立病院機構筋ジス病棟（現：肢体不自由児施設扱い）				入院継続
		学校選び（一般校か特別支援学校か）				

A. 身体運動の喪失

a-1 補装具　手動式車いす → パワーアシスト付き車いす → 電動車いす

時間軸 →

【側弯，変形予防のためのシーティング】

a-2 学習
- 自分で机上に腕を乗せることができない
- → 本のページがめくれない。ノートに書くことができない（板書できない）
- → パソコン・電子媒体を利用＋入力装置の導入
- → 特別支援教育支援員の配置（一般校）

a-3 体育
- 自分で投げたり，打ったりすることができる
- → 補助具を使って自分の力で活動できる
- → 電動車いすの力を活用。補助具は電動車いすに設置

（フロアーホッケーの場合：車いすの手動，電動は生徒の身体状況に合わせて）

心筋症や動悸をもたらす不整脈などの心拍リズムの問題をモニタリング

a-4 給食とトイレ
- 自力摂取できる／トイレにゆける
- → 自助具や環境調整で摂取できる／排尿指導で可能になる
- → 吸引・食形態の見直しで摂取できる／介助者（同性が望ましい）導入とプライバシー保護で対応

体重の減少や増加，または増加不良をモニタリング。飲み込みの障害に合わせた食事。慢性的な便秘がある場合の対応

B. 教育（高校卒業後を見越した教育）

b-1 自立的活動の基礎付け　自立活動をつかっての啓発（特別支援学校）。担任先生と話し合いながら本人の能力を見つけていく　美術（イラスト），音楽など

b-2 進学　大手予備校

ない教員に，いつ何を支援すべきか，一目で示すものである。
□ライフマップに基づいて学校で指導・支援を行なうことは，障害者差別解消法*における合理的配慮に当たる。同法により，障害を理由とする，あらゆる差別の解消や合理的配慮が国公立学校には義務づけられ，私立学校や民間施設などにも努力義務として課せられる。快学を進めるうえで追い風になる。

* 2013（平成25）年6月制定．2016（平成28）年4月1日施行．15頁参照

□ライフマップを活用すれば，この病気に対するさまざまな誤解を解消できる。筋ジスは，「運動障害」と理解している教育関係者が多く，歩行困難に対して車いすの調整や学校内での移動，歩行訓練には配慮されることが多い。しかし，生命予後を左右する**呼吸管理や循環管理，栄養・摂食**は，日常的に医療機関からの情報提供がないと，教育関係者は理解できない。
□例えば呼吸筋が弱くなると，夜間の睡眠が浅くなり，翌日の学校生活に支障をきたし始める。これでは授業に集中できず，快学などできない。夜間だけでも，人工呼吸器を装着するなどの配慮がなされる必要がある。
□歩行訓練は，やり過ぎると筋肉の破壊を促進する。筋力維持には，適度の運動と栄養が必要である。時間を区切った病院での訓練だけでなく，24時間365日の日常生活のなかでの生活リハビリテーションという考え方が重要である。
□早期に電動車いすを導入し，移動の自由を確保し，スポーツ活動を積極的に行なえる環境整備が求められる。そのときの条件として，筋ジスのある「仲間」の存在が必要となる。特別支援学校に多くの筋ジス児が在籍している場合はよいが，現在は地域の小中高等学校に散在している。定期的に集まれるしくみも工夫する必要がある。
□デュシェンヌ型筋ジス（DMD）では，さまざまな発達障害が併発することがある。知的障害や自閉症への配慮も忘れてはならない。

筋ジストロフィーの心理的支援

□小学校の時点では，多くの筋ジス児童は歩行が可能で，地域の小学校に通っている。
　そのまま地域の中学校や高等学校に通学する人も増えてきているが，身体機能の低下とともに特別支援学校に転校するケースも多い。学校生活を送るなかで，車いす導入，人工呼吸器の開始など，本人ではコントロールできない問題に新たに直面していくのが，筋ジス児である。日々，喪失体験の連続と考えてよい。
□保護者のなかには，病気が進行するまでは，病気のことは本人にも黙っている方もいる。医師からも告知を受けず，学校にも保護者から子どもの状態の説明がなされないことも多い。わが国の障害福祉は申請主義のため，親子ともども，障害受容をどう進めるかが問われることになる。また，DMDは遺伝性疾患であるため，確定診断や告知に遺伝カウンセリングが必須である。

■学校の教育課程のなかで心理支援を行なえる授業が，自立活動である。
　自立活動は，学校教育法の特別支援学校の設置目的を達成するために特別に設けられた指導領域があるが，通常の学校の教育課程にはない。
□自立活動とは，文字どおり，「障害に基づく種々の困難を改善・克服し，自立し社会参加する資質を養うため，学校の教育活動全体を通じて適切に行なうもの」とされる。
　特別支援教育制度では，筋ジス児が，幼稚園，小中高等学校に在籍しても，特別支援教育の対象となる。そのため筋ジスのように進行性の疾患では，小中学校に在籍している間も特別支援学校の専門的な教育サービスの恩恵を受けることができる[*1]。

*1 特別支援学校のセンター的機能という

■特別支援学校に転校しても，そこで人生の夢を諦めない教育が受けられる。
　特別支援学校に入らなければならなくなったのではなく，身体機能の変化や体調管理のために短期入院をくりかえす間に，特別支援学校で体調管理を自分で行なえるように学習し，家庭での機能訓練を保護者とともに行なえる状況をつくり，できるだけ身近な学校に通学できること（副学籍制度の活用），身体機能が低下して通常の教育を受け続けることがむずかしくても，身近になった特別支援学校で医療と教育を受け続けることができる状況をつくることが，これから求められることだと思う。
□学校における快学の具体的支援は，前述の支援冊子[*2]に体系だててまとめた内容を参考にしてほしい。

*2 112頁参照

学校を選択するときに知っておきたいこと

□学校を選択する機会は，小中学校に上がるときや，学年途中で転学する場合が考えられる。子どもや親の願いを実現するために，教育のしくみを知ることが重要である。
□就学相談は，2013（平成25）年4月より，それまでより弾力的に運用されるようになっている。新学齢児が病気で療養している場合はあらかじめ教育委員会や関係教育機関に相談し，場合によっては学校見学や体験入学をするなどして情報を収集し理解を深めることが重要である[*3]。

*3 理解が得られない場合は，障害者差別解消法を活用する

■病弱者に該当する程度であっても，小学校等の条件が整備されている特別な場合には「認定特別支援学校就学者」として小学校等に就学できる。
　それまでの就学指導という言葉は，「教育支援」と改められ，保護者の意向を十分に尊重する教育相談がうけられるようになっている。

筋ジス児の個別の教育支援計画の作成

■今の学校生活は，本当に子どもの自立を促すのに役立っているだろうか。
　特別支援教育を受け，社会に出た障害者は「遊べない，楽しめない，お金も稼げない方が多い」という指摘がある。つまり，「快」がない。たとえ就職しても，数年で退職する人も多い。その理由として，筋ジスなど慢性疾患のある子どもたちは，小さいときより，ふつう以上に親の言うことや態

度から大きな影響を受け，過保護な養育を受けることが挙げられる。これでは，快学の目的が果たせない。

□少しの工夫で自分が何かをできた経験や，本当にできないことを友人に頼んでやってもらう経験は，日常生活を送るうえでの適応能力を高め，活動できる空間や交友関係を広げていくことに役立つ。これらの経験は，子どもたちの自己効力感*を高め，自尊心も高める。

■子どもの自立を援助するには，子どもの発達過程のよい時期に，よい援助のできることが重要で，これこそ快学の目的となる。実際に経験を積むだけでなく，学校の教科学習でも見方を変えれば，そのような経験を補うことが可能である。

「読書」により社会経験の少なさを補う。「美術指導」で，最後まで機能が温存される上肢や手指を使い，自分で物をつくり上げる満足感をもたせる。「音楽」では，心のなごみや躍動感を味わわせ，大声を出して歌うこと，手指機能訓練として楽器を楽しむことを覚えることができる。

「スポーツ」は余暇活動として大切なだけでなく，筋ジスに適したリハビリテーションとして役に立つ。

このように教科学習のなかでも，快学のためのさまざまな工夫ができる。

□学校で教える内容を，一学年を通じた教育計画として組み立てるだけでなく，例えば，小1の書道の鉛筆の使い方と小5の体育のフライングディスク（軟らかい円盤を投げる）の動きを手のリハビリテーションと意味づけして，6年間の支援計画にすることも可能である。担任が替わっても，リハビリテーションの継続性が失われないようにすることができる。

□現在，学校での成績は，その子が「できること」で評価ができる絶対評価でつける。以前のように体育に参加できず，評価で1がつくことはなくなる。快学を実現するためには，病気の進行による身体機能の低下を考慮して，治療者，教育者，保護者が一緒になり，長期的視点に立った，個別の教育支援計画（ライフマップの続き）を作成することが重要である。

* ある行動を起こす前にその個人が感じる遂行可能感で，生来的にもつものではない

資料

- 「宮城県立西多賀支援学校の沿革」
  http://www.nishitaga.myswan.ne.jp/enkaku/index.html
- 日本筋ジストロフィー協会 編集責任：筋ジストロフィー患者の就労のための，医師，教師，患者，家族を対象とした実態掌握の調査研究及び就労支援実証モデルの策定の調査研究報告書，2008.
  http://www.mhlw.go.jp/bunya/shougaihoken/other/dl/jiritsu02_162.pdf
- 国立特別支援教育総合研究所：病類別の支援冊子（「筋ジストロフィー」等）
  「病気の児童生徒への特別支援教育―病気の子どもの理解のために」，2008.
  http://www.nise.go.jp/portal/elearn/shiryou/byoujyaku/supportbooklet.html
- 進行する筋ジストロフィー児・者の体育・スポーツ支援事業プロジェクト研究委員会
  「挑戦しよう!! スポーツに」身体機能の程度に応じたスポーツを！
  http://www.jmda.or.jp/4/sports/sptop.htm
- 文部科学省：「特別支援教育について」教育支援資料
  http://www.mext.go.jp/a_menu/shotou/tokubetu/material/1340250.htm

Ⅳ 【快遊】電動車椅子サッカー支援の指針 (多田羅勝義)

> 根治が期待できない難病の治療はどうあるべきか。【快】を共通のキーワードに，さまざまな視点からこの課題に取り組むのが本章の役割である。そこでまず筆者の頭に浮かんだのは，ソニア・リュボミアスキー教授の『幸せがずっと続く12の行動習慣』(THE HOW of HAPPINESS) である。同教授はポジティブ心理学という概念を推奨している1人であるが，その著書で，「幸福の50%は遺伝的要因で決まる」と衝撃的なことを述べている。一方，幸福に関与する環境要因には，人間関係，経済，健康等非常に幅広いものが含まれるが，その影響は10%に過ぎないとしている。つまり，病気であるか等の要因はわずか10%に過ぎないというのだ。では残り40%は何か。
> **その人が主体的に物事に取り込んでいるか否かによると述べている**[*1]。
> 【快】の治療をめざすうえで，この主張は，非常に重要な示唆を与えてくれる。本節では，難病患者が主体的に取り組む対象としてのスポーツを例に解説する。また治療に関しては，特に呼吸管理についての実践を取り上げる。

[*1] 本書は実践的なケア指針を呈示するものであり，医学的なエビデンスの論議はさておく。患者・当事者の【快】の追求につながる1つのアイデアとして採用する

【快遊】……「安全」と「パフォーマンス向上」をともにささえる

- □障害者スポーツにおいて，医学的サポートは当然「安全に」という点が強調される。しかし，それだけで当事者である選手を納得させることはできない。特に，競技スポーツにおいては，「いかにパフォーマンスを向上させるか」を重要な目的と位置づけるべきである。
- □医療者は，障害者スポーツも健常者スポーツも同じであるという認識をもつところから始めなければならない。
- ■そして，スポーツに関わるメディカルスタッフは，「勝つためのメディカルサポート」という姿勢を示すことではじめて選手との信頼関係が構築され，同時に選手は主体的に取り組むという姿勢が強化される。
- □人工呼吸下でのスポーツ活動，「障害者スポーツ」はすでに人類が実現している夢である。2020年開催の東京オリンピック・パラリンピックが話題になっているが，「パラリンピック」という名称は1964年東京大会の際に，日本で名づけられた言葉である[*2]。
- □障害者スポーツを歴史的にみると，医学的視点からのアプローチとして発展してきたことがわかる。すなわちリハビリテーションにおける訓練の一環と位置づけられてきた。一方，一般人のスポーツへの関心が深まるにつれてレクリエーション，社会参加といった側面が加わるようになってきた。障害者スポーツに関して長くこのように認識していた筆者にとっての転換点は，1998年の長野パラリンピックであった。アルペンスキー競技の実況を見ながら，はじめて障害者スポーツで「競う」という一面を感じた。

[*2] 個人的体験であるが，1964年の東京オリンピックは，筆者の脳裏に鮮明な記憶として焼きつけられている。一方，パラリンピックについてはまったく記憶にない。報道もほとんどなかった

筋ジストロフィーとスポーツ

□疾患によっては，スポーツは禁止という場合がある。同じ疾患でも病態によってスポーツの種類，やり方が制限されることも常識で，メディカルチェックの重要性はあらためて言うまでもない。では肢体不自由に加え，呼吸・循環障害も加わる難病，例えば筋ジストロフィーの場合はどのように考えられているであろうか。

□筆者が障害者医療に取り組み始めた当初，「筋ジストロフィーにスポーツは禁！」と断定した教科書を見つけた。その根拠は明示されていなかったが，筆者は医師ではなかった。

　当時，小児運動スポーツ研究会という研究会があり，筆者も参加していたのであるが，1998年に開催された同会で「障害児とスポーツ」というパネルディスカッションが行なわれた。このパネルディスカッションの4人のパネリストは教師などで，医師は1人もいなかった。

□結局，そのような問題に興味を示す「医師」は非常に少ないということを証明するエピソードと考えることができる。補足すると，肢体不自由に対応する主として整形外科医は別にして，呼吸・循環障害に対応しなければならない小児科医についていえば，関心を示す医師は非常に少なかった。成人についても同様で，さらにこの状況は現在もあまり変わらない。そもそも筋ジストロフィーで，運動なんてできるわけがないという考え方が大勢であろう。

電動車椅子サッカーとの出会いとわが国の筋ジストロフィー医療

□長野パラリンピックの年，筆者の勤務していた病院で入院中の筋ジストロフィーの患者たちに電動車椅子サッカーが紹介された。この1998年に，横浜での全国大会に外来と入院の各々1人が選手として参加したことがきっかけだった。以前から興味があった筆者はこの大会に帯同したところ，見ると聞くでは大違いで，たちまちのめり込んでしまった。

□参加した選手（患者たち）も同じだったようで，これをきっかけとして，すぐに病棟に電動車椅子サッカーが広まった。もちろん筆者も積極的に参加を促した。ただし，あくまで患者・家族の自主的活動であり，病院としてはそれを個人的に支援するにすぎないことを強調した。

　この点は非常に重要なポイントと考えていたのであるが，それについては補足が必要である。

□わが国における筋ジストロフィーに対する組織的対応は1964年に始まる。それ以前，診断がついたらそれで終了，以後医療の世界からまったく見捨てられてしまう状況であった。

□それではあんまりだという声が起こり，ようやく国が政策医療として当時の国立療養所に長期入院を前提とした筋萎縮症病棟を設置したのがはじまりだった。集団生活ということで，当初よりさまざまな生活上の制限があったことは言うまでもない。

- そのような境遇に対し相当な反発もあったが、やがて病棟にはあきらめムードが漂い、すべてに受身姿勢の非常に強い患者・家族が多くなった。少なくとも当時の筆者はそのように感じていた。
- そこで、彼らが主体的に何かに取り組んでもらいたいと考えており、電動車椅子サッカーをはじめとする障害者スポーツは、まさにそれにぴったりの目標であった。

できるだけ主体性を尊重する、制限をしない──そのために

- 最初から、「これはダメだ、ムリムリ」──本人も周りも当たり前のようにこのように考えてしまう。その結果、人工呼吸が始まると、それが睡眠時のみであっても、当然のように寝たきりの生活が始まる。筆者が筋ジストロフィー医療に関わり始めた1993年当時、病棟でふつうにみられた光景であった。
- このような状況を打破するために、まず人工呼吸器を電動車いすに搭載することに挑戦した。当時のポータブル人工呼吸器は約15kg、電源は重量7～8kgの鉛バッテリー、なかなか一筋縄ではいかない作業であった。最初は電動車いすの動力用バッテリーを借用して人工呼吸器を動かしたが、この方法だと午後になると車いすのスピードがぐっと落ちた。これは危ないということで、ないスペースをこじ開けて人工呼吸器用バッテリーを搭載した。失敗をくりかえした結果、第1号車は1995年に完成した。
- 電動車椅子サッカーチームが結成されたときすでに「ゲームに参加するなら人工呼吸器を使いながら」という条件の選手が3人いた。筆者が最初に参加した1999年の全国大会にも2人の人工呼吸の選手が参加した。徳島から開催地熊本まで家族が車を連ねてキャラバンを組んで遠征した。キャラバンの最後尾に、筆者と児童指導員の乗った車がついた。重石のような人工呼吸器を背負った電動車いすで戦うわがチーム、残念ながら成績は推して知るべしであった。
- 2012年、電動車椅子サッカー日本代表チーム強化委員会に、筆者はメディカルスタッフとして参加した。そしてシドニーで開催されるアジア・オセアニアカップに出場する日本代表チームに帯同することになった。このときの選手たちのメディカルデータ等を参考に、スポーツ参加における問題点を考えてみる。
- なお同競技の特徴として、選手に筋ジストロフィーの選手が多く、代表チームは14人中8人がデュシェンヌ型、1人がベッカー型、残りは脊髄性筋萎縮症が3人、脳性まひが2人であった。このような、特に心肺機能に問題を抱える疾患では後述のような準備が必要である。

スポーツを始めるためのメディカルチェックと「勝つための」対策

- スポーツを始める段階で、選手は自覚症状の有無に関わらず主治医に相談すべきである。医療情報としては、日本体育協会作成の国体参加選手用診

断書を障害者用にアレンジした診断書が参考になる（**表4-4**）。
- 筋ジストロフィーのように心肺機能に問題を抱える疾患では，**表4-5**に示したような詳細な呼吸循環系情報が必要である。
- さらに，「勝つためのメディカルサポート」では以下に示すような情報も重要となる。
 プロサッカー選手の運動負荷時の心拍数変化を**図4-2**に，筋ジストロフィーの電動車椅子サッカー選手の結果を**図4-3**に示す。いずれにおいても運動により心拍数が増加するが，どこまで増加するかは年齢，トレーニングの状況等で違ってくる。
- 電動車椅子サッカーの場合だと最大心拍数は毎分140～150程度のことが多い。最大心拍数は病態によって変わってくるが，病態評価でさらに重要なことは運動を中止した後どのように心拍数が回復するかである。
- 一流選手の場合，図4-2に示したように，運動中止とともに急速に心拍数が減少し，回復する。一方，図4-3を見れば，回復に時間がかかり，しかも運動前の心拍数に戻っていないことがわかる。この傾向はゲームを重ねるにつれて顕著になっている。
- 原因はいくつかあるが，この選手の場合は呼吸不全が主な原因で，ただちに人工呼吸を導入した。人工呼吸導入後に心拍数回復状況も改善した。
- ■選手にとって，試合中の人工呼吸はなかなかハードルの高い決断である。鼻マスクにより視野が狭くなることは大きなハンディといえよう。しかしこの問題の解決は案外簡単であり，鼻マスクを適切なものに交換すればよい。最初，**写真4-1**[*1]の鼻マスクを使用していたある選手に別のマスク[*2]をすすめたところ，受け入れてもらうことができた。

[*1] 79頁参照
[*2] 125頁参照

- 常時服薬している選手も多いが，ドーピング対策も兼ねた服薬情報も重要である。国内の大会等では必ずしもメディカルスタッフがいるわけではない。また主治医にそこまで求めるのは，現状としてむずかしい。患者のその病状を十分把握することなく何でも許可するのも困るが，一律に禁止されるともっと困ることになる。まずは選手自らが自分の身体，疾患，病態をしっかり自覚することである。

海外遠征に対する「非」常識と「反」常識

- 海外遠征に限らず，航空機を利用する際には航空会社から，「搭乗日を含めた14日以内」に書かれた独自の診断書が求められる。現状ではどうしても航空機利用はむずかしい病態もある。
- 航空機内でのトラブルはほかの乗客へも多大な影響を及ぼす可能性がある。もちろん予期せぬトラブルはいつ誰にでも起こり得るのだが，発生が予測されるトラブルに対し十分な対策を講じていないとなれば，それは非常識と言わざるを得ない。
- 航空機内の環境は地上とは大きく違い，特に機内圧の低下は呼吸不全に重大な影響を与える。地上では人工呼吸がまだ必要でない病態でも，機内で

表4-4 診断書（1）（医師記入のこと）

氏名：＿＿＿＿＿＿＿＿＿＿＿；生年月日：昭・平　　年　　月　　日

〈現症〉
身長：＿＿＿cm　体重：＿＿＿Kg　体温：＿＿＿℃　脈拍：＿＿＿拍／分
血圧：＿＿＿／＿＿＿mmHg

理学的所見（必要に応じて右の身体図を利用して下さい）

　　　　異常所見の有無　　異常所見の内容
顔面　なし　あり　＿＿＿＿＿＿＿＿＿＿
口腔　なし　あり　＿＿＿＿＿＿＿＿＿＿
頸部　なし　あり　＿＿＿＿＿＿＿＿＿＿
胸部　なし　あり　＿＿＿＿＿＿＿＿＿＿
腹部　なし　あり　＿＿＿＿＿＿＿＿＿＿
四肢　なし　あり　＿＿＿＿＿＿＿＿＿＿

〈臨床検査所見〉

心電図検査	所見：			精査の必要（無・有）	
胸部X線	所見：			精査の必要（無・有）	
尿検査	蛋白	（＿＿）	糖　　（＿＿）	潜血	（＿＿）
血液検査	赤血球	（＿＿）	ヘモグロビン（＿＿）	ヘマトクリット	（＿＿）
	白血球	（＿＿）	血小板（＿＿）		
生化学検査	血清鉄	（＿＿）	AST(GOT)（＿＿）	ALT(GPT)	（＿＿）
	γ-GTP	（＿＿）	CK　　（＿＿）	CRP	（＿＿）
	中性脂肪	（＿＿）	コレステロール（＿＿）	総蛋白	（＿＿）
	尿素窒素	（＿＿）	クレアチニン（＿＿）	BNP	（＿＿）
	尿酸値	（＿＿）	血糖値（＿＿）	HbA1c	（＿＿）
	その他先生が重要と考えられる検査所見			（＿＿）	

※異常値について，貴施設での正常値より低値の場合は↓，高値の場合は↑を付記して下さい。[例：AST（68↑）]

コメント備考欄	

＿＿＿＿年＿＿月＿＿日
医療機関名・住所・電話番号
　　　　　医師名：＿＿＿＿＿＿＿＿＿＿　印

は必要となる場合がある*。

□人工呼吸器の動力源は電源である。室内ではAC電源が主体でも，戸外ではバッテリーということになる。以前，バッテリーは個人負担ということもあったが，現在は「在宅人工呼吸指導管理料」に含まれると解釈され，病院が用意することになっている。

■遠征などでさらに追加の予備バッテリーが必要な場合があり，そこまで病院あるいは業者に負担を求めるかの判断はむずかしいところであるが，筆者は個人負担が望ましいと考えている。

特に業者に便宜を依頼することは原則として避けるべきで，短期レンタルの料金規定に従い，自己負担すべきである。

---

* 筆者自身もひやりとした経験が2回ほどある。特に長距離便では機内圧低下が大きくなる。当然食事をとる必要があるが，飲食時呼吸器をはずすという選択肢はこれまた非常識である。人工呼吸下での飲食には十分な練習，呼吸器の調節が必要であり，いきなりできるものではない。対応のための十分な時間が必要である

表4-5 診断書(2)(医師記入のこと)

```
氏名：＿＿＿＿＿＿＿＿＿＿＿； 生年月日：昭・平　年　月　日

◇その他，原疾患と合併症についてご記載下さい．特に，選手の障害内容や合併症
　などに応じて前頁検査項目以外の検査を施行されましたら，その結果の記載をお
　願い致します．(動脈血ガス分析，心エコー，呼吸機能検査，睡眠時パルスオキ
　シメトリー，など)




◇ご診断に基づき，以下の2点について適否のご意見をお願いいたします．最終
　決定は協会が行い，責任を負いますので，率直なご意見をお願いします．

　①選手の海外渡航について　　　　　　　　適　・　不適　（いずれかに○）
　②電動車椅子サッカー選手としての大会参加　適　・　不適　（いずれかに○）

　上記についてのコメント
　（上記①②について，ご判断された理由等をご記入下さい）
　┌─────────────────────────────┐
　│                                                          │
　│                                                          │
　│                                                          │
　│                                                          │
　└─────────────────────────────┘

　＿＿＿＿　年　月　日
　医療機関名・住所・電話番号
　　　　　医師名：＿＿＿＿＿＿＿＿＿＿＿＿＿＿　印
```

□現在一般に用いられるバッテリーはほぼリチウムイオンバッテリーであるが，機内持ち込み等に関しては事前に業者に相談しておく必要がある．
□遠征先での人工呼吸器など器機トラブルに対する準備も，医師が遠征を許可しているのであれば，本来は医師の責任であると解釈できる．ただし，念を入れて選手自らが業者に確認しておく準備の姿勢を求めたい．期間・宿泊先等を連絡しておけば，国内の場合ほぼ確実にバックアップしてくれる体制が整っている．
□ただし海外の場合はまったく別で，すべて自己責任と考えておくべきである．したがって，人工呼吸器についてはバックアップ器の準備もすすめたい．各国の電圧の違いに対する対策は，もちろん怠ってはいけない．すべ

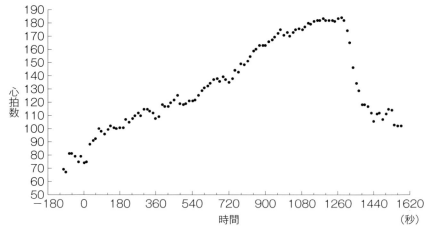

図4-2 プロサッカー選手の運動負荷中の心拍数変化

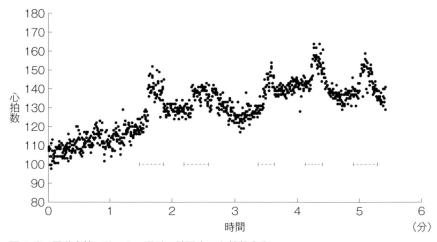

図4-3 電動車椅子サッカー選手の練習中の心拍数変化
破線部（……）はゲームに参加，それ以外はベンチで待機

て自己責任である。
□予期せぬ停止等，人工呼吸器のトラブルは少なくない。「人工呼吸器が止まるなんて」，もしそのように考えているならば，そもそも在宅人工呼吸なんて選択すべきではない。
□厳しいことを述べてきたが，それでも筆者は在宅人工呼吸をすすめる。そして，さらに反常識的発想で海外遠征等にもチャレンジしてもらいたいと願っている。非常識を排除して反常識的発想をぜひサポートしたい。
□電動車椅子サッカーに関わりだした当初，筆者の頭には「競う」という概念はなかった。「そこまでこだわるなよ，楽しければいいんじゃない」そんな感覚であった。
□その筆者がいまめざそうとしているのは，「勝つためのメディカルサポート」である。具体的に何ができるか，本項で呈示した以上の知見はまだ漠然と

しているのであるが，さらに自らの反常識的発想を育てたいと思っている。おそらくそれが快の治療につながる，ぜひつながってほしいと願っている。

資料
- 社団法人日本電動車椅子サッカー協会　http://www.web-jpfa.jp/

●電動車椅子サッカーで得た良き健康状態

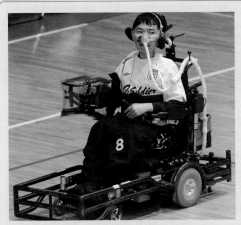

吉沢祐輔（電動車椅子サッカークラブ「レインボー・ソルジャー」・PwCあらた有限責任監査法人所属）
PHOTO/吉村もと

　私は小学校5年生の頃から電動車椅子サッカー（以下，サッカー）を始め，これまで日本選手権優勝，W杯出場など多くの貴重な経験をすることができていた。ところが，2014年から徐々に呼吸機能の低下が始まり，日中，食事中，サッカー中にも人工呼吸器導入の必要性が迫っていた。コンディション，パフォーマンスともに落ちてしまい，日本選手権も敗退，日本代表候補からの落選を経験した。しかし，私は「人工呼吸器をつけている自分」を認められず，それをつけて人前に出たくなかった。苦しいのを我慢してわざわざ人工呼吸器をはずすことすらしていた。それ以前に人工呼吸器をつけることで健康的になったとしても，プレーのパフォーマンスは逆に低下するのではという不安もあった。
　しかし，悔しさをきっかけに私は電動車椅子に呼吸器台を設置して，人工呼吸器を導入することを決断した。すでに呼吸器をつけながらプレーをしている選手は当時からいたし，2012年からチームドクターをされている多田羅先生も，人工呼吸器をつけてプレーすることについても非常に前向きな見解をお持ちだったことが後押しとなった。導入後は心拍も安定し，頭痛や息切れがなくなり，結果としてパフォーマンスが向上した。いまでは24時間つけていて，以前よりも食欲が増え，体重は12.3kg増やすことに成功，再びの日本選手権優勝，日本代表候補復帰を果たすことができた。以降，人工呼吸器をつけている自分を認めることができ，人工呼吸器をつけてアクティブに外出できるようになった。
　多田羅先生は常々私たち選手に「『選手の常識は非常識。選手の大丈夫は大丈夫じゃない』では困る。選手を続ける以上はまずそれを自覚したうえで，自分の体，障害について自分たちで勉強する姿勢をもって」と語りかけてくれた。私はこの言葉とともに電動車椅子サッカーでトップをめざすことで，自分の体について学ぶ姿勢と受け入れがたいことにもしっかりと向き合い受容する心の強さを身に付けることができた。それは健康状態や精神状態を良好に保つことでもあるので，勝つこと以上にとても大切なことだと思う。
　2010年から私はPwCあらた監査法人（当時）の職員としてサッカーを通して，主に法人の広報・CSR活動を行うようになった。所属チームのスポンサーとして法人の支援を受けながら競技活動を行うとともに，在宅でデータ入力などの業務も行っている。また，法人内外で体験会等も行なっており，個人としては小中学校での講演を年に数回行っている。こうした充実した活動が行なえるのも，体の状態が良好に保たれていることが大きい。サッカーをしていなかったら多田羅先生と出会うこともなかったかもしれないし，人工呼吸器の利用開始も決断が遅れ，健康状態が今ほど良好ではなかったかもしれない。
　私に【快】を与えてくれたサッカーと多田羅先生にこの場を借りてお礼を言いたい。

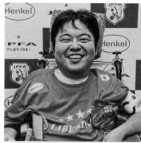
No.1 RYUICHI HAYASHI

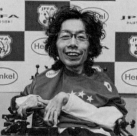
No.4 MASAYUKI ARITA

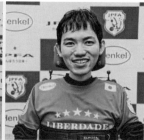
No.6 YUSUKE YOSHIZAWA

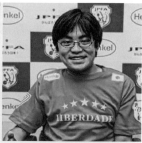
No.7 AYUMU SHIROSHITA

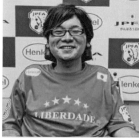
No.8 SINYA SHIOIRI

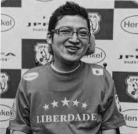
No.9 YOHEI KITAZAWA

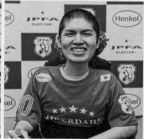
No.10 YUKI NAKANO

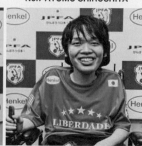
No.11 KOYO IIJIMA

第2回 FIPFA ワールドカップ
2011年11月 フランス・パリ開催

> 日本で開催された第1回大会の悔し涙を忘れずに、チームが心一つにして戦って、この日本に力を!!

岡田 武史 氏
サッカー日本代表前監督
日本電動車椅子サッカー協会 特任理事
社団法人Okada Institute Japan 代表理事

> 目指せ！世界一！サッカーの本家イギリスに電動車椅子サッカーを教えた日本チームの目標は頂上！W杯優勝だ！ガンバレ！

玉木 正之 氏
スポーツライター
日本電動車椅子サッカー協会 特任理事

> サッカーボールは世界をつなぐ。あきらめなければ夢は逃げない。私は電動車椅子に乗る勇者たちを応援したい。ガンバレ日本！

羽中田 昌 氏
スポーツライター
日本電動車椅子サッカー協会 特任理事

twitter 電動車椅子サッカー 応援ツイッター
アカウント：JPFA_P_football

YouTube 電動車椅子サッカー応援チャンネル
http://www.youtube.com/user/JPFA2011

f 電動車椅子サッカー応援ページ
http://www.facebook.com/JPFA2011

当協会及び日本代表チームへのご支援お願いします！

当協会について詳しくは、http://www.web-jpfa.jp/

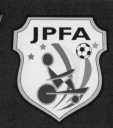

JPFAサポーター 募集！
1口、1,000円以上何口でもご協力を！
【特典】
1) 当協会WEBサイトでお名前をご紹介
2) オリジナル缶バッチをプレゼント
3) 10口以上で記念Tシャツをプレゼント

パートナー企業（広告協賛）募集！
1口、1万円以上でのご支援をお願いします！
【特典】
1) 当協会WEBサイトで企業名をご紹介
2) 30口以上で代表選手フットガード等へ企業名ご掲載
3) 50口以上で代表選手ユニフォーム等へ企業名ご掲載

日本電動車椅子サッカー協会（JPFA）　〒183-0034 東京都府中市住吉町2-30-31-3-801（高橋方）担当／高橋
お問い合わせ先[事務局]　TEL：042-363-5138　FAX：020-4665-9201　E-mail：takahashi@jewfa.jp

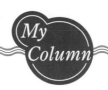

スポーツから共生社会に向けて
こみゅスポ研究所の創設

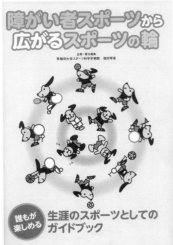
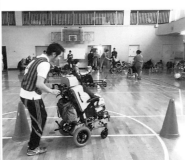
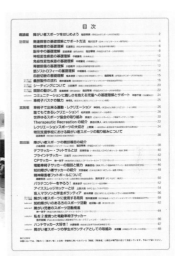

「スポーツは，共生社会へ導く良いツールになりえるのでしょうか」。
　みなさんは，どのように感じますか。2020年の東京オリンピック・パラリンピック招致が決定し，パラリンピックに期待されることに，「障害理解や障害者を取り巻く環境の整備」が挙げられています。しかし，本書の読者のみなさんの多くは，「難病，障がい×スポーツ」というキーワード自体に違和感を覚える方が多いかもしれません。本来，スポーツは「楽しむ」という語源のもと，ルールを自在に変化させ，みなが楽しめるようにその種目を作り出してきた背景があります。しかし現代のスポーツは，競技・競争的意味合いが強く，そのルールに適応ができない場合は，スポーツに関わりをもつことすらむずかしい状況のように思います。これは，私たちの調査においても，「障がいに適したスポーツがない」と感じていることが，障がいや疾患を有する方のスポーツ参加の障壁の大きな要因となることが明らかとなっています。
　私たちは，本来のスポーツの楽しさを皆がわかち合えるように，スポーツの提供方法を工夫したり，新たにスポーツを生み出す取組みやその環境整備を行なっています。2016年4月に，このような活動の展開を広げるために，理学療法士，作業療法士，電動車椅子サッカーの選手などで構成する「一般社団法人こみゅスポ研究所」を創設しました。また，疾患や障がいを有する方のスポーツ参加の障壁として，情報の不足も課題にあります。このような課題に取り組むため，疾患や障がいを有した方でも，リスクに配慮し安全かつ楽しく参加が可能なように，医療従事者，特別支援学校の先生，障がい者スポーツの競技団体の方々にご協力いただき，「疾患・障害の基礎理解」「サポート方法」「障害特性に応じたレクリエーションやスポーツの紹介」など多面的な視点から，構成されたブックレット『障がい者スポーツから広がるスポーツの輪』（写真）を作成しました。
　スポーツは，自分でするだけでなく，観たり関わりをもつことによって感情や思いを共有できる1つのツールであると考えています。そして，スポーツを通じて多くの価値を生み出すことで，多様な生き方や共生社会に向けたよりよい方向へ社会を導くことができると感じています。私たちは，このような活動を実践してゆくことで，社会が変わるのを受け身で待つよりも，自らで社会を少しずつでも変革していきたいと考えています。

塩田琴美

第Ⅱ部　コミュニティケアの展開

第5章
地域でささえる難病訪問看護
看護職発の事業展開

服部 絵美・秋山 正子

法人名	株式会社ケアーズ
設立	1992年　医療法人春峰会立白十字訪問看護ステーションとして 2001年　医療法人解散に伴い，有限会社ケアーズ設立 2006年　新会社法にて株式会社に商号変更
所在地・連絡先	〒162-0842 東京都新宿区市谷砂土原町2-7 　　　　　　ディアコート砂土原204 TEL：03-3268-1815　FAX：03-3268-1629 E-mail：hakujuji@muse.ocn.ne.jp http://www.cares-hakujuji.com/
事業	訪問看護ステーション 　◇白十字訪問看護ステーション 　◇東久留米白十字訪問看護ステーション 白十字ヘルパーステーション 暮らしの保健室 坂町ミモザの家 NPO法人白十字在宅ボランティアの会
スタッフ	看護師20名（常勤11名，非常勤9名） うち「暮らしの保健室」専従2名 　　「坂町ミモザの家」管理者1名 理学療法士（PT）非常勤1名
訪問地域	新宿区市ヶ谷を中心に（2015年11月現在） ●1か月平均の利用者数 　　170～180名（訪問看護） 　　60～65名（居宅介護支援） ●1か月平均のべ訪問件数　950～1,100回
その他 （がん患者相談支援センター）	maggie's tokyo（マギーズ東京）プロジェクト 〒161-0052 東京都新宿区戸山2-33-125　「暮らしの保健室」内

（2016年5月現在）

 ## 住み慣れた処で暮らす

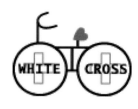

　私たちは訪問看護ステーション制度が始まった1992年に，医療法人春峰会立白十字訪問看護ステーションとして，白十字診療所のなかで開業しました。東京都内にステーションはまだ9か所。当時は遠方まで訪問にうかがっ

ていました。日本の訪問看護制度の萌芽期から活動を開始できたことを誇りに思い，その礎をつくってくれた諸先輩にいつも感謝しています。その後，診療所は諸般の事情でなくなったのですが，利用者の方々に継続して看護を届けるべく，2001年に独立した有限会社（のち株式会社化）となって現在まで事業を継続しています。

利用者とご家族と医療者が，共有する場でつくり上げるのが「在宅ケア」であり，訪問看護師は患者（利用者）サイドに立った調整役でもあるというのが，当初から続く私たちの考え方です。利用者が自らの尊厳を守られながら，住み慣れたご自宅での生活を続けられるように，生活リハビリテーションも含めて，お手伝いさせていただきたいと願っています。

また関連事業として，「暮らしの保健室」（月曜～金曜9～17時OPEN，電話03-3205-3114）[*1]を新宿区戸山2丁目の戸山ハイツ33号棟の商店街に2011年7月に開設しました。地域にひらかれた健康相談の場であり，NPO法人白十字在宅ボランティアの会の皆さんと協働して運営しています。

2015年9月には，看護小規模多機能型居宅介護（複合型サービス）として「坂町ミモザの家」（電話03-3351-1987）を開設しました。こちらは登録利用者最大25名，通い定員が1日最大15名，泊り最大5名と，「家庭的な家」であることを意識したサービス提供の場としています。

また，「暮らしの保健室」のモデルとした英国のがん患者・家族支援のための施設マギーズセンターの理念「病気であっても1人の人間として尊重され，死の恐怖のなかでも生きる喜びを」を日本の患者にも提供すべく「マギーズ東京」を設立するプロジェクト[*2]を進めています。

[*1] 138頁参照

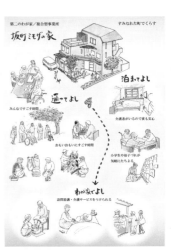

[*2] 秋山正子・鈴木美穂共同代表.
寄付受付は，振込
みずほ銀行 市ヶ谷支店
　普通 2281171
　トクヒ）マギーズトウキョウ
ゆうちょ銀行
　記号 10080
　番号 48470541
　トクヒ）マギーズトウキョウ
Eメール donate@maggiestokyo.org
http://maggiestokyo.org/

長期・頻回・長時間──訪問難病看護のニーズ

現在のスタッフ総数20名は，「暮らしの保健室」「坂町ミモザの家」の専従スタッフも含めての数で，地域の訪問看護に携わっているのは常勤10名，非常勤5の15名で，月間1,000件程度の訪問を行なっています。漸増傾向にあります。がん，精神疾患，各種の難病の方が多く，小児も5名のお宅にうかがっています。新宿区には31か所ほどのステーションがあるので，ALSなどの難病患者さんの利用は，それぞれ分散しています。

難病は，訪問頻度の高い方が多く，週3回程度が最も多いです。状況に応じて，連日おうかがいする方はできるだけほかのステーションと調整・連携するようにしています。その調整は，介護保険の利用者はケアマネジャーに主に担当いただいています。本人とご家族で可能でしたら自らコーディネーター役になられていたり，保健師が継続して担当しているケースもあります。2015年から制度が変わったとはいえ，難病の利用者さんがそれで増えているという傾向はなく，地域のニーズとして変わらず一定してある状況です。

また，比較的長時間にわたって介護職（ヘルパー）が入っているのが難病在宅ケアの特徴ですので，常駐されることが多いヘルパーさんと連携して，

役割を分担するのが重要です。訪問期間も長期に及ぶので、ご家族の負担も大きいですし、ずっと訪問を継続し経過をフォローしていくなかで、難病の方は症状が進行し回復することはあまりないので、大きなストレスを抱えられていることがほとんどです。私たちの側にもそれはストレスになります。ただ、本人や家族には、なかなかその発散の場がないこと、さらにスタッフとも関係性の維持がむずかしくて、**スタッフ変更・交代を希望される**ことも多く出てくるのに留意しています。

　当ステーションは比較的スタッフの人数が多いので、そのニーズに応えて何人かで交代しながらサポートを続けているというのが実情です。何度も担当を変えてほしいという利用者の場合でほかに代わるスタッフがいない状況になって、ほかのステーションにつなげた方もいます。さらに、複数のステーションを転々とされて結果的に「また（白十字に）戻って来たい」とおっしゃる方もおられますが、そのときは区のステーション連絡会で話し合って、そうしたむずかしいケースでは必ずほかのステーションが引き受けるというように地域全体でサポートしあい、近隣のステーションさんで引き受けてもらうようにします。反対にほかのステーションが困っておられるケースで相談があったときには、必ず引き受けるようにしています。

　難病の方への1回の訪問は、1時間か1時間半が基本になっています。介護保険での利用者と違い、30分でというニーズは難病にはあまりおられません。主となるのは排泄ケアとリハビリ、場合によってはパーキンソン病の方などで入浴介助、あとは医療処置でバルーン交換等もあります。

　難病の方では、触れられたら痛いとか嫌だという人以外には、マッサージを導入しながらほかのケアにつなげていくこともあります。特に排泄*の問題は大きいです。概してお通じが出づらかったりするので、1時間の枠に収まらないのが多く、その前後にリハビリなどさまざまなケアを組み合わせて、了解いただいている方には長時間加算をもらって2時間にしたりということもあります。そのあとに入られるヘルパーさんやご家族の負担を減らすことにつながるようにしています。難病の方に、例えば週3回入ってるケースだと、私たちが排便ケアしたタイミング以外は出ないような生活サイクルで暮らしておられるケースが多いのです。下剤も併用しつつ、ただそればかりだと訪問が入る前に便が出てしまうということもあるので、訪問時にトイレに誘導したりマッサージや座薬・浣腸など出やすい工夫をしています。

　ガスも溜まりやすいので、お通じばかりでなく、ガスもしっかり出してお腹をスッキリさせて食欲がわくようにという工夫も大切です。胃ろうの利用者さんも多数おられるなかで、お腹のマッサージも「この人の場合はこういうマッサージをしたら、すごくよく出る」といった個別の工夫があるので、スタッフ皆で共有しながらローテーションでケアにあたっています。難病ではないですが、脊髄損傷の方では便が停滞していて、ガスもうまく出てこないことがあるので、2時間近くかけてマッサージだけやり続けることがあります。

* 72頁参照

看護は手あてを手ばなさない
——在宅難病ケアの特長

今は「あんま」*¹ という言葉も使いにくくなっていますが，直接手をあてるケアは，看護の基本です。理学療法（PT）でも導入時に少しマッサージをしてからリハビリに入ることがありますが，私たち看護師も手あてを手ばなしません。本稿でも言葉として伝わりやすい「マッサージ」という表現を使いますが，それもものすごく力を込めて行なうケースや，じわじわ温めるべきケースなど，利用者さんによって提供しているその手法やニーズはさまざまです。そうした個別に合わせるケアの組み立てが看護であり，かつ，それをチームで共有することがまた重要です。

実践の報告のなかから最適なものが編み出されていき，それをまた単純な技術として伝承するだけでなく，専門職としてフィジカルアセスメントに基づき，自分たちのやった結果を評価し，言い換えればモニタリングをしてチームで話し合い，ケアの改善を行なっていく。それが在宅ケアチームのカンファレンスです。その議論で得られたこと，難病患者さんのケースからの知見がほかのさまざまな利用者さんに波及して，全体の質の向上につなげられていると考えています。地域ケアにとって難病だけ孤立しているわけではないのです。

また難病の方は，ケアが重症対応に変わっていくながれが速く，必要となる手技が多岐にわたりますので，最初にサービスに入るスタッフには先輩が何回も同行して，まったく新しいスタッフの場合には，3か月ほど複数訪問を続けて覚えていくという方式をとっています。

リハビリも，比較的単純な拘縮予防のものなどと違い，呼吸筋のリハビリだったり「ここの筋肉をちょっと伸ばしたり」といった個別・独特なところもありますから，難病ではコミュニケーションを言葉でとれない方，疾患のためお話ができなくなる方も多いので，そうした方々に皮膚感覚や，あうんの呼吸といったアプローチで，そのつど「どうですか？」と確認しながら進めることができるリハ職である理学療法士（PT）*² や熟練の看護師がいます。その感覚を新任者に伝えるためには，訪問から帰ってきてからスタッフ同士でリハビリをやり合って試したり，自分たちで勉強しながら理解を深めていくというながれになります。

それでも，訪問1回目から利用者さんとうまくいくことはあまりないので，**何回もくりかえしやっていくなかで，本人の表情などで反応を見ながら進めていくことが在宅難病ケアの基本**になります。

くりかえしですが，**排泄**と**食事***³ に関わることが特に重要です。私（服部）も在宅で働くようになってから，排泄ケアをこんなにしっかりやるんだということに驚きながら学びました。病院だと看護スタッフの業務量がとても多いので，浣腸をかけてから実際に効果が出る20〜30分の間ずっとそのそばにいるのはむずかしく，だいたいの患者さんには「では20分後に来ますね」

*¹ あん（按）は「おさえる」，ま（摩）は「なでる」を意味する東洋医学に基づくマッサージ技法。転じて，その職種の呼称となったことを視覚障害者への差別・蔑称とする論議が起きた。「あん摩マツサージ指圧師，はり師，きゆう師等に関する法律」（昭和二十二年十二月二十日法律第二百十七号）が定められている

*² 156頁参照

*³ 68頁参照

と，その間は放置してしまうことがほとんどです。訪問看護だと，その利用者にすべて時間をかけられるので，ゆっくりマッサージしながら体調の変化や気分などについてお話をしたり，浣腸をかけて待っている時間に手浴・足浴を進めたり，さまざまなケアを組み合わせながらプランを立てられるのが特長です。病院から在宅に帰られた難病患者さんを見に来られる施設の看護師さんが常に驚かれる部分です。

　また，難病の方に特徴的な食事のサポートとして，特にパーキンソン病の利用者の方で次第に食べられなくなってくるケースが多いので，だからといってすぐに点滴・胃ろうに移行するのではなく，なるべく経口摂取が続けられること，口からお好きなものが食べられるようにということを大切にして，声を出す訓練や飲み込みに影響するところのケア，リハビリを行ないます。痰がうまく出せなくなり誤嚥性肺炎をくりかえすなかでも，ある程度まで声が出せて，咳払いができたら，多少の誤嚥があっても自分で出せます。声が出なくなってくるとよけいに飲み込みも悪くなるし誤嚥もしやすくなるので，そこであえて「飲み込む訓練を」という提案にせず，歌を唄ったり，一緒にかるたを読んだりということもあります。自然に口を使い，喉を使う。それも1つのリハビリになるわけです。利用者さんによって，手を動かしたいとか，「こういうものを作りたい」といった具体的な希望や趣味があれば，ケアの時間にそれを取り込んだりもします。例えば塗り絵で，きれいに花の色を塗ってもらったりする人もいます。その人の興味がある部分を探っていきながら，ことさらに「リハビリしましょう」といってやるのではなくて，興味の部分とリハビリ的要素を組み合わせてできるように，作業療法（OT）*のように行なっています。

＊162頁参照

難病患者のストレス
──すべての看護の基本につながるもの

　在宅難病ケアの悩ましい点として，「ケア要求が高い方」への対応があります。それは一概にわがままといえるものではなく，疾患特性として「もう治らない障害」という大きなストレスと，今後の見通しの不透明さからくる当然の反応です。排泄ケアにしてもリハにしても，一般的な介護保険利用の高齢者のように，こちらのケア提供におおむね「ありがとう」と好感触が返ってくるのではなく，毎度さまざまなリクエストがあり，その方の希望に沿えないスタッフがいるとすぐ「変えてほしい」や「あの人はうまくできない」との指摘が入ることがある大きな背景です。

　当ステーションは，基本プライマリー（担当）制を取っていて，サブのスタッフがローテーションして3, 4人が交代で入るのが常ですから，うまくこなせるスタッフのケアをほかのスタッフが現場で確認して，なるべく手技を統一していくというやり方をとっています。といって，利用者さんとの関わり方はスタッフそれぞれの個性があるので，スタッフ本人のアプローチの

仕方は変えるわけではなく，ケアのスキルというところでのすり合わせです。

　難病患者さんには身体が動かないぶん，意識は非常に繊細で，細かいところまで気になる方がおられるわけで，決してケアスタッフを「非難」しているわけではなく「要望」として伝えてこられるのだけれども，そこで受け手側が感情労働そのものになってしまい，「え，そこまで要求するわけ？」といったジレンマを抱えながら仕事をしていくわけです。それには個人でなくチームとして，よいかたちで昇華をしていかない限りは，誰でもやはり煮詰まります。

　面白いもので，素人に近い看護学生さんが実習でローテーションに入ったらうまくケアが進んで，逆に臨床経験を積んだベテランの「こうしたほうがいい」という思いが先立って失敗して，その利用者さんのニーズに対し批判的になって，「なんで，こうするわけ？」と苦しむケースもあります。看護側が患者の声に耳を傾けるよりも，「こうあるべき」という先入観から誤ってしまうということで，カンファレンスで大きな議題になったことでした*。　＊11頁参照

　ある困難例としては，7年程度連日訪問していた方で，本当に要求が「ここまで？」というくらい高く，皆が苦労して，その利用者さんの話になると愚痴しか出てこないようにまでなった方もおられました。プライマリーで担当についたスタッフの負担があまりに大きく，かつ本人とも家族ともむずかしくなったケースだったので，その方には原則で対応するのを止めました。それでも当ステーションの流儀として「プライマリー，だけど2か月交代」として，スタッフ全員がそれを経験するという仕方に移行したのです。それでも，この方は終末期まで在宅ケアを続けるのはむずかしいだろうなと思っていたのが，途中からご本人の対応が変わって柔軟になり，ケアもスムーズに受け入れられるようになり，最終的にはご自宅での看取りになりました。看護の基本について，この方を通してとても勉強をさせていただいたというのが皆の率直なきもちでした。

　現在は，上手にできているときのケア場面の動画を，利用者さんの了解を得てスマートフォンで撮影してきて，それをカンファレンスの場に持ち帰って皆で，ヘルパーのスタッフも一緒に見ながら練習しています。排泄ケアは，同行のなかでほぼ覚えられるのですが，リハビリ技術の習得でつまずくことが多いので，当ステーション所属のPTに指導を頼んでいます。PTが定期的に訪問に入っているケースでは，看護スタッフもよく同行して参考にしています。看護師はどうしても感覚的に試行錯誤していることを，きちんと筋肉と腱の動きから説明しながら教えてくれるので，学ぶことが多いです。

　当ステーションでは，**難病の方にはリハビリ拒否者以外はすべて，PTが訪問に入っています**。介護保険受給者の拘縮予防や筋肉をほぐす運動などではわざわざPTをサービスに入れなくてもと思われるステーションもあるかもしれませんが，こと難病の方はそれぞれ疾患別に特徴的な対応が望まれるので，医療者の専門性が発揮される分野かと思います。

医師など他職種との地域連携

　難病の方について医師とのやり取りは，だいたい毎週出てきます。
　ALSの方の手術の相談であったり，パーキンソン病の症状コントロール上のことであったり頻繁に連絡を取りますが，ただ，直接というよりは，間に入っていただく相談員さんを通してのやり取りが主となります。難病の方の多くには専門医が当初から決まっておられるので，その所属される大学病院のような大病院とはまた別に，地域の在宅医もかかりつけにされている2本立てが多いです。何か月かに一度病院に行って，日々の診療は在宅の医師に診てもらうというながれです。私たちからも，相談を受ける利用者さんへの提案として，地域でその疾患を扱っておられる在宅医をご紹介しています。ただ，地域（新宿区）特性として大病院が多いために，「やっぱり大学病院で全部かかっていたい」と言う方も多いです。それでも，自然に2本立てになっていくことが大半です。
　当ステーションでは，ほとんどのスタッフが複数名の難病の方のケアに入っていますが，ローテートとして難病だけでなく，がんの終末期といったシビアな現場に偏り過ぎないよう，比較的症状の軽い慢性疾患や認知症の利用者さんの担当にも入るように，まんべんなく経験できるような体制にしています。それでスタッフの疲労度の蓄積が大きく異なってくるからです。
　新宿区には，小児や精神に特化したステーションもありますし，難病に特化したステーションも，今後あり得るかもしれません。ただ，私たちがめざすのは「この地域に根差す」ことが基本で，あくまで，地域で必要とされることを総合的にケアしたいと考えているので，何かに特化するという方針はめざしません。現在，当ステーションからの小児訪問が増えているのもその一環で，それはスタッフ側に小児分野をきちんと学びたいというニーズが出てきたからでもあります。精神疾患の方でもそれは同じです。
　多職種連携の部分でも，行政の障害福祉課の方や保健師さんとのつながりが広がったのは難病ケアに携わったおかげです。保健師さんの業務は現在，小児の対応が多く，昨今は難病への関わりは少なくなってきていますけれども，最初の導入時に保健師さん紹介の方は多いですし，またケアマネさんや特に難病の方をよく回ってらっしゃるヘルパーさんとか，さまざまな地域の職種の方との縁が広がったのは難病患者さんとのおつき合いがベースになりました。一方で，私たちはずっと看取りのケアに携わってきたステーションで，終末期から学びもまた多く，やはり，すべてが循環してつながっているというのが，地域ケアの実際だと思います。
　ここで付記しておきたい保健師さんの傾向*として，**訪問看護ステーションのサービスが導入できたら，そこで「万歳！もう安心！」となって手を離されてしまう印象が少しあります。**
　最初の困難をクリアされることの解放感もわかるのですが，やはり難病の長期の展開のなかで，途中途中で関わっていてほしいという要望がありま

＊43頁参照

す。情報共有だけではやはり足りなくて，私たち訪問看護師が煮詰まるような局面で，第三者的に保健師さんが果たせる役割があります。ケアマネがついていない難病の方がたくさんおられるわけですから。

【快】の追求──個別のニーズにどこまで応えるか

　難病患者さんに限らない訪問看護の永遠のテーマとして，医療者としてのケアに留まらない，その利用者さんの生活の潤いに寄与する部分にどこまで応えるかという問題があります。例えば，「植木鉢に水やりを」といったニーズもあります。それが1つ2つの鉢植えでなく，広いベランダのガーデニング全部といったことにもなるわけで，話が大きくなります。スタッフもそれぞれ個性が違いますから，その誰かが利用者さんの声に応えて「やってあげたい」ことであれば，その場では成立するわけです。ただそうなるとローテートするスタッフ皆に，同じレベルで要求されることにつながりますので，「私はそのために来ているんじゃない」「それは違うんじゃないの？」というようなカンファレンスでの議論が巻き起こることになります。

　こうした生活援助は，介護保険では厳重に制限がかかっています。同じスタッフが異なる制度の利用者さんを訪問するなかで，「片方があれだけ制限されているのに，一方ではなぜ可能なのか？」といった話題にもなり，非常にむずかしいテーマです。ケアの質として常に向上をめざすのが私たちの基本ですが，日常生活の支援として，心肺機能が落ちている利用者さんが誰かに作業を代行してほしいことを訪問看護で要求されてくると，「ここまでは応じられるけど，ここから先は応じられない」という線引きが必ず必要になるのです。

　得てして，家族関係がうまく機能していない家庭からそうした過剰要求が出てくるケースが多く，利用者さんのニーズをその家族にフィードバックしても応答がなかったり，私たちもうまくコミュニケーションがとれなかったりすると，よけいに葛藤が大きくなります。かたや同じ難病の方でも，家族が十分がんばられていて，スタッフとも良好なコミュニケーションがとれている状況で，さらに今，この方の外出支援をすれば生活全体が向上できると判断できる部分では，私たちから積極的に関わってゆくケースもあります。そこがむずかしいところです。

　例えば，外出支援として，温水プール*でのリハビリ運動を行なった重症筋無力症の利用者さんのケースがあります。まず電動車いすで現地に向かうのにスタッフが同行し，着替えを介助してプールサイドにつき添って，入れて，また上げてというのは相当な作業量になります。その方にとって，浮力を使うことで「水のなかだと歩ける」ことを体感するのがそのときにとても重要だと判断して，実現しました。しかし，それもずっと同じスタッフが何度も継続できるかというと，それもむずかしいのです。公的な施設で着替え場所に入れるのは同性に限られますし，やはりサービスとしては例外的なオ

* 84頁参照

プションという位置づけになります。

難病の利用者であってもその社会参加や外出支援の希望を満たしたい，**その思いの当事者としての私たちがいるわけです**。その意味では，スタッフ側のニーズとして何とか果たしたいと考えるのです。そのうえで，できるときとできないときがある。当ステーションは社会的なしくみとして，訪問看護と一体として動くことができるボランティア組織を育ててきたので，だから可能になっている部分が大きいです。

ところで，先にも触れた，利用者さんの摂食嚥下機能を維持するための「歌を唄う」というケアは，その場面だけとり出せば，同居のご家族には看護師が一緒に遊んでいるようにみえます。その他の言葉遊びでも，風船を膨らましたり絵を使ったり手法はさまざまですが，その本人が本当に興味をもちそうなことをスタッフが考えてケアに取り入れているわけですから，その楽しそうな様子を知っている家族側から苦情が入ったことは過去にありません。

「暮らしの保健室」での難病対応

「暮らしの保健室」で開設初年度に集計した10か月間（2012年4月〜2013年1月）の相談件数603件（**図5-1**）のうち，がん患者関連が174件（30%弱）で，神経難病は9件（1.5%弱）でした。その他の相談のなかで難病が含まれていることもありますが，**全体の2%もありません**。ただ，症状が深刻であるぶん，経過を聞くのに長い時間がかかります。相談者は身内の方が多いので，まずご家族がその病気に対してどう理解をされて，どう受けとめられているか，家族関係も含めてじっくり聞いていかないといけないので，最低1時間はかかります。

ほかの疾患相談だと，平均は30分程度です。ですので，難病では，最初の電話である程度お話をしたうえで，だいたいは実際に保健室まで来ていただいて，対面で話をするようにします。区域を限定した窓口ではないので，都内あちこちから来られます。都道府県を超えて遠方からの際は，地域の状況が違うなかで具体的な助言がむずかしいので，その地元の保健師さんの連絡先を教えることもあります。

そうして訪ねてこられる難病のご家族は40歳程度の方が多いので，相談時間は長いけれども，話題としては順序立てて聞くことができて明瞭にニーズをつかむことができます。この「援助者の年代が比較的若い」，というのも難病の特徴的なことだと思います。がんや認知症などでの高齢者の相談ですと，どうしてもお話があっちへ飛んだりこっちへ飛んだりで，メモを取りながら「あれ？ 家族関係がさっきと違うな」となって書き直しすることもしばしばで，ずいぶん違う対応が求められるものです。

こうしてお話を聞くなかで，すぐに難病特有の症状が出ていることがわかって，でも認定につながる診断を受けられていなかったり，きちんと指定

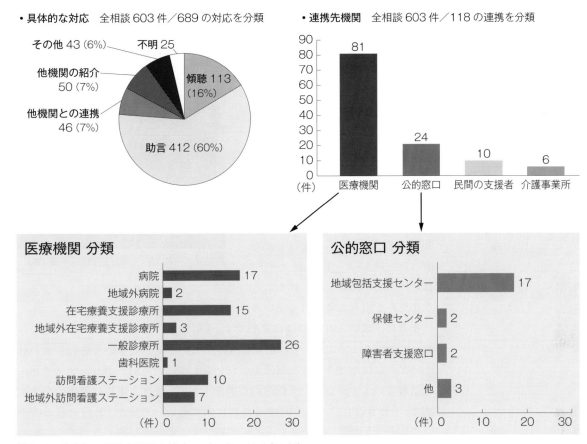

図5-1　暮らしの保健室 活動実績（2012年4月〜2013年1月）

　難病の制度に乗っておられないケースが浮上してきます。「あなたの地域にはこんな窓口があって対応してもらえるから，訪ねてみましょう」といった埋もれたニーズを拾い上げ，ガイド役をするのが「**暮らしの保健室**」*です。

　また難病については，「暮らしの保健室」の関わりだけでなく，当ステーション自体が従来から果たしている保健室的役割として，ケアに入って看取りをした利用者さんのご家族からの「最近ちょっと体の様子がおかしい」といった相談に対し，すぐ様子を見にうかがうという対応をしています。これは訪問看護でなくご遺族のグリーフケアの一環としてですが，そこで明らかに神経難病という症状が出ていたりする事例が出てきます。そこから専門医につないで，パーキンソン病や重症筋無力症などの診断がついたケースもあります。従来の地域でのつながりのなかで信頼関係があると，そうして訪問看護ステーションが健康相談の窓口になることを，地域で引き続き暮らしておられるご家族や身内の方がすでにわかってらっしゃるわけです。これは，**全国の訪問看護ステーションそれぞれで果たせることだと思います**。

　なお，すべての相談事例を通して，ある程度まで情報を提供したら，そこからはその人たち自身の手で，きちんと次につながる活動ができるようにすすめることを原則としています。**医療者が常に指示的に全部してあげていた**

* 〒162-0052 東京都新宿区戸山2-33 戸山ハイツ33号棟125（1階商店街）
電話03-3205-3114
FAX 03-3205-3115
Eメール hokenshitu@kjc.biglobe.ne.jp

ら，患者さんは自立していきません。それが相談の基本です。

「保健室」の活動について「いきなり全面的に頼ってこられて大変じゃないですか？」と質問されることがありますが，認知症絡みの長期ケースを別にすると，延々とくりかえしで相談が続くという事例はまずありません。医療者ができることは限られているわけですから，相談を通してご自身たちで問題を整理できて，後は「また困ったときには『保健室』へ行けばいい」と，背中を押されるようなかたちで去ってゆかれるというのを目標にしています。

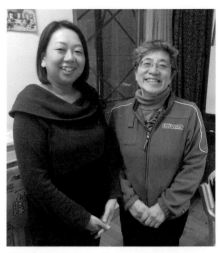

服部絵美所長（左）・秋山正子統括所長（右）

まさに，求められるのは自立心です。「何でも教えてあげるから，何でも頼ってきてちょうだい」ではありません。といって，いろいろ愚痴も言われたいときには，どうぞまた気分転換にいらしてください，ボランティアさんも詰めていますからという歓迎の姿勢を示しています。実際に難病の介護家族で，「ときどき，ゆっくりするために来てもいいですか」と言われる方がいて，そうした憩いの場所にもなっています。相談が目的でなくてもよいわけです。

くりかえしですが，難病ケアは長期戦です。そのつらさと比べると，より多数からのニーズがあって，世間でも注目されやすいがん看護は本当に短期決戦で，性質が違うものだと思います。それが，ボランティアさんとごく普通の世間話をされるだけで，「ほっとしたわ」と帰って行かれる。毎日介護の暮らしのなかで，そうした普通のことから遠ざかっておられる方のきもちが和らぐというのは，大事なことだと思います。問題自体は解決していなくても，それでまた次の日にがんばることができるから。**楽しいこと，安心できることを大事にケアに取り入れていくのも，私たちの仕事だ**と思っているからです。（談話）

資料

- ケアーズ 白十字訪問看護ステーション，暮らしの保健室：平成24年度在宅医療連携拠点事業成果報告．2013年1月19日．
  http://www.mhlw.go.jp/seisakunitsuite/bunya/kenkou_iryou/iryou/zaitaku/seika/dl/booth7-08.pdf
- 秋山正子：在宅ケアの不思議な力．医学書院，2010．
- 秋山正子：在宅ケアのつながる力．医学書院，2011．
- 秋山正子：在宅ケアのはぐくむ力．医学書院，2012．

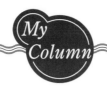

「ゆうきあるてつだい，たのむ。」

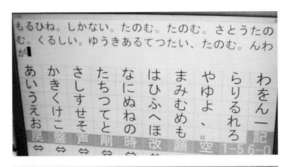

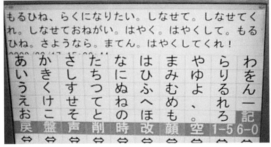

　私が訪問診療を本格的にはじめた頃のことです。神経難病（ALS）の方に，かなり病状が進行してから在宅の主治医を依頼されました。

　すでに胃ろう栄養で全介助。気管切開と呼吸器装着は望まれないとの前情報を引き継ぎ，まだ信頼関係もできあがっていない頃の訪問で，目に飛び込んできたものです。モルヒネは入院していた病院で誰かから「飲めば楽になる」と教わったらしいです，と家族。

　何も言えませんでした。
　言葉が見つからない。
　在宅医として失格でした。

　診療所に戻ってきた後で，家族に連絡してお願いし，写真に撮ってもらっておいたものです。何度も何度も読み返しました。私はただ生きてほしかった。理屈抜きでそう思いました。このような文章を書かせてしまっていたこと，そのこと自体が一番の問題なのだと思い，それからいろいろと努力しました。「尊厳死」「安楽死」「平穏死」「満足死」という言い方に一層否定的になりました。

　今の私の医療──富山県砺波市のナラティブホーム・ものがたり診療所でのチームケア──をささえてくれている，貴重な写真です。

佐藤伸彦

第6章
外出支援事業「ガイドナース」と温泉つき宿泊
看護職発の事業展開

松木 満里子

法人名	Accommo.Care Service株式会社
設立	2009年4月
所在地・連絡先	入生田事業所（本社） 〒250-0031 神奈川県小田原市入生田47-1 TEL：0465-43-6133　FAX：0465-43-6131 営業時間：9：30〜17：30（土・日定休） 仙石原事業所（あこもけあ箱根「CASA ENFERMERA」） 〒250-0631 神奈川県足柄下郡箱根町仙石原1291-54 TEL：0460-83-8105　FAX：0460-83-8106 営業時間：9：30〜17：30（土・日定休）
事業 （介護保険） （障害者総合支援法） （地域密着型サービス） （保険外）	訪問看護ステーション 療養通所介護（お泊りデイサービス） 日中一時預かり／放課後等デイサービス 看護小規模多機能型居宅介護 定期巡回・随時対応型訪問介護看護 学生受け入れ派遣・講師派遣 介護・療養，起業についての相談 衛生材料販売 外出支援 相談業務・衛生材料販売
スタッフ	看護師5名，理学療法士（PT）2名，作業療法士（OT）3名，ケアマネジャー1名　介護福祉士3名，介護員3名，ドライバー2名，事務4名
訪問地域	小田原市，箱根町，真鶴町，湯河原町

（2016年5月現在）

「いのちの輝きを応援する」

　それがわが社の理念である。そのもとで実施されている事業・概要が上掲の表のとおりである。ここでは，そのなかでも保険外サービスとなる「外出支援事業」について説明する。

　アコモケアの外出支援事業にはおおむね，3つのパターンがある。

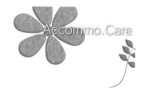

> ①同行サービス：自宅や施設あるいは療養病床に入院中の方の外出に同行する。
> ②訪問サービス：宿泊先に訪問して入浴の介助や日常行なう医療行為の介助を行なう。
> ③宿泊：法人所有の温泉つき看護小規模多機能型施設（**写真6-1**）での宿泊。家族の方と一緒の宿泊や，貸し切りにしてペットも一緒に宿泊することができる。

これらを支援する職種は看護師，リハビリセラピスト，介護士のなかからご利用者の状態に応じて同行させていただくものである。また，どの場合も主治医の許可と主にケアにあたっている専門職からの情報提供を事前にいただいている。

病院療養病床の方の外出にあたっては，リスクマネジメント委員会や看護師長会へ事前参加をさせていただき，当方がどの程度の情報を得て実施するのか，どこからどこまでが当方の事業になるのかなどを双方で確認したうえで事業を開始した。

現在は介護保険・総合支援法・医療保険などの制度上の事業がメインになっており，それらの事業に支障のない範囲で保険外サービスを実施している。

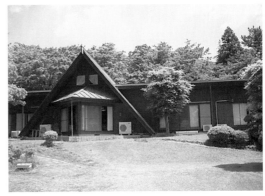

写真6-1 あこもけあ箱根「CASA ENFERMERA」
（温泉つき看護小規模多機能型施設）

● 同行サービス「ガイドナース」の事例 (写真6-2)

- Aさん，30歳代男性（筋ジストロフィー）。寝たきり度C2，人工呼吸器・気管切開・胃ろう，療養病床に生活入院中。わずかに動く右手でジョイスティックにより電動車いす駆動可能。コミュニケーションは口唇の動きで確認または伝の心®*を利用

* でんのしん。身体の不自由な方のための意思伝達装置（株式会社日立ケーイーシステムズ製），http://www.hke.jp/products/den-nosin/denindex.htm

依頼内容は，「江ノ島で回転ずしを食べ，その後水族館でイルカショーが観たい」というものであった。本人と当方のスタッフ看護師・作業療法士（OT）・介護福祉士（介護士）が同行した。移動は介護タクシーを利用した。すべてのタイムスケジュールは入院中の病院のソーシャルワーカーと相談しながら本人がプランを練り，外出先の予約などもインターネットを活用して本人が行なった。

実際には予定どおりにならないことも多く，ドライブ中，介護タクシーからでは窓の外の海を見ることができず，予定では江ノ島から水族館まで介護タクシーでの移動であったが，車いすを手動に切り替え石畳の橋を手押しで渡った。石畳の凸凹は自然のタッピングとなり，橋の中央付近で吸引をすることになり介護士が傘で目隠しをし，OTが荷物を持って看護師が吸引をするという具合である。珍道中であるが，Aさんが本当に楽しそうなことが私

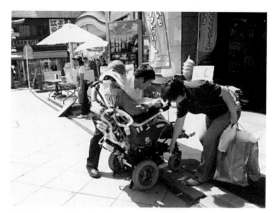

写真6-2　ドライブでのつき添い風景

たちに力を与えてくれる。

　この方はその後も新幹線で品川プリンスホテルのビュッフェに同行，当方の施設で外泊，他科受診同行などくりかえし利用している。

- Bさん，50歳代女性（ALS）。寝たきり度C2，NPPV，文字盤によるコミュニケーション，病院入院中

　依頼内容は「娘さんの結婚式への同行」。看護師とOTが対応。ストレッチャーで移動し，結婚式ギリギリまで車内待機し，リクライニング車いすに移乗し式に列席した。同行スタッフもフォーマルないで立ちでお供し，感動的な体験をさせていただいた。

◉ 訪問サービスの事例

- Cさん，20歳代女性（脊髄性筋萎縮症）。寝たきり度C2，気管切開，胃ろう，TPN*用ポート埋設。移動手段は電動車いす（左手ジョイスティック）で，同行者は母

* Total parenteral nutrition，中心静脈栄養療法

　東京都在住の方で，本人から電話で依頼あり。依頼内容は「露天風呂に一緒に入ってほしいんですけど」。当方では，不測の事態に備えてTシャツと短パンでの介助をしていることを伝えると，宿泊先にご自分でその旨を伝え，許可を得てくれた。看護師2名と介護士1名での対応。同行のお母様も障害があり，ケアにはあたれない。宿泊先の大浴場にマットを敷き，そこに横たわって洗体後，3人で抱えて露天風呂に入浴。ほかのご利用者がいなかったので，露天風呂の真ん中まで行ってゆっくりつかっていただいた。その後客室にうかがい，TPNのチューブをつなげて訪問終了。所要時間は1時間半未満であった。

◉ 宿泊サービスの事例

- Dさん，70歳代女性。寝たきり度C1，HOT* 3L/分，介助用車いす。同行者は夫・娘夫婦・婿の母・孫2名・チワワ1匹

* Home Oxygen Therapy, 在宅酸素療法

県内からの利用。座位をとることがむずかしくなってきていることなどから，「一般の宿泊施設で家族と一緒に泊まることができない」という理由で当施設を利用された。

介護施設休業日を利用して完全貸し切り状態のなか，お孫さんの誕生日ということでバースデイケーキを準備してスタッフともどもお祝いした。日中家族が箱根周遊している間は，ご本人の希望により施設内で休息し，入浴の際には天井走行リフトを利用して大浴場の温泉を満喫した。夜は，ボディスタイリストによるリンパマッサージやフェイシャルエステをご本人・ご家族皆さんで深夜0時半まで利用された。

このほかにも沢山の方に外出支援事業を利用していただき，開設から6年でのべ利用回数は100件を超えている。利用料は1時間5,000円。宿泊の場合はケアの必要な方1泊2食つきで5万円，同伴者は2万円である。

2015年10月よりお泊りデイサービスとして申請していることから，介護保険利用者・総合支援法利用者であれば制度を利用しながら1泊5,000円から1万円程度での利用も可能となっている。小児の場合，ゴールデンウィークや夏休みなどきょうだい児とご両親の時間をつくるために宿泊利用や日中預かりの利用をされることがある。頻回の吸引や胃ろう，人工呼吸器などの管理，けいれんや痙性麻痺などの症状に対応できる施設が少なく，当施設のように単発での利用がむずかしいことから重宝されているようだ。

 なぜ，この事業を始めるに至ったのか

筆者は1999年に訪問看護師となり，その半年後から管理者を任され約10年間横浜で勤務してきた。当初は在宅での看取り，亡くなっていく方とその家族をささえることに必死になっていた。2000年に介護保険が導入され，ケアマネジャー資格を取得しケアプランを作成するようになると，訪問看護師でもあることから医療依存度の高い方，神経難病の方の依頼を多く受けることになった。そんななかで筆者の進路を大きく変えるきっかけになった3人の利用者さんがいた。

◉ 最初に影響を与えてくれた……

- Eさん，60歳代男性（脊髄小脳変性症）。姿勢維持不能，不随意運動あり構音障害，胃ろう，膀胱ろう。妻と2人暮らし，子ども2人

くりかえす膀胱炎で苦しんでいたEさんは，胃ろうにより水分と栄養がと

れるようになり，膀胱ろうを造設したことで残尿もなく症状はとても安定してきていた。ところが介護保険が始まったばかりの頃は，デイサービスなどの数も少なく，医療行為が必要であるということでサービスが受けられず，車いすでさえ，1日数名しか対応できないと断られてしまった。いくら理想のケアプランを立てても使えるサービスがなければ，家でじっとしているしかなかった。訪問系のサービスでカバーしても，妻1人ではその介護にあたれるはずもない。ショートステイを利用しようとしても，過去に利用したときに介護拒否をして大暴れをしたことがあるという理由で断られた。その頃は膀胱炎がつらかったり，思うように食事がとれないこと，自分の身体が思うようにならないいら立ちで暴れたかもしれないけれど，今の時点で評価していただければ本当に穏やかに変わられていると伝えても，まったく相手にされなかった。疾患を理解してもらえれば，こんなことはないはずである。医療依存度の高い方のためのデイサービスをやりたい，やらなければいけないと思わせてくれた。このことがきっかけで療養通所介護事業を手がけることになる。

◉ 療養通所介護を始めて……
- Fさん，70歳代女性（プリオン病），夫と2人暮らし。経鼻経管栄養，吸引，見当識障害・姿勢保持困難などあり

声を発することも，表情を変えることも，自ら体を動かすこともほとんどなくなってしまっていたある日，娘さんから「今のうちに母を故郷に連れて行ってあげたいんです」と相談を受けた。故郷は北海道のため飛行機での移動になる。帰省中に対応してくれる医療機関や訪問看護ステーションはないかあたってみた。結果は対応できないというものばかり，それでも家族の意思が強かったので，万が一のときの医療情報提供書を持ち，飛び立っていった。無事についただろうかと案じていたところ，娘さんからのメールが届いた，そこには笑顔で妹さんと写るFさんの姿があった。飛行場の到着ロビーで待っていた妹さんの姿を見つけ，車いすから立ち上がって，この笑顔だったのですという内容のメールの文字が躍っていた。本人が願う非日常が，こんなにも大きな力を引き出すのだという経験をさせていただいた方である。

◉ ただ1度の出会いが……
Gさん，男性（パーキンソン病末期）。寝たきり度C2，妻と2人暮らし。
友人のホスピス・デイで見学実習をさせてもらっていたときに，送迎に同行させていただいて出会った

最初「どこから来たのか」と尋ねられ，横浜から来たことを伝えると，妻と2人若い頃に横浜に行ったきりであるという。新幹線に乗せてもらえれば，新横浜まで迎えに行って筆者が横浜をご案内しますよと伝えると，満面の笑

みで反応がとてもよい。はじめて会ったとは思えないほど奥さまとも盛り上がり，楽しいひとときを過ごした。その後友人にもその話をされていたという，実際に来ることはできなかったとしても受け皿があることによって，在宅療養者の療養上の目標になるのではないかと考えた。

　この3人の方たち以外にも多くの利用者さんから，疾患はその人の体質みたいなもので，そのことにばかりとらわれて，それ以外の人としての大事な部分を本人も周りも見えなくなってしまっているのではないかと考えた。
　そうして，医療デイサービスを始めたいと行政に話をもちかけたとき，「寝たきりの人をわざわざ連れ出してどうするんだ」と言われた。わざわざ連れ出すのではない！ 外の空気に触れたい，風を感じたいという当たり前のことを希望している人に対して，少し援助するだけのことなのだ。それを実現するのに3年の歳月を要してしまった。まして，リゾート地で在宅看護事業をしたいと思ったら，起業するしかない。それからさらに3年の時を経て，海と山と川と城とすばらしい自然のある小田原市で起業するに至った。

今後の展望

　こうして外出支援事業を始めて6年が経ち，ほかの訪問看護ステーションのなかでも事業所の利用者のガイドナース事業をしているという話をちらほらと耳にするようになった。この事業はこれからもっともっと必要とされていくと考えている。
　以前から，障害児・者の場合にはガイドヘルパー＊の同行により，ディズニーランドに行ったり，コンサートに行ったりといろいろな体験をしている人も多い。その一方で介護保険利用者の場合には，自立のための買い物の同行さえままならないのである。介護保険の場合は入浴など介護度による限度額に応じてサービス回数に制限はないが，あくまでも本人の家か施設内のサービスに限定されてしまう。大人だっておおいに人生を楽しんでほしい。しかしそのためには日常生活のセルフケアが充足していることがまず必要であると考える。逆に，障害者総合支援法ではガイドヘルパーは使えるものの，入浴サービスは週1回・施設浴1回，もっとお風呂に入りたいだろうな，そのうえで美容院に行ったり，選挙に行ったり，さらには国内旅行や海外旅行へときもちが広がっていくのではないかと思う。
　ところが，そんな当たり前のことがなかなかできないのが現状である。当たり前にできる世の中にしていきたいものである。そのためには直接ケアにあたる，もっとも身近なわれわれが代弁者になっていかなければならないと思う。現行のような隙間だらけのサービスでは，結局家族介護者に頼るところが多く，特に医療依存度の高い方・小児に至っては，生産人口に該当する家族が介護のために仕事や社会参加を断念していることも少なくない。
　健全な家族とは個々が自立し，それぞれが自己実現していくものであると

＊ 移動介護従事者。障害者総合支援法に基づき，各自治体で研修あり

思う。家族ならではの愛情や役割は誰にも代わることができないが，それ以外のところで安心してサービスを受けられるような質の高い事業を構築していきたい。いろいろな経験をして家に帰ったときに，今日はこんなことがあったよとお互いに話を聞ける家族関係をささえていきたい。

　いま介護保険で実施している訪問・通所・宿泊が柔軟に使えるサービス，看護小規模多機能型居宅介護などが難病を含む障害者総合支援法でも利用できるように，介護と医療の垣根が取り払われることがその第一歩ではないだろうか。

資料
- 松木満里子：療養通所介護の新たな可能性　観光地ならではの実践，訪問看護と介護，14（10）：848-851, 2009.
- 松木満里子：多機能型事業所を拠点とした活動，総合リハビリテーション，（41）7：655-659, 2013.
- 松木満里子：その人らしさを支える「ガイドナース」の外出支援，訪問看護と介護，19（11）：866-869, 2014.

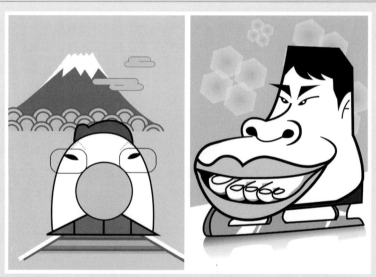

●梶山シゲル（第10章による）似顔絵画集『深裸万笑』

発行元：梶山シゲル似顔絵画集制作委員会　価格：1,500円

【解説】週刊朝日「山藤章二の似顔絵塾」に投稿すること約8年。その間描いた作品約150点の中から入選作を中心に60点余りを掲載しました。

【内容】はじめに（モンキーパンチ）

似顔絵：ダルビッシュ有／イチロー／宮里藍／朝青龍／ロナウジーニョ／原辰徳／東国原英男（週刊朝日優秀作品賞）／高市早苗／勝谷誠彦／ハマコー／田中真紀子／津川雅彦／泉ピン子／石原良純／ペ・ヨンジュン／春風亭昇太／くりーむしちゅー／森三中／高田純次／KABAちゃん／杉本彩／西川史子／森久美子／宮澤賢治／テリー伊藤…他，似顔絵の舞台裏，深裸万笑―「梶山シゲル似顔絵画集」ができるまで，あとがき

【ご注文・お問合せ】下記メールに「お名前，ご住所，冊数」をご記入の上送信して下さい。折り返しご連絡いたします。ろくネコ企画Eメール：rokuneko@jcom.home.ne.jp

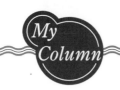

車いすの【快】のファッションのために

　世界的なファッション・ブランドTOMMY HILFIGER（トミーヒルフィガー）社が，さまざまな障害児に応じたアイテムを提案するコレクションを2016年2月23日付で発表した。2014年にニューヨークのファッションショーに電動車いすで出演し話題になったダニエル・シェイパックさん〔州のミス車いす（Ms.Wheelchair）選出〕が，同社としかけた挑戦である。デンマーク発の世界的な玩具レゴブロックも，2015年に車いすに乗るミニフィグを発表した。このように欧米では近年，新しい風が吹いているようだが，日本での車いすの現状は，まだファッション性に着目されていない。

　日本の車いすユーザーの選択のポイントは，デザイン性・機能性・価格の3点であり，「価格」が最も重要視される。車いすも，洋服と同じく毎日乗る「体の一部」なのに，デザイン性を気にしないのは不自然だと私は思う。それが，この国での変化がずっと乏しいのはなぜだろうか。

　日本のユーザーのほとんどは，国が決めた助成金の枠内に収まるものを購入している。その枠での選択肢が限られてしまっている現状がある。国内メーカーにはより開発に力を入れてほしいのだが，ユーザーの考えとは真逆の方向に行く傾向がある。特に電動車いすは，国内産はすべてデザイン性・機能性から見ても，「屋外」で使用することを想定されて作られていない。近年，最軽量で注目されたZINGERも米国発の輸入品である。それもなぜだろうか。

　メーカー側の考えでは，電動車いすユーザーは重度の障害者がほとんどで，日中活動のほとんどが屋内であるから「見た目」を気にする必要がなく，長時間の使用をしないと認識されているからだと推察される。そのため，国内産で長時間にわたって座る場合，自分で姿勢を楽にするための手元スイッチ1つで動く電動式「ティルト」または「リクライニング」機能を別で付けなければならない。海外製品はそもそもユーザーの生活環境に合わせやすい設計となっており，業者が手を加える必要がない。また国内での認識度は低いが，海外産では当たり前のようにある機能が「リフト」である。これは，手元スイッチ1つで車いすの座面部分が20センチほど上下に動くしくみである。ユーザーとしては，健常の人間と対話するときいつも見下げられると，対等に見られていない気がする。「リフト」を使って他者と目線を合わせて対等に会話することで，自信に繋がる。

　こうした機能はスーパーマーケットなどでの買い物や高い所を見るのにとても便利で（**97頁に写真掲載**），より自立した生活を送ることができる。また，国内製品ではユーザーの夜間外出を想定されていないので，ライトやテールランプを付けずに使用して危険な目に遭う場合もある（海外製品ではオプションとして想定されている）。

　車いす選びを「義務感」でやるのではなく，車や洋服を選ぶように【快】のため，楽しみの1つにできれば自立や自信に繋がり，一般の学校や企業で就学や就労を無理なく可能にすることで，十分に社会活動を楽しみながら，地域で生活できるのではないか。

　「格好よく，自分の可能性を生かすことのできる車いす」の国内開発を，ユーザーの誰もが望んでいると思う。私たち自身もまた，国の制度で守られるだけではなく，経済効果を生むような社会参加や責任ある行動で，車いすの開発に繋がるチャンスを自分で手に入れる努力を惜しんではいけないと考えている。

星野尾美幸

資料
- Runway of Dreams（Youtube動画）　　https://www.youtube.com/watch?v=riZPN8WAcEM
- 世界最軽量の電動車いすZINGER　　http://www.zinger-japan.com/type02/
- バリコレ　　http://www.nhk.or.jp/baribara/special/baricolle/2015/

第7章
重度難病者の退院支援・地域生活サポート
介護職発の事業展開

伊藤 佳世子

*¹ 2016年4月1日に社会福祉法人りべるたす設立, 9月1日事業開始。ホームヘルプ部門を順次移行予定

法人名	りべるたす株式会社*¹
設立	2008年1月30日
所在地・連絡先	〒260-0843 千葉市中央区宮崎町486番地18 (本社) 〒260-0843 千葉市中央区末広3-27-6 フィールドハウス末広壱番館203号室 TEL：043-497-2373　FAX：043-497-2127
事業 (地域生活支援事業) (介護保険)	在宅障害福祉サービス 居宅介護, 重度訪問介護, 同行援護, 共同生活援助 移動支援 訪問介護, 訪問看護, 福祉用具, 定期巡回随時対応 2012年, 共同生活介護・共同生活援助一体型事業ブレイブ, 共同生活介護・援助一体型事業スマイル1(千葉市中央区星久喜)・スマイル2(中央区千葉寺)・スマイル3(中央区蘇我)・スマイル4(中央区今井), スマイル5(中央区宮崎), スマイル6(中央区千葉寺), スマイル7(中央区宮崎町)短期入所事業ブレイブ開設。喀痰吸引等事業者登録特定行為事業者 2014年, 共同生活介護・援助一体型事業スマイル5(千葉市中央区宮崎町)・訪問看護ステーションこすもす・福祉用具事業部こすもす開設
スタッフ	看護師7名, 理学療法士(PT)*² 2名, 介護福祉士30名, 介護員83名, ドライバー1名, 事務7名
訪問地域	千葉市近郊

*² 156頁参照

(2016年5月現在)

誰もが重い障害をもつことになっても地域で暮らせるようなまちづくり

　それが私たちの理念です。今から10年ほど前, 私はある病院の筋ジストロフィー病棟で介護職として勤務しておりました。そこでは幼い頃から長い人では30年以上の長期間にわたり病院で暮らしている方が多数いらっしゃいました。患者さんたちはそこで安静に暮らしており, まるで病気がほとんどの生活を支配しているようにみえました。健康管理を最優先に, それは病院ですから当たり前なのですが, 医療を中心とした生活をしていました*³。
　しかし, 仕事にだんだんと慣れてくると, 私はそのような生活に少しずつ

*³ 伊藤佳世子：筋ジストロフィー患者の医療的世界, 現代思想, 36(3)：156-170, 2008.

違和感をもつようになりました。そこにいる患者さんたちは，私たちのような自由はなく，ずっと医療管理をされながら療養生活を送り，そしてほとんどの人が死亡退院するのです。そういう患者さんたちの姿を見ると，私は医療体制が整っていて安静にしていることが生きるために最善の選択なのかと疑問を抱くようになりました。なぜなら，病気や障害はその人のほんの一部であるし，何より人として生きるための経験が少なすぎることに違和感をもったのです。このような生活を送っていただくことが人権を守っていることになるのかと悩むようになりました。命はとても大事だけれども，ただ生きているだけではなくて，そこにいろいろな人との出会いや経験があってこそ命は輝くものではないかと思ったのです。

　私はその病棟で1人の女性に大変興味をもちました。その方はSMA（進行性脊髄性筋萎縮症）をもつ，私より2歳年上の大山良子さん[*1]でした。8歳から30年間入院していて，人生の80％を病院生活で過ごしているという方でした。しかし，治療という治療はしておらず，貧血の薬しか飲んでいません。結構元気で，おしゃれな彼女がどうして病院という場所を暮らしの場として選択しているのか，ここから出たいと思ったりしないのか，年に数回しか外出しなくて満足しているのかなどいろいろと思うことがありました。

　ある日，私は彼女に「どうして病院で暮らしていることを選んでいるのか」と聞きました。いつも職員には心を開かない方でしたが，私の言葉に「ずっと病院を出たいと思っている」とか，「病院を出る手段がなく，ここにいるほかない状況」であると聞きました。そんな話から，大山良子さんたちのような長期療養者の人たちは病院でなくても暮らしていけるかどうかを探りたいと強く思いました。その後，私は彼女が退院して在宅生活ができるよう，病院を退職し365日24時間体制のホームヘルプの事業所をつくりました。そうして彼女は2008年4月に，30年過ごした病院を退院したのでした。

　病院を出るとき，①命の責任は誰がとるのか，②長期療養をしている人は判断能力がないのに，周囲がそそのかしてよいのか，③（病院でなく）地域で暮らすリスクをどう考えるかという課題に直面しました。

　当時，私は医療職が長期療養者の退院支援に反対することをとても腹立たしく思っていました。どうしたら人生の幅を広げていけるかという視点をもたないこと，どうしたらできるかという考えをしないことが理解できませんでした。また，「命の責任」という言葉の意味がよくわかりませんでした。ここでいう「責任」とは，刑事責任なのか民事責任なのか，それとも行政的な話なのか，いったい何をさしているのか判然としないのです。ただ，何を根拠に退院するかというときに，私たちは「本人の自己決定」という言葉ばかりを使って説明していました。今にして思えば，もっと違う議論が必要だったと思うこともある[*2]のですが，その当時はすべてを本人任せにして，病院を退院するということにしました。それに対し病院側は，長期療養者は正しい判断ができないのに，周囲の人がそそのかしていると言っていまし

[*1] 196頁に寄稿，伊藤佳世子，大山良子：［連載］おうちにかえろう　30年暮らした病院から地域に帰ったふたりの歩き方．webマガジン「かんかん！」，2013．
【第1回】医療と福祉の「谷間」で
【第2回】「子どもや家族を思えばこそ死にたい」
【第3回】療養介護病棟での「生活」
【第4回】筋ジストロフィー病棟の歴史
【第5回】難病施設の採算　政策医療の意外な現実
【第6回】難病当事者たちの願い
【第7回】難病当事者たちの叫び
【第8回】リネン庫での決意～そうだ，京都へゆこう
【第9回】いのちの責任は誰がとる？
【第10回】退院の日～それぞれの前夜と朝に
【第11回】早回しのように1日が過ぎればいいのに
【第12回】あとに続いた真由美さんのはなし
【最終回】みんなで，おうちにかえろう
http://igs-kankan.com/article/2013/05/000758/

[*2] 在宅における医療と福祉の連携により，どうしたら医療の支えが必要な重度障害者が地域で暮らせるかの議論が必要で，病院か在宅かの二項対立的な話にすべきでなかった

た。いたずらにリスクをおかし，命を軽んじているともいわれました。

　長期療養の難病患者が家族を頼らずに病院を出るという前例がこの地区ではほとんどなかったので，「大丈夫です」という言葉を軽々しく言うことはできませんでした。もちろん，命はとても大事なものですから，安静に病院で暮らしていた患者が街に出て生きていけるかの保証もないのに，それを実行するのは命を軽んじていると思われる面もあったのでしょう。

　今振り返れば，命を守ってきた病院からすれば，心配を述べるのは当然だったと思います[*1]。それでもその当時は，病院と在宅支援者はコンフリクトする必要があったと思います。あれから数年を経て，最近，その病院の医師と話をする機会がありました。病院と地域の垣根を少しずつなくしていこうというような話ができ，とてもうれしかったです。医師は医師なりに，私は私なりにその人の人生を大事にみているのです。**医療と福祉では，見ているところや見る角度が違うため，最初は理解しあえず衝突したのだと思いますが，どちらも大事な意見で，ふむべき大事なプロセスだったと思います。**

*1 伊藤佳世子：難病患者の病院，在宅，自立生活の経済状況，難病と在宅ケア，14(6)：8-11, 2008.
伊藤佳世子：訪問ヘルパーとして医療的ケアを実践してヘルパーによる医行為において一番大切なこと，訪問看護と介護，15(7)：509-514, 2010.

退院支援のあとに直面した苦悩

　病院を出た後，彼女は1年くらいして心が疲れ切ってしまい，外出もできなくなってしまうし，うまく食べ物も飲み込めなくなりました。その姿に私はとても心が痛くなり，病院を出たのは失敗だったのではないかとさえ思いました。彼女の悩みは「40代の大人の女性として，結婚もしていない仕事もしていない自分はダメな人間だ」ということだったようです[*2]。でも，その経験をすべて今からすることはできません。人より出会ってきた人が少なく，社会経験が少ないこと，それをはずかしい，くやしい，自分はダメな人間で存在価値がないのではないかと思い悩んでいたようです。人としてすべき経験ができなかったことをくやんでいたあの姿に直面し，やはり長期療養をすべきではないと心から思いました。彼女の場合は自分の思いを表現できる人でしたので，一時の落ち込みはあってもそれをバネにステップアップしていくことができます。今，彼女は自分のすべき仕事を見つけ，社会貢献活動を通じて経験を重ねながら少しずつ自分を取り戻しています。生活保護脱却を目標にもしています。彼女を通じて，人間は社会的な動物なのだとあらためて思いました。しかし，彼女のように自分の思いを表現できない人もいます。支援者は人として生きるというときに必要なことは何かを考え続けていく必要があると思います。

*2 198頁参照

　私のいた病院では，彼女をかわきりに，多くの方が退院していきました。地域に後続して事業所もたくさんできました。しかし，いまだに病院に残っている方も多いです，主に知的障害のある方です。**自己決定論で地域移行をした結果，意思表示がむずかしい人たちが病院に残るという結果が生まれました。**周囲の関わる人たちで，その方の生き方をみんなで考える文化が育っていません。障害者総合支援法の3年後見直しの検討事項でもある意思決定

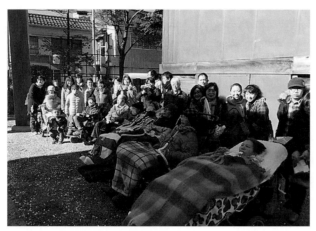

写真7-1　2016年初詣の様子

支援について，方法論などをもっと発展させるべきだと考えます。また，みんなで考える文化をつくることの大切さを感じます。

患者同士で「在宅」の実現
――難病グループホームの設立

　私は，難病の方の支援をしているということから，医療依存度の高い方，筋ジストロフィーをもつ方やALSをもつ方たちの相談を多く受けてきました。2011年頃に，あるALSの方から患者同士がはげましあえるグループホームをつくってほしいと依頼されました。家では家族にケアを依存しがちになるが，それはしたくないし，何より同じ病気の人たちと過ごすことが自分をはげますので，患者同士で暮らせる場所がほしいというのです。私は在宅支援が一番よいことだと思っていましたが，いろいろな考えがあってよいと思い，2012年にグループホーム事業をスタートしました。発案したALSの方が最初に入居をしました。その時期は「社会福祉士及び介護福祉士法」の改正があり，一定の条件のもとで介護職員等が喀痰吸引等の医療的ケアができるようになったときと重なりました。そこでも他職種や別の考えをもつ方たちの理解を得るのがむずかしかったです。医療的ケアが必要な人たちが福祉の人たちを中心にして関わり，地域で暮らすことへの批判でした。

　また，グループホームは在宅での暮らしより介護の効率化を考えていて，障害者の自立生活運動に悪い影響があると，虐待疑惑までかけられ，1年くらいしんどい時期を過ごしました。望む暮らしの価値観は人それぞれで，何がよいかは正解のない世界です。今後もどういった暮らしがよいかについては，思考停止せず考え続けていきます。

　現在は6か所のグループホームで筋ジストロフィーやALSなどの方たちが過ごしています。グループホームから一人暮らしというステップをふむ方やはじめから今までずっとそこで暮らしている方もいます。

医療連携のため，訪問看護ステーション設立

* 伊藤佳世子：「介護職」の役割 利用者さん・ご家族，多職種と一緒に「現場のルール」づくりを，訪問看護と介護，17 (8)：689-692，2012．

　医療との連携の強化として，訪問看護ステーションを2014年に立ち上げました。同じ会社の他職種の存在はとてもよい刺激となり勉強させられます*。看護師さんによるバックアップはご本人の生活の幅が広がりやすくなりました。また，リハビリテーション専門職が入ったことで，生活の困りごとを姿勢や身体の機能から見る視点が加わりQOLの向上につながっています。

　今の課題はこの地域での**短期入所の充実**です。短期入所に関しては，単なる在宅で家族が休みたいときのお預かりではなく，家ではなかなかできない体験をし，家にいるより多くの人のなかで暮らすことをしたいときにぜひ利用できるようにしていきたいです。医療的ケアがあったり，難病の方は医療型の短期入所の利用となる傾向がありますが，病院は嫌だと当事者が拒否してしまっていたり，重症心身障害のある方の医療型短期入所は私の地区ではベッドが足りない状況です。医療型の短期入所対象の人であっても，福祉で受けられる体制をつくり，短期入所は楽しい経験を積むために利用していただけるようにしていくべきです。

　障害があるかどうかに関わらず，人が暮らしていくときに安住の地はないです。「人として，どこで誰とどう生きるか」という課題を関わる人たちで悩み続けることが大事です。また，人にはリスクを冒しても必要な経験があるように思います。障害が重ければ，生きることに必死で，なかなかそこから生活を楽しむという余裕はもちにくいかもしれません。

　しかし，そんななかでも少しでも一緒に楽しめることを考えるとか，そしてそこに関わる人が増えることはとても大事なことです。**生活支援こそ福祉職の仕事**ですから，そこに及び腰にならずに，これからも挑んでいきたいです。

　現在，私の日常の業務は相談支援専門員として計画相談業務を行なっていることが多いです。2014（平成26）年度から障害福祉サービス利用者すべてに相談支援専門員がつくようになりました。私は難病の方のプランが非常に多いです。仕事で多くのケースに出会うことはもちろん，相談員のネットワークでほかのケースの情報も入ってくるようになりました。

　最近の難病の方の状況として述べておきたいこととしては，うちの地区ではNICUを出たお子さんたちが退院時から訪問看護と障害福祉サービスの居宅介護を利用するケースが増えています。お母さんのケアだけでなく，在宅のホームヘルプを初期段階から入れるようにしています。小さい子どものときからできるだけ多くの人との関わりをつくるようにしています。そしてそれが医療と家族だけでなく，福祉サービスにも波及しているのが普通のこととなってきました。難病が障害福祉サービスに入ってきたことはとても大きな変化，一歩であると思っています。

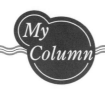

人生，ふんばれ，がんばれ！
やりたいことをあきらめず，漫画家デビュー

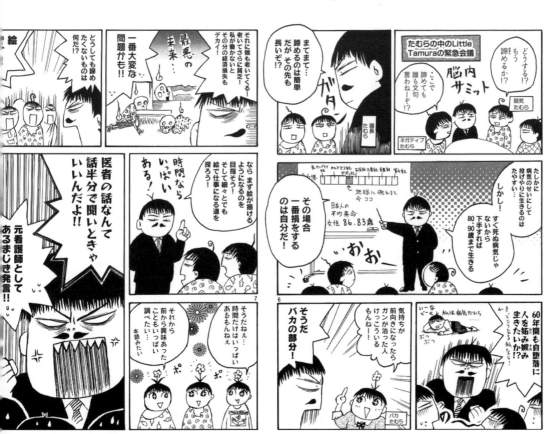

むらあやこ『ふんばれ，がんばれ，ギランバレー！』（講談社，2016年）94，95頁

　地域の小児科で准看護師として働いていた22歳のとき，髄膜炎からギラン・バレー症候群を発症しました。もともと理学療法士をめざすための学費を貯める「腰掛け」として選んだのですが，いざ現場に出たら楽しくて，あらためて正看の資格をめざした矢先のことでした。その経験を漫画に描くにいたったのは，親友からの「漫画を描いたらはげまされる人がいるはず」という一言がキッカケでした。看護する側・される側の両方を知っているから描けるものがあるのではないか，どうせなら悲壮感のない，笑って読めて役に立つ漫画にしようと思いました。「ナースとして」といえるくらいの経験もないので，作中で描いた私の病気やその当事者やご家族への考え方などは，ほとんど自ら患者になってからついたものです。

　つらいこと・苦しいことも沢山ありましたが，それよりも沢山の方々のお世話になったという思いが強く，感謝の一言に尽きます。病気を理解しきれなくてもいいので，優しく寄り添っていただけるだけでとてもありがたいです。弱っているときの"人の優しさ"は，本当に本当に沁みます。これからもやっと描けるようになったありがたみを忘れず，人に喜んでいただける絵や漫画を描いていきたいと願っています。

たむらあやこ

第8章
理学療法士の実践
施設から訪問看護ステーションへ

輪竹 一義

*1 150頁参照

　筆者は，2014（平成26）年の4月から訪問看護ステーション「こすもす」[*1]で働き始めた。現在，訪問リハビリテーションに関わり始め2年程度となっている。これまで理学療法士（PT）として働いてきたなかでこの期間ほど難病の人と接している機会はなく，いろいろなことを感じ，考えるきっかけとなっている。まだまだ，訪問リハビリテーション初心者である筆者だが，こうなるに至った経緯やこの期間に，本人・家族・支援に携わる多職種の人たちから教わったことについて，本章で紹介する。

「退所後の生活」への疑問──施設から地域へ

*2 主として頸髄損傷者に対する機能訓練

　「こすもす」で働く以前は，国立障害者リハビリテーションセンターの自立支援局で働いており，主に障害者総合支援法に基づき自立訓練[*2]を行ない，利用者の家庭復帰や社会復帰を支援していた。その支援を続けていくなかで，施設でできるようになった動作，また，練習してできるようになった動作環境が，施設を退所したあともどのくらい地域生活のなかで実用的に続けていけるのか等の，退所したあとの生活について疑問に感じるようになっていった。また，利用者の支援をしていくなかで，施設と病院や地域と連携をして，支援方針・内容を共有することが困難に感じることもあった。
　筆者は，リハビリテーションの目的は，なるべく本人が望む形で生活できるようになることだと考えているのだが，医療や福祉という立場や関わる場面・時期が異なることで支援方針等を共有することがむずかしくなっているような感じを受けることが何度かあった。このようなことをもやもやと考えているうちに，施設利用を終了した利用者が，実際に生活している場面で支援をしてみたいと考えるようになっていったのである。このことを，PTの先輩に相談したときに紹介されたのが現在の職場であった。
　このときの筆者は，訪問リハビリテーションに関わりたいと考えていたので，難病の人たちを中心に訪問するようになることは聞いていたが，その人たちがどういう生活をしていて，どのような支援をすることができるのかということを具体的に考えられてはいなかった。

◉ 訪問看護ステーションでPTとして

　前述のような経緯で，難病の人たちの訪問リハビリテーションに関わるようになったのである。職場では，看護師やケアマネジャー等の他職種の人はいたが，同職種は筆者1人[*1]で，働く場所，環境や支援する人が今までとは違うため最初は，新しいことを勉強し，覚えることや慣れていくことが山積みであった。幸い，最初の1か月はステーション立ち上げの準備期間ということもあり，必要最低限の知識，技術等を身につける時間はあった。

　訪問する利用者は，筋萎縮性側索硬化症（ALS）[*2]，筋ジストロフィーや脊髄性筋萎縮症（SMA）[*3]の人たちだったので，在宅人工呼吸療法（HMV）[*4]を利用している人たちの24時間重度訪問介護を利用しながらの在宅やグループホームでの日常生活を見学し，環境に慣れることから始まった。ALSの人たちは気管切開下陽圧換気（TPPV）[*5]を利用し，筋ジストロフィーの人はマスクでの非侵襲的陽圧換気（NPPV）[*6]を利用していたため，それらの機器や構成について勉強した。

　また，吸引もそれまでしたことがなかったので，口・鼻・喉の構造を勉強し，看護師の指導を受け，利用者にも協力してもらい練習をさせてもらった。その他にも，アンビューバッグ®の使用方法や排痰補助装置について，コミュニケーションのための文字盤や重度障害者用意思伝達装置，訪問リハビリテーションを行なうにあたってのリスク管理等々，列挙するといとまがないが，新しいことだらけであった。そんななかで，独立行政法人国立病院機構八雲病院で神経筋疾患の人に対するリハビリテーションに関して研修をさせていただけたことは，本当に幸運であった。

　訪問当初は，体調確認や維持を中心に支援を開始し，日常生活のなかでの不自由を感じていることを，本人，家族やヘルパーに聞くなどして，筆者が支援をできそうなところを少しずつしていくように関わっていった。訪問を継続していくうちに相談として多いと感じたのは，**車いす**[*7]のことについてであった。前職場で主に自走用の車いす作製を支援する経験があり，シーティングクリニックにも関わる機会があったので，多少，制度や適合方法についての知識等はあるつもりであったが，環境や対象が違うため対応に悩むことが多々あった。

◉ SMA利用者への電動車いす対応

　24時間重度訪問介護サービスを利用し，ヘルパーの介助を受けながらアパートで独居生活をしている，SMAの利用者からの電動車いすについての相談があった。それまでは，本人用の簡易電動車いすの操作をし，車いす上でパソコン等を自作の自助具で操作しながら作業等を行ない生活していたが，徐々に身体機能の低下，関節可動域の制限や脊柱・胸郭の変形が進行し，車いす上で殿部[*8]が痛くなり座っていられなくなってきたため，生活がしづらくなっているとのことであった。

[*1] 2015年6月にPTが増員され，現在2名体制に

[*2] amyotrophic lateral sclerosis：ALS
[*3] spinal muscular atrophy：SMA
[*4] home mechanical ventilation：HMV
[*5] tracheostomy positive pressure ventilation：TPPV
[*6] non-invasive positive pressure ventilation：NPPV

[*7] 97頁参照

[*8] 右股関節の大転子部

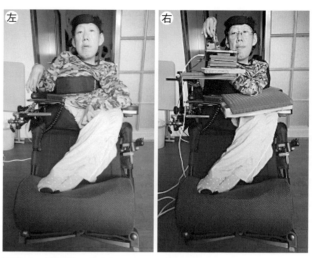

図8-1 電動車いすのセッティング
左：操作時の姿勢，右：作業時の姿勢

◉本人の希望を中心に

　筆者が訪問するまでは，自分でヘルパーに指示してクッション等を使いポジショニングを行なっていたとのことであった。

　本人の希望が，電動車いすの操作と姿勢調整がある程度自分で可能となることだったので，今後の身体機能の変化も考慮し，車いす上で負担がかかりにくい座位で過ごせ，電動車いす操作・姿勢調整が可能にするという方針で，車いすを申請することとなった。身体機能，座位バランスを評価し，身体の寸法を計測して，業者に電動リクライニング・ティルト*式車いすのデモ車を借りることとなった。業者に何度か来てもらい，デモ車で楽な座位をとれる状態へ調整し，身体障害者更生相談所での適合判定へ同行し，判定を通ることができた。調整可能な後頭部を保持するヘッドサポート，モールド型のバックサポートとクッション等とすることで，以前に比べ，楽に座ることができる車いすの作製ができることとなった。

* 体重の負荷を分散させるため座面を傾ける機能

◉1年ごしの調整支援

　今回，もっとも時間がかかったのは，車いすができた後に，本人が実用的に操作できるように調整することであった。車いすの操作はミニジョイスティックで行なうのだが，抗重力位で動かせる手関節や手指の範囲が限られているため，肘関節の固定位置や手関節の支持部の大きさ，角度等が微妙に違うだけで操作ができたり，できなかったりと結果が変わりやすかったのである。本人や車いす業者と何度も試行をくりかえし，屋外を実用的に移動でき，自分である程度のリクライニング・ティルト機能を操作できるようになるまでに，訪問を開始してから，約1年の時間を要した（図8-1，2）。

　また，支援をするヘルパーが一定の水準で，車いす移乗，ポジショニングやセッティングを行なえるようになってもらうため，支援時に説明しながら

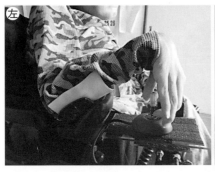 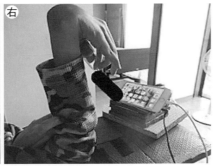

図8-2 電動車いすのミニジョイスティック
左：操作時のセッティング，右：作業時のセッティング

練習し，説明用の動画を撮るなどの対応をした。現在は，外出の機会が増えており，操作も問題ないと本人からの話を聞いている。

ALS利用者への車いす対応

　訪問しているALSの利用者たちは，TPPVでグループホームにてヘルパーの支援で生活している方が多いため，主に介助型の車いすを利用している。本人が楽に乗れることはもちろん，主介護者である家族・ヘルパーが日常生活での介助や外出先での吸引や排泄を含めた介助のしやすさや人工呼吸器，吸引器や必要な物品等の運びやすさを考えて車いすの作製を支援することは初めてであった。

　また，リクライニングやティルトの機能を利用して車いすに座っている方はバックサポートに体重がかかりやすく，肩甲骨周囲や脇腹にバックサポートのフレームが強くあたってしまう場合が多いので，座幅だけでなくバックサポートフレームの形状，使用するクッション材等の組み合わせや枕の形状に悩むことも多かった。

　一番むずかしいと感じたのは，**当事者が自分の意思を表出しづらい，支援者に伝わりづらい場合にどのような車いすの設定にすれば良いかを判断する**ことだった。現状では，乗車時と乗車後の本人の顔色，バイタルサイン等，家族やヘルパーの意見を聞きながら判断するようにしている。

支援方針決定や共有の仕方に感じるむずかしさ

　ALSのような進行性疾患の場合，本人が病状の進行に応じて強い不安や苦しさを感じて今後の自分の地域生活を主体的に組み立てることがむずかしいことがある。家族も本人の考えや思いに寄り添っている場合は，支援者側でのサポート体制が重要になってくると思われる。地域生活では，本人・家族以外に主治医，往診医，複数の訪問看護ステーション，ヘルパーステーション，相談支援専門員，ケアマネジャー等々多職種が関わっているため，現状と問題点の共有やそれに基づく方針の決定，方針に基づく支援がうまく

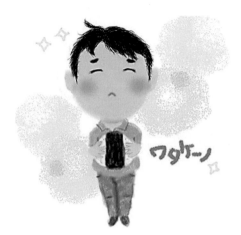

図8-3　利用者が描いてくれた筆者の似顔絵

いかない場合もある。

　このような場合，支援に関わっている者としてどのように行動すべきか，できることがあるのかを漠然と考えながら訪問をしており，気晴らしになっているかは不明だが，身体機能の維持と車いすで一緒に近所に散歩や買い物に行く支援を継続している。

「地域生活は何でもありなんだな」

　訪問リハビリテーションに関わるようになって，短い期間だが印象に残ることが多くある。1つは，筆者が知らなかっただけだが，HMVを利用しながら，在宅やグループホームで生活をしている人が意外と多くおられることである。そして，24時間重度訪問介護サービスを利用しているあるグループホーム*を訪問していたとき，吸引のため呼吸器を一時的に外したのでアラームが鳴り，隣室からは排痰補助装置を使っている音，意思伝達装置でヘルパーを呼ぶ音が聞こえ，利用者に会いに来ている家族のペットの犬が吠え，別の家族と一緒に来ていた赤ちゃんが泣いているときがあった。そのとき，「ああ，地域生活は何でもありなんだな」とふと感じたことがあり，印象に残っている。

　今後，一緒に地域生活を支援している人たちとより交流をもち，情報や支援方針を共有し，難病の人たちが楽しく生活できる環境づくりを支援できていければと考えている。

　最後に，利用者から描いていただいた絵（図8-3）を1年半の成果としてみていただければと思う。

* 153頁参照。ALSでTPPVの人が同一フロアに3名暮らしている

資料
- 日本神経学会：筋萎縮性側索硬化症診療ガイドライン2013，南江堂，2013．
- 木村幸博：在宅における人工呼吸器の管理と訪問リハビリテーション従事者に知っておいてもらいたいこと，訪問リハビリテーション，5(3)：153-159，2015．
- 中田隆文：在宅人工呼吸器使用者の活動と参加，訪問リハビリテーション，5(3)：167-174，2015．

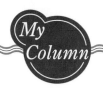

患者と医療者が一緒に語り，気づく場
ようこそペイシェントサロンへ・2

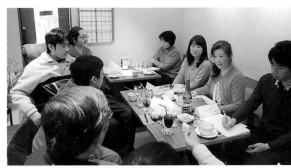

ペイシェントサロンでの対話風景

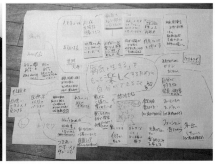

参加者の意見を集約した模造紙

　ペイシェントサロン（51頁参照）では，具体的にはどう対話を進めるのでしょう？

　各ペイシェントサロンには主催者がいます。彼らは，ペイシェントサロン協会が開催する「ペイシェントサロンファシリテーター養成講座」を受講し，理念やスキルを学んでいます。

　まずは，対話するテーマを含めて，開催案内を告知します。多くはブログやSNSを使って案内しています。テーマは，医療者でも患者でも興味をひくか，これまでの参加者からの希望を採り入れるようにしています。例えば「病棟看護師さんの一日のお仕事を知り，協働できることとは？」のように。そのテーマに興味がある医療者や患者が集まります。会場は，カフェや公民館というように，市民が集まりやすい場所を選んでいます。なお，病院内では医療者への依存性が高まるため，極力開催していません。参加人数はテーブルを囲めるぐらいが望ましく3名～8名ぐらいです。参加費は，主催者により変わりますが，1,000～1,800円程度に設定しています。

　当日は，場を和ますような工夫をしつつ自己紹介から始まります。テーマに関する経験談や意見を付箋に書き，主催者（ファシリテーター）の指示に従って各自の付箋をテーブルに広げた模造紙に集約していきます。最後に，主だった意見などをまとめ，各自の気づきや行動変容をまとめてもらいます。このようにして各自が自分のなかにあったことを参加者と一緒にアウトプットして「見える化」できることで，より高い成果を見出します。参加者からは「本音で語れるのがうれしい」「毎回のように新しい気づきがある」「患者の視点を知り，今後の仕事に役立つ」「医療環境をよりよくしていきたいという仲間ができてたのしい」と好評をいただいており，リピーターも多くいます。

　今後は，現在開催されているペイシェントサロンの安定した開催を支援していくとともに，参加者が見える化した意見をわかりやすくまとめて，医療者や病気とともに暮らしている方に向けて情報発信していきたいと考えています。開催情報やご問合せはペイシェントサロン協会へご連絡ください（http://www.patientsalon.net/）。ぜひ，あなたもご一緒してみませんか？

鈴木信行

第9章
作業療法士の実践
施設から養成校での後進育成へ

田中 勇次郎

筆者は現在，作業療法士養成校で非常勤の教員をしているが，過去に東京都立神経病院リハビリテーション科に在職し，作業療法士（OT）として多くの神経難病患者を担当した。なかでも，神経難病患者の「書く・話す」というコミュニケーション手段の障害への対応を実施してきた[*1]。

本章ではこの経験をもとに，筆者がたずさわり，めざしてきた施設での神経難病の作業療法の現況と，教職の立場から学生への教育について述べる。

神経難病の作業療法の現況

2010（平成22）年4月30日，「医療スタッフの協働・連携によるチーム医療の推進について」という厚生労働省医政局長から各都道府県知事あての通知（医政発0430第1号）に作業療法の範囲が示され，これらのことに関して「作業療法士を積極的に活用することが望まれる」と明記している（表9-1）。

発達障害や高次脳機能障害に対するリハを除けば，すべての項目は対象疾患に関わらず現場で実施している内容であり，神経難病患者にもあてはまる。

機能面では，その疾患の多くが中高年の発症であることから，疾病による機能障害だけでなく老化・廃用による要因が加わり，障害の重度化が加速する（図9-1）。

そのため，この部分への対応が必要になるが，作業療法の主たる目的は，道具や福祉用具を適合し活動レベルを向上させることで，患者自身が神経難病であっても「（当事者として）できる」と感じられるようにサポートすることである[*2]。

[*1] ナースコールスイッチ改造について，東京都衛生局学会誌，（71）：78-79, 1983. ／Duchenne型筋ジストロフィー（DMD）患者へのコンピューターを利用したActivityの指導，作業療法，（7）2：431-432, 1988.／（共著）神経難病の作業療法 神経・筋疾患患者の在宅リハビリテーションにおける作業療法士の役割，作業療法ジャーナル，（24）9：654-659, 1990. 他，筆者には多数の先駆的な業績がある

[*2] 小森哲夫（監），田中勇次郎，他（編）：神経難病領域のリハビリテーション実践アプローチ，メジカルビュー社, 2015.

[*3] instrumental activity of daily living，手段的日常生活動作

表9-1 医療スタッフの協働・連携によるチーム医療の推進について
（厚生労働省医政局からの知事宛通達　平成22年4月30日）

作業療法の範囲
- 移動，食事，排泄，入浴等の日常生活活動に関するADL訓練
- 家事，外出等のIADL[*3]訓練
- 作業耐久性の向上，作業手順の習得，就労環境への適応等の職業関連活動の訓練
- 福祉用具の使用等に関する訓練
- 退院後の住環境の適応訓練
- 発達障害や高次脳機能障害等に対するリハビリテーション

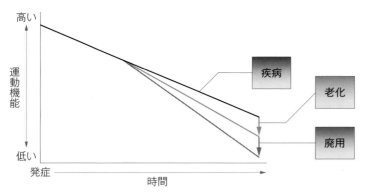

図9-1 疾病の進行と老化・廃用による障害の重度化

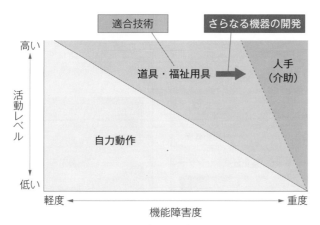

図9-2 活動レベルにおける機能障害度と道具・福祉用具の関係

◉道具・福祉用具の活用

　機能障害が重度化すればするほど，自力で行なえる活動レベルは低下するが，そこに道具や福祉用具を適合することで，活動レベルを向上させることができる。また，道具や福祉用具はテクノロジーの進歩でさらなる機器が開発される可能性がある*（**図9-2**）。

　機能回復が望めない神経難病患者にとっても，さらなる機器の開発が活動レベルの維持・改善につながることが予想される。

　病状の進行した神経難病患者が入院すると，病棟に備えたナースコールスイッチが利用できないという問題が生じる。ナースコールを利用するにはスイッチ本体を保持（固定）してボタン部を押し込む必要があるが，筋力低下，振戦，失調などでスイッチ本体の保持やボタン部の操作がうまくできない状態が起こる。このような患者に対して，OTは自助具作製の観点から彼らが利用できるようにナースコールスイッチを工夫している（**図9-3**）。また，会話や書字の代替手段として携帯用会話装置や意思伝達装置などのコミュニケーションエイド導入のための指導を実施することがある。しかし，これらは患者のニーズがなければ活用に至らない例がある。

* 田中勇次郎：筋萎縮性側索硬化症，澤俊二，鈴木孝治（編）：作業療法ケースブック コミュニケーションスキルの磨き方，pp.165-172，医歯薬出版，2007.／宮永敬市，田中勇次郎（編著）：作業療法士が行うIT活用支援，医歯薬出版，2011.

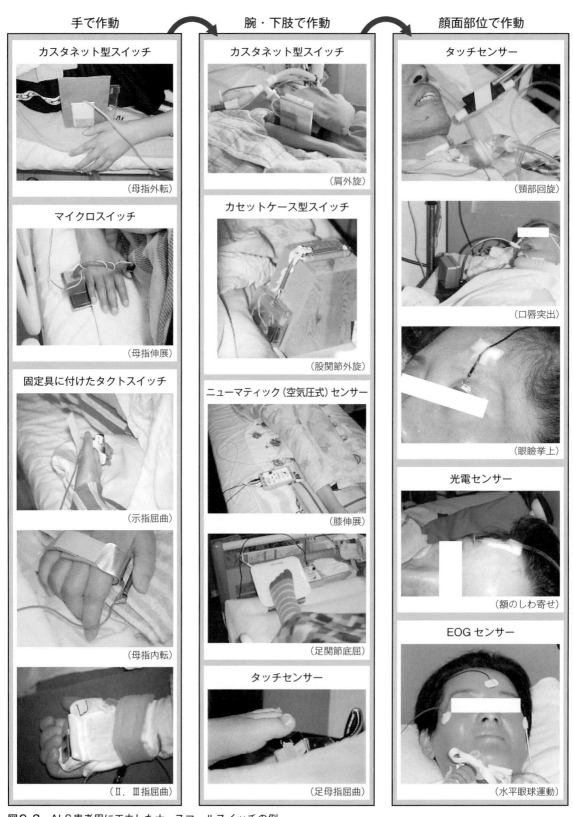

図9-3 ALS患者用に工夫したナースコールスイッチの例
操作部位は「手→腕・下肢→顔面」の順に利用できる部位を探し，スイッチは「機械的なもの→センサー」の順に選択する

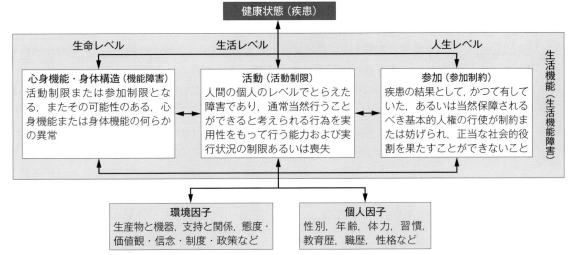

図9-4 ICFによる障害の概念(生活機能障害)

　ナースコールスイッチは利用してもコミュニケーションエイドは利用しない要因は,「彼らにとって必要なものであるか否か」の違いである。コミュニケーションエイドも必要な道具として受け入れられるように,導入時の工夫が重要である。

◉QOL評価

　リハビリテーションの最終目標は,患者(対象者)[*1]のQOL向上である。

　QOLとは主観的なものであり,同一人物であっても時期や病状の認識状況によって変化しうる。神経難病患者においても適切な療養支援体制が整備され症状がコントロールされることで適応でき,認識が変化し意欲的に生きることができる。

　筆者が担当したALS患者の経験であるが,人工呼吸器を装着し,常時臥床状態でありながら意思伝達装置を利用してネットショッピングを楽しまれており,透明文字盤を利用して「まさか相手はこんな状態の人が注文しているとは思わないでしょうね」と笑顔で語っていたことが思い出される。

　神経難病患者のQOL評価としては,患者自身の個別の認識に基づく評価であるSEIQoL(Schedule for the Evaluation of Individual Quality of Life. シーコール)が使いやすいと考える[*2]。

 養成校における教育

　ICF(国際生活機能分類)の概念が取り入れられて20年近くになる。心身機能・身体構造,活動,参加,どの部分の障害でも生活機能の障害ととらえ,そこに影響を及ぼす要因として環境因子と個人因子を取り上げている(**図9-4**)。この考え方は,学生が障害全体をとらえた作業療法プログラムを

[*1] クライエント.作業療法や理学療法の利用者を定義する言葉

[*2] 大生定義,中島孝:個人の生活の質QOLとPRO評価とは何か?,総合診療,(25)3:222-226,2015.
日本語版SEIQoL-DW事務局,日本語版SEIQoL-DWユーザー会事務局:独立行政法人国立病院機構新潟病院
〒945-8585 新潟県柏崎市赤坂町3番52号
TEL/FAX:0257-22-2130(直通) TEL:0257-22-2126(内線1259/1263)
http://seiqol.jp/

立案するうえで有用である。

　環境因子は制度を除けば「生産物と機器」「支持と関係」に分けられ,「生産物と機器」にはコンピュータが含まれ,「支持と関係」には日常的な活動局面での家族や支援者による支持・支援が含まれる。

　学生には参加・活動を促進する方向に環境因子を整えることが重要であることを教えている。特に,障害が重度化する神経難病患者においては,変化に応じて適宜整備が必要になることをくりかえし伝えている。

　コミュニケーション支援に関しては,スイッチ制作の実習を行い完成したスイッチを利用して,ワイヤレスホームコールや意思伝達装置の操作体験を実施している。

　QOLに関しては,上述のSEIQoLは利用していないが,カナダ作業遂行モデル（COPM）[*1]のなかで,「困っていること」をその「重要度」「遂行度」「満足度」などの見方で評価することを実施しており,SEIQoLの生活のなかで重要と思う5つの事柄の選出やそれぞれの満足度評価などの考え方が,このCOPMと類似している部分があるので講義内容に加えやすい状況にある。

[*1] カナダ作業療法士協会（著）,吉川ひろみ（訳）：COPM　カナダ作業遂行測定（原著第4版）,大学教育出版,2007.

　神経難病は稀少疾患であり,卒後,作業療法士として担当する機会は少ないかもしれないが,訪問看護ステーションなどの地域を職場として選択する者が,以前に比較して増えている現状を考えると,神経難病患者を担当する可能性は増していると考えられる。

　訪問現場ではじめて神経難病患者を担当する場合は,真摯な態度で患者の話を聞く（傾聴）ことである。ALSなどでは透明文字盤を利用しアイコンタクトで会話することもあるので,その使用に慣れておく必要がある。判断できない質問を受けたときなど,職場に経験がある先輩がいればその人に尋ねるようにする。職場にいなければ,恥ずかしがらずに専門機関のOTに尋ねることが大切である。学生たちには,これらのことを伝えている。

 生活場面で困ることを解決し，楽しみを提供する

　神経難病患者であっても,ほかの傷病による障害を受けた方々と変わらない。疾病の進行に伴い機能障害が重度化するという**特徴の違いだけ**である。ALSでは随意運動が限られてくるので,主体的に活動するための用具としてPC等のIT機器を活用している。

　筆者にとって,コミュニケーションエイドの適応も,「**作業活動**」[*2]の一手段と考えている。OTは患者（対象者）に対して,いま生活場面で困っていることを解決することと,楽しめる（打ち込める）こと[*3]を提供すること。このような内容を,これから臨床に出ていく学生たちに教えている。

[*2] 日常生活の諸活動（作業療法における定義）

[*3] 【快遊】【快学】【快働】【快服】【快性】の保障ともいえる

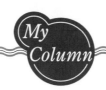

差別考
本書で世に問う思いと意味・2

　障害者・難病医療を長く生業にしていると，後輩に差別について相談されることも多い。そんなとき私は，「差別になる」という言葉を使うなと教えてきた。あたかも自分以外の判定者が居て，「それは差別になるからやらないほうがよい」とでも指示されるかのようだ。差別なのか，区別なのか，行うべきなのか，止めるべきなのか，そういった疑問を常に自問しながら生きていけと教えているつもりである。さらに差別や依怙贔屓をやりにくくするために，合理的な考え方と客観視の大切さを教える。客観的な指標による合理的な判断を常に現場で求めるようにしている。EBM（evidence based medicine，根拠のある医療）も医療者を戒めるために提唱され始めたとも言えなくもない。

　そんななかで，「タブー→差別→既得権」という考え方に出会った。タブーが差別を生み，実はその差別は既得権を守るように作用するという意味だ。私も幼いころ，町で障害者を見かけると「ジロジロ見るんじゃない」という親の叱責を受けたくちだ。今はその障害者を患者としてジロジロどころか，時にはCTまで使って身体の中まで見る職業に就いている。さらに障害者の外出支援や芸術活動にも積極的に関わっているつもりだ。親の言いつけを守らない不逞の息子ということになる。こういった経験から，タブーが差別を生むという考えは理解しやすい。しかし，それが既得権に結びつくことは，腑に落ちなかった。しかし，経済学を学び始めて，少しずつ見えてきたものがある。それは見えにくく，話題にされにくくすることで差別が生まれる。そして差別を利用して得をする人が，差別の存続を願うという考え方である。

　「経済学は単純な善悪論を採用しない。福祉関係の話題をとりあげるとき，われわれにはどうも人間の行為を正しい行為と悪い行為に区別したがる傾向にある。（中略）経済学の分析対象となるのは，人間の起こした行動の動機付け（インセンティブ）の部分なのであって，それがいい人なのか悪い人なのかということはほとんど関係ない」。中島隆信慶應義塾大学教授の著書より引用させてもらった。誰もが何らかのインセンティブが働くから行動するわけで，人が起こす行為に善悪を問うのは意味がないというわけだ。福祉・難病医療などに関係する人間に悪人はいない。みな善人だ。善人のやる行為は良いことに決まっている。だから福祉・難病医療などの現場には差別のような悪い行為はない——という論理は見当はずれだということになろう。

　「限りある予算を取りあうのが民主主義だ」なんて，皮肉をこめた言い方をする人がいる。少し斜めに見過ぎの感もあるが，なるほどと頷ける部分もある。社会保障費の分配をうける福祉や難病医療における差別→既得権を，経済学的見地から解釈してみると心配が大きくなる。つまり，難病で苦しむ人や障害で生活が困難な方々が自らの方が苦しく，それでも歯をくいしばって清く正しく，つつましく生きているという役割を演じるようにならないだろうか。その予算によって得をする本人以外の人が，自らの既得権を守るために，役割を演じることを強要しないだろうかという心配である。しかもこういった行為は，悪人が行う特殊な悪い行為ではないということになる。誰でも行うありふれた行為だ。

　本書は，難病患者の快の保障がメインテーマである。患者に「君たちが快を求めるなんて変だ，もっと困っていることを訴えるべきだ」とか，「快を保障するなんて身分不相応だ。快楽なんて言ったら反感を招くぞ」などと考えてしまわないだろうか。しかも，そういった考えを悪い人ではなく，いわゆる普通の人がもたないだろうか。差別を助長するような生き方を求められる患者は，たまったもんじゃない。

　この問題の解決を考えてみた。社会保障費予算を増額するか対象者を減らすことが提案される。未曾有の人口減少（生産年齢人口を中心に）と国債発行の連続のなかで，社会保障費の増額はますま

す困難になると予測される。では，難病を治す・障害を軽くするという直接的な医療の進歩や障害者，難病患者，高齢者が働けるようになるのはいかがだろう。病気が治ればよい。障害が軽くなればよい。これは単純明快で，皆が幸せになる方法である。やはり医療者はこの使命を忘れてはいけない。

　そして，できるだけ労働対価を得て社会生活を行う対象者を増やす。つまり稼げる人を増やすことにより，結果的に分配を受けざるをえない対象者の支給額が増える。これこそ，この本のテーマの1つである【快働】につながっている。そのためには働くための能力開発・環境整備を考えるわけであるが，当然そこにはパフォーマンス（社会的価値の創造）に対するコスト意識が必要になる。なぜなら働くために社会保障費を使い過ぎれば，本末転倒だ。

　また，障害者雇用（難病患者も）を行っている会社を増やすこともありだ。共助の1つとして，そういった会社をささえるための投資を増やすという考え方もできる。投資信託という民活を利用して，障害者雇用を増やす試みはすでに始まっている。

河原仁志

資料
- 中島隆信：障害者の経済学 増補改訂版，東洋経済新報社，2011.
- 河原仁志：やっぱり治したい，ノーマライゼーション，34 (11)：36，2014.
- 新井和宏：投資は「きれいごと」で成功する「あたたかい金融」で日本一をとった鎌倉投信の非常識な投信のルール，ダイヤモンド社，2015.

第Ⅲ部　当事者たちの挑戦

第10章
私と家族のグレートジャーニー
筋ジストロフィーの在宅生活

梶山 滋

　私の自己紹介を簡単にしてみる。障がいは筋ジストロフィー。小学校5年生のときにこの病気がわかってから，顕著に病気が進行し始めた。何とか歩きながら友だちと遊んでいた当時を思えば，今の身体機能は想像できないほど悪くなってしまった。現在では自力で呼吸もむずかしく，人工呼吸器が24時間手放せない。日常生活動作は全介助である。ここ数年で嚥下も悪くなり，いつも食事が喉に残るようになった。旅立っていった仲間たちの苦しみを自分も味わう域になったと実感している。

　気管切開はしていないため，言葉によるコミュニケーションはとれるが，わきあがる痰と息苦しさで言葉も満足に出せないことが多い。

　私は，この病気を「治療する」という理由で，中学3年生，15歳のときに，家族と暮らす家から一人離れることを余儀なくされた。以来，結婚までの約25年間を病院や施設で過ごすことになる。多感な思春期から40歳までの25年間をふりかえると，自らのアイデンティティを揺るがすさまざまな出来事や，多くの人との出会いがあった。それらはよいこともあった一方で，今もなお，消化できない感情もある。しかしこれらが必ず人生の糧となると信じ，今と少し先の未来を見つめて日々生きている。

　現在は，生まれ故郷の山口県下関市で，妻と長男，猫1匹に囲まれて，多くの人のサポートを受けながら暮らしている（**写真10-1**）。

在宅生活へ向けた生活設計

　管理された環境のなかでの25年間，いつの間にか年齢も40になろうとしていた。毎日の生活のなかで，このままでは自分の一生は入院患者で終わってしまうという耐え難いストレスや不安を感じていた。「もう帰りたい！」という決意から始まった在宅生活は，今年でもう13年になる。当時をふりかえると，すべてが未知からのスタートだった。しかし，在宅生活を実現させるために具体的に何をどうすればよいのか，イメージがつくようでいて実感がわかない。病院を出ること，地域で暮らすこと，住む場所を決めること，主治医となる医師を探すこと，経済的なこと，誰に介護を頼むかなど課題はあげればきりがないほどあった。在宅生活など本当に実現できるのか，想像できない環境の変化を受け止めることができるのか不安でいっぱいだっ

た。しかし，それでも「病院を出て生まれ故郷で暮らしたい」というきもちには希望があった。決心に揺るぎはなかった。病院スタッフには特別な相談をしなかったのが理由かもしれないが，彼らから在宅生活に有効な制度情報や，在宅障がい者の事例紹介など助言を受けることはまったくといっていいほどなかった。

　私のような障がい者が地域で家族と暮らすケースは珍しくない。しかし，私の場合は家族でない健康な妻との暮らしである。想定する課題はいくつもあったが，特に重要と考えたものが2つ。介護の担い手の確保と，暮らす家の確保だった。簡単にクリアできる課題ではないと承知しつつも，これを何とか解決し，妻と語り導き出した生活の目標は「20年後もぐうたら生活！」であった。何とも漠然とした表現であるが，ぐうたらとはそれぞれがすべきこと，できることを行なうこと。それぞれの時間も大事にし，やりたいことがある程度できる，そしてときにはゆったり日本茶を飲みながら語らい合う「ゆとり」である。夫婦ともにこのきもちをもち続けたことが，今に続いたと確信している。

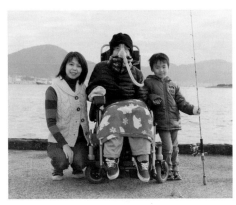

写真10-1　一家で，下関にて

● 在宅生活のはじまり

　ぐうたら生活のために，最初に取り組んだことは，介護者を探すことだった。入院中である私が車で6時間もかけて地元の下関に戻り，介護事業所を探すためにあちこち出向くことはできない。まずはインターネット等でさまざまな在宅福祉制度情報や介護派遣事業所を調べることにした。いろいろ探していくうちに，ある事業所との出会いがあり在宅生活に向けて介護の全面的サポートしてくれることになった。その事業所の代表者は下関から何度も私のもとを訪ね，在宅生活を前にした不安なきもちなどをはげましてくれた。具体的な援助はもちろんだが，「大丈夫。何とかなるし一緒にやっていこう！」という言葉は，私に大きな力と勇気をくれた。こうした経緯で，家族以外に私の介護をサポートしてくれる太い柱が立った。

　今度は，介護の量を確保しなくてはならない。妻はフルタイムで夜勤もする仕事であったため，介護時間を十分獲得しなければ生活が成り立たない。当時，支援費制度という在宅介護制度が始まったことが追い風となり，行政交渉にはさほど苦労せずにすんだ。とはいえ，簡単に支給が受けられる介護量ではない。私たちの思い描く生活を行政担当者に理解してもらうために，介護量の請求根拠となる表をパソコンで作った。私の全身状態から，妻の仕事について，なぜこの時間にこの介助が必要なのかといった具体的なものを提出した。その後，無事に支援費制度で介護を利用できるようになった。基本的に妻が仕事で家を不在にしている時間はヘルパーさんの介護を受け，妻が帰宅後は妻が私のサポートをするという形ができあがった。その頃，私の両親は健在であり，介護の応援を多少は受けられなくもなかったが，いずれ

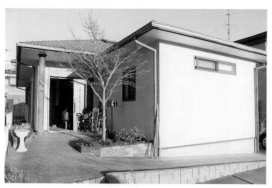

写真10-2　ろくネコ邸全景
* 88頁参照

は両親も介護を必要とするときが来る。あらゆることを考えても，両親の力を介護の選択肢に入れることはしなかった。今ふりかえるとそれがよい選択だったと思う。決して十分とは言えなかったが，病に倒れた父の見舞いに行き，私ができる父への介護をし，そして旅立ちを見護ることができたのは，この選択があったからに間違いない。

◉ 暮らす家の環境調整

　暮らす家は新しく建てた*（**写真10-2**）。
　最初は賃貸や中古を検討したが，その改造費用が莫大なものだった。また，私に合ったバリアフリーを既存の物から探すということはむずかしい作業だった。新しく建てるのが一番手っ取り早いということになり，さっそく私たちの生活をイメージしながら妻は図面を引いた。私に合わせた洗面台の高さ，ドアの幅，玄関のアプローチ，間口の広いドアの選択，段差解消，介護しやすい導線などの工夫をした。
　少し先の病気の進行も想像した。将来もっと多くの人の手を借りなければならないときが来る。ベッド上での生活が長くなること。車いすに座れずストレッチャーになること。入浴などには介助者が2～3人必要になるかもしれないと考えた。そして，妻も老いていく。これらに対しての工夫は，1つ目は当たり前であるがスペースを広くとるということ。かぎられた敷地ではあるが，部屋数を減らし，なるべく一つひとつが大きくなるようにした。浴室であれば，大人が最低3人は入れること。間口を大きくとってストレッチャーでも対応できるようにした。2つ目は，天井走行式リフト（**写真10-3**）を選択したことである。非常に高額のため悩んだが，大活躍である。妻にしてもヘルパーさんにしても，呼吸器のついた私を1人で抱きかかえてあちこち移動することは重労働である。また私を抱えたときに生じるかもしれない転倒や腰痛等の危険からも解放することができた。
　現在は，こうして準備してきた設備をフルに使いながら，そのときどきに必要になった備品を買い足し，駆使して生活している。具体的には，柔らかい便座，座りやすい浴室用のいすの買い替え，入浴用のバックバルブマスク，エアマット，介護用ベッド，吸入器，吸引機，車いすの購入（用途に合わせて3台を使い分けている），排痰補助装置（医療保険での利用）などである。
　購入する備品が増えるたび，結婚当初は体一つで身軽にどこへでも行っていたことを思い出し少し切ないきもちになる。備品は助成対象となっているものは申請し，1日も早く手に入れなければならないと判断した物は助成を利用せずにインターネットで購入した。
　一方で想定外のこともおきた。1つは**非常用電源の確保**である。現在の人工呼吸器は内蔵バッテリーを搭載し，停電時でもある程度の時間を駆動できるタイプを利用しているが，一番最初の呼吸器はバッテリーがなかった。一

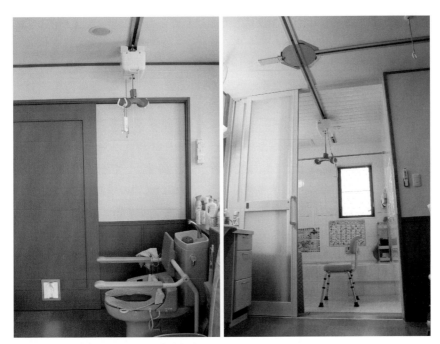

写真10-3　水回りをつなぐ天井走行式リフト

度，1人きりのときに悪天候で電源が落ちてしまったことがあり，それはおそろしい思いをした。そのときはまだ幸い何とか自発呼吸ができる状態だったため事なきを得たが，その後も，何度か夏の台風などで数時間の停電に見舞われ，真っ暗な街のなかを妻の運転で，総合病院へ電源を借りに出かけたこともある。在宅人工呼吸をしている者は蓄電池や非常用バッテリー等の準備が絶対に必要である。また，可能であれば，家庭用電源の差込口の数を多く作っておいたほうがよいと思った。在宅当初は意識していなかったが，病状が悪くなるにつれ医療機器や福祉機器が増えたことで電源が瞬く間に足りなくなったからだ。延長コードでは電圧が安定しないため，コンセントの増設工事を行なった。

現在の悩みとよろこび——父となって

　病状の悪化とともに介護量が年々増えてきた。在宅当初に考えていた，「妻が在宅中は私の介護は妻がする」といった方針が最近保てなくなってきた。つまり，妻が在宅中であってもヘルパーさんの介護を受けることが増えてきたということだ。それが新たな問題をはらんできた。家を建てるとき，介護のために部屋数を犠牲にしたことで家族のプライバシーが守られにくくなってしまったのである。やむを得ない理由であっても，くつろぎたい家族にとっては，同じ空間にヘルパーさんという他人が居ることは居心地のいいものではない。

　建築計画の段階で2階建てを希望した妻に，わが家なのに自分が立ち入れ

ない部屋があるのは嫌だ，と反対したのは私だった．今思えば，2階に部屋があれば家族とヘルパーさんがうまくすれ違うこともできただろうと思う．"介護ヘルパーを入れる"までは想定したが，その結果として"家族のプライバシーをいかに守るか"まで考えが及ばなかった．

　6年前に長男が誕生した．この事実は，私にとってあらゆる価値観を変える人生最大の出来事となった．少なくとも妻と出会うまで，いつか自分が親となる日が来るとは想像したこともなかったし，子育てなど当然未知の世界である．また，身近なところに重度の障がい者が親として子どもを育てた参考もなかった．自分のことすら何もできない私が父親の役割を果たせるか，さらには母としての役割が増えることで妻がその負担に耐えられるか，想像するだけで心配ばかりしていた．その頃を回想した妻の記述である．

　記憶のなかで他人から「重度障がい者が親になること」が特異なことであるように言われたことが2度ある．1回は産科医に．並んで座る夫に「あんたに子育てができるのか」とぶっきらぼうに大きな声で言われたとき．あと1回は書くのがはばかられる内容のため割愛する．
　これらの出来事は，「子どもを授かりたい」という曇りないきもちが，実は愚かなことであると言われたようだった．
　「親になることを決心した思い」は特別ない．決心などしていないからだ．授かるまでには医療の力が必要であったため大変な思いもしたが，ただただ普通に，大切な人との子どもがいたらいいな，そんな柔らかく温かいきもちだけだった．強いて言うならばそのきもちをもち続けたことが，親になる決心につながったのかもしれない．
　とはいえ，夫は複雑な思いだったと思う．自分の介助に加えて，子育てという手間がほぼ私に加わるからだ．また，遺伝性疾患であることから，子どもが自分と同じ病気で苦労するかもしれない，といった不安も当然あったに違いない．この点については，私自身は遺伝に対して知識を深めたことで，今後の「なりゆき」についてはイメージができていた．そのため私のなかではそう大きい問題ではなかった．子どもが健康であってほしい．それは誰でも当然思うこと．私も同様であるが，大きくなっていくお腹をさすりながら，「健康に産まれてきてね」とは言わず，何度も何度も「無事に産まれてきてね」と声をかけた．それが，私が精一杯夫にできるエールだった．

（妻・梶山まゆみ／看護師）

　実際，子どもが3歳を過ぎる頃までの妻の負担は計り知れないほど大きかった．特に1歳を迎えるまでの間，私のことに加え，家事や育児など，どんな小さなことも誰の手も借りずにがんばる姿はときに正視すらできないほどだった．体が疲れると心も疲れる．妻から抑えきれぬ感情をぶつけられることもあった．もちろん私は，自分は何もできないから，ということを理由に妻の奮闘を傍観していたつもりはない．常に自分ができることは何か，と

そればかり当時考えていた記憶がある。

　幸い私の利用するヘルパー事業所は，私が父親として「してやりたくてもできない」子どもとの関わりや家族への役割に理解を示し，家事や育児に関わることも協力をしてくれた。しかし，人間とは勝手なもので，その協力に感謝をしつつも「抱っこをしてほしい」と私の前を通り過ぎてヘルパーさんに向かって走る子どもの姿には切ないものがあった。それでも25年間施設や病院に入院していた私が「お父さん」と呼ばれることや，身体機能を失っていくばかりの私に対し，歩くこと，言葉を覚えていくこと等，どんどん力を獲得していく子どもの姿に感動を覚える。運動会でわが子がかけっこの一等を獲ったとき。私は両親に次のようなメールを送った。

　「やりましたよ，あいつトップでゴールのテープを切りました。はずかしながら込みあげてくるものが抑えられないほど感動を覚えました。僕はこの病気のために幼稚園の頃からかけっこでは常にビリでした。ましてや運動会など楽しかった記憶がまったくありません。その僕に息子がはじめて運動会の楽しさと感動を教えてくれたような気がします。お父さん，お母さん，彼の半分は僕です。その僕が走る姿に神さまの奇跡を見るような気がしませんか。」

　子どもの存在は，今までの不安や苦労など比べものにならないほどのよろこびと幸せを与えてくれた（**写真10-4**）。

◉ 切っても切り離せない医療

　さて，神経難病の患者が生活するうえで欠かせない課題がもう1つある。それは医療である。進行性で治療法もない難病患者にとって，総合病院での一般的な治療は段々としっくりこなくなってくる。病状が進みそのことが日常生活に大きく影響を与えるようになったとしても，血液データにおおむね異常がなく，熱もなく，まぁ何とか生活できている，というレベルであれば問題なしと判断される。

　筋ジス病棟で生活していた当時，睡眠時の炭酸ガスの推移を測るモニタリングや，嚥下の評価，それに合わせた食事指導，呼吸リハビリや生活道具の改造など，普通に受けられていた医療がいかに専門的であったのか思い知らされている。地域で受けられる医療に特別な専門性を求めることはむずかしい。それは今では重々よくわかるようになった。入院のたび，主治医と筋ジス専門医との間でいかに連携を取ってもらうか，主治医にどう伝えたらよいか，病気よりその気苦労に悩んだこともある。何度かの入院の経験から医療は人間関係であることを学んだ。

　日頃より「自分はどういう生活を望み，どういう治療を求めるのか」ということを身近な医療関係者によく理解してもらうことがとても大切だと思う。例えば，私の長男はまだ幼い。したがって私の場合，願わくば体外式鼻マスクでの在宅人工呼吸療法を可能なかぎり続けたいと思っている。過去には呼吸管理のために気管切開をすすめられたこともあった。しかしそうなっ

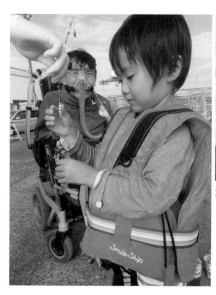
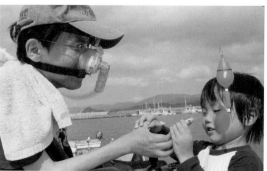

写真10-4　親子で魚釣りを楽しむ

た場合，声を失ってしまう。まだ幼いわが子に父の声を覚えていてほしい。また，これからよいこともつらいことも経験していくであろう子どもに，自分の声で名を呼びながら，1日でも長くいろいろなことを語りかけてやりたいと思う。それが鼻マスクにこだわる理由である。

現在訪問してもらっている地域病院在宅ケア科の看護師さんと，そんなことを折に触れ話す。看護師さんは体調管理の指導はもちろん，いろいろな会話をとおして家族の様子までも気にかけてくれる。体調をくずしたときは患者である私の伝えづらい思いなどを医師に届け，治療を受けるにあたりさまざまな配慮をしてくれる。感謝している。

◉ 入院生活をふりかえって

在宅生活も13年を迎えると本当にいろいろなことがあった。在宅生活当初は毎日がはじめての経験で，解決しなければならない課題も次々やって来た。しかし「自分で決める」というきもちが折れることはなかった。私の浅い知識で恐縮だが，6万年前，ご先祖さまたちは住み慣れたアフリカの大地からグレートジャーニーといわれる未知の世界へ踏み出す旅を始めたという。ご先祖さまたちの「住むべき場所を求める旅」の艱難苦難に比べるべくもないが，病院を出て新しい暮らしを求めたことは，私にとってささやかなグレートジャーニーであった。その旅の出発点は間違いなく施設だった。

今改めて，当時の頃のことをふりかえることがある。何故あれほどまでに病院から出たいと思ったのか，またそういうきもちに至った原因は何だったのだろうか。

入院した病院には当然ルールがある。日課はもちろん，外出，トイレに行く時間も決まっていた。食事も決められたものが出される。下着も全員共有という時代もあった。そして亡くならないかぎり退院できる希望がないという現実が本当につらかった。「何故自分がこのような生活を耐えねばならないのか」という思いの理由が，「治らない病気だから。入院しているから」では納得ができなかった。自分の置かれた環境も取り巻く人間関係も管理され

る生活も，すべてが患者たちを支配するストレスとなっていたような気がする。入院生活に費やした25年という時間が，まるで弓の弦がギリギリときしむように「退院したい」というきもちを張りつめていったのだと思う。そして当時の不自由な生活が逆に強い反発力となって，私を病院から解き放ってくれたのかもしれない[*1]。

今のわが家の暮らし

　今，わが家は農業と漁業，第1次産業に夢中である。妻は家庭菜園，私は魚釣りにはまってしまった（写真10-4）。もちろん釣竿など振れないので季節の魚を想定し，釣り場や仕掛け，エサを考えるのが私の担当である。要は魚と知恵比べを楽しんでいるのだ。結果は大抵，魚の勝ちとなるが，それでもたまに小鯵やカワハギが上がったときは親子3人，岸壁で大騒ぎ。その夜，釣った小鯵の唐揚げと，妻が収穫した茄子の煮浸しがお皿に並ぶと何だか豊かなきもちになる。「いくつ仕掛けを取られたかわかんないよね。この鯵の値段は高級マグロのお刺身より高いかもね」と妻が笑う。そんな何でもないことに幸せを感じ，今を生きている。願わくばもう少し，元気で親子3人＋猫1匹（9kg肥満）の時間を楽しみたい。

ライフワーク──イラストレーションについて

　養護学校[*2]時代，ふとした落書きで担任の先生の似顔絵を描いたところ校内で大評判となり，それがきっかけで似顔絵が趣味となった。以来，身近な人から著名人まで描いた人は数え切れない（**148頁**）。

　どんなことでも好きなことを続けていると誰かが見ている。入院時代の病棟医長が「少しは人の役に立つ絵を描け！」と憎まれ口を言いながら医学書のイラストを斡旋し，私に描かせてくれた[*3]。それが趣味として以外で，イラストを仕事とする原点となった。

　「患者が医療現場を描く」という妙なリアリティーと意外性が受けたか，それ以降，医師をはじめとするさまざまな医療関係者が著書の挿絵やパンフレットの絵等を描かせてくれた[*4]。

　私の画材はパソコンである。ペンを握ることはもちろん，マウスを操作することもできなくなったが，現在は改造したトラックボールを顎で動かしながら絵を描いている。こんな私にタタミ1畳の絵でも，壁一面の大きさの絵でも描かせてくれる今の時代の技術に感謝せずにはいられない。

[*1] 梶山シゲル：今日を生きるからこそ明日がある──25年目にして施設生活から卒業してイラストを描く僕，【特別記事】パソコンで描くイラストレーター・梶山シゲルの世界，看護教育，46(2)：122-125，2005．

[*2] 当時の呼称

[*3] 河原仁志（編著）：筋ジストロフィーってなあに？，診断と治療社，2001．

[*4] 川村治子『医療安全ワークブック』（医学書院，2013），月刊『看護教育』連載「ろくネコのナンセンスtimes」，2006～2010年。全54回など多数

第11章
夢は，ナース現場への復職
アイザックス症候群の患者として学ぶ

和田 美紀

私はナースだった。今はアイザックス症候群の患者をしている。

患者になったからこそわかったこともある。

「アイザックス症候群」*と聞いて，どのくらいの人が知っているのだろうか？

* 20頁参照（現在，指定難病）

簡単に説明すると，末梢神経系の自己免疫疾患である。原因不明で，後天性に──遺伝的な要因がなく──全身のさまざまな神経が興奮し，あらゆる筋肉に痛みを伴う強いけいれんが起こる。そのため歩行や運動が困難となり，日常生活に重大な支障をもたらす病気だ。私はそんな病気に，ナース10年目にしてかかった。

 ## 「あのナース」を辞めさせたくて看護師に

中学1年生のときに看護師になろうと思った。その理由は，普通の進路の動機とはちょっと違う。「大切な祖父を粗末に扱った，あのナースを辞めさせなくては！」と思ったからだ。

末期がんで入院中の祖父を見舞いに行った際，ベッドに患者がいるにも関わらず，荷物をボンボンとベッド上に投げ込み，最終的には横着にも足蹴にしてベッドを動かしていた担当看護師のふるまいが許せなかったのだ。

「こんなナースは辞めさせないと，ほかの患者さんも可哀想！

そのためには私がこの人たちの上に立ち，辞めさせなければ！」

そう思ったのだ。現実問題，どう考えたってそのナースより上に立つ人物になるなんて無理なのに。それでも私はナースになった。人生のなかで一番勉強をしたかいもあり，実習も国家試験もクリアすることができた。いざ現場に出ると，もともと人と関わることが好きだったので，患者さんと話をし，ケアすることがとても楽しかった。特に血管の出ない患者さんに注射が1回で上手にできたときなんて，患者さんと一緒によろこんでしまう！

大変な仕事だったがやりがいを感じていた。その頃は，まさか自分が患者になるとは考えたこともなかった。

在職7年目の頃，異変が起こった。下肢のけいれん，筋硬直が起こり，その症状が30分から1時間も続く。もともと運動がそれほど得意ではないの

で，初めは「運動不足が原因かな？」と感じる程度だった。やがて肉離れを起こした。次第に上肢にもけいれんが起こるようになる。明らかに何かがおかしい。整形外科に通う回数も増えた。採血をしても異常が見つからず，神経内科に行くようにすすめられた。そして，すぐ入院となった。

　それまでさまざまな病棟で働いた経験はあったが，神経内科は未知だった。「ほかの人の看護を見てやろう！　早く治してまた仕事に戻ればいい！」──そんなふうに思っていたのは最初だけ。それから3年の間に何度も検査入院をくりかえし，外来にも毎月通院したが，症状は徐々に悪化し，内服薬が増えるばかりで一向に病名がつかなかった。

　仕事も夜勤ができず日勤だけになり，収入も減った。職場のスタッフにたくさんフォローしてもらいながら働いていくことは心苦しかった。

　どんな検査をやっても病名がわからないなか，「精神的なものなんじゃない？」「本当のことを言っていますか？」などと言う医師もいて，精神的にも追い詰められた。

　患者はなんて弱いんだろう──入院するたびに思った。

　私は看護師だから少しくらい医療用語混じりの説明でもわかるが，病棟で聞き耳を立てていると，ほかの患者さんへの説明でも平気で医療用語が飛びかっていた。「便秘のときはGEかけますか？　あっ，グリカンのことです。」患者にとってはわけのわからない質問だろう。こんなふうに，医療者が気をつかってわかりやすく言い換えた言葉がさらにコムズカシイ医療用語だったりすると笑いたくなると同時に申し訳なく感じてしまう。自分が職場復帰したら，同じような対応をしないように気をつけようなんて考えていた。

● 診断を求めて

　転機は，ある医師との出会いだった。「あらゆる珍しい病気も視野に入れて，消去法で検査をしてみよう」と言われ，いくつもの新しい検査を受け直すことになった。そのなかの1つに，抗VGKC抗体検査というものがあった。鹿児島大学病院（鹿大）では実施可能というもので，当時，北海道に住んでいた私は，かかりつけ病院が取り寄せてくれた検体に針筋電図のデータを添え，鹿大まで送ってもらい検査を受けることになった。

　思っていたよりも検査結果は早く届いた。

　『弱陽性』

　陰性なのか？　陽性なのか？　どっちともつかない検査結果で，言葉の意味がイマイチわからなかった。医師に聞いても「自己免疫性疾患だからすぐに治療をしたほうがいい！」と言う先生と，「特に気にすることはないです。今までどおりでいいでしょう」という先生がそれぞれいてすごく混乱した。

　先生方には信じてもらえなくても症状は確実にあったので，徹底的に自分で調べないと！──そう思うようになっていた。

　まず，大好きだった仕事を辞めた。病気と向き合うためには仕方がなかっ

た．人の命をあずかる仕事なのに，自分のことでモヤモヤしていたらいけない！　と思った．

次に，セカンドオピニオン外来を受診することに決めた．この検査結果のもつ意味がわかる医師のところに行く必要があると思った．すぐにその当時の主治医に相談し，私に関するデータをまとめてほしいと頼んだ．当時，まだそれほどセカンドオピニオンはメジャーなことではなかったが，聞いたことはあるけどどうしたらいいものか？　なんて悩んでいる時間がもったいなかった．

慣れないパソコンをフル活用し，鹿大を調べ「セカンドオピニオン外来の受診方法」を印刷して主治医に見せた．何度も鹿大に電話をかけ，わからないところは聞き，予約を入れた．

実のところ人生初の鹿児島行きだったので，病院受診よりも西郷さんの銅像を見たり，さつま揚げを食べることのほうが楽しみだった．とはいえ，ここまで来たのだから「病気なのか」「気のせいなのか」ハッキリするだろうと期待もしていた．

結果はすぐにわかった．

『アイザックス症候群だよ．宝くじに当たるよりもむずかしい確率の病気だよ』

だったらまず宝くじに当ててくれと思った．担当してくれた先生は驚くこともなく，紙に書いて詳しく説明をしてくれた．質問もたくさんしたような記憶もあるが，まったく覚えていない．気がついたら焼酎とさつま揚げを持って，ホテルに帰ってきていた．

◉ 治らない病気とのつき合い

とにかく私は病気だった．

さてこの先どうしたらいいのだろう？　そう思ったら急に不安になり，こわくて泣いた．病気は治療すれば治る．今はそんな時代だ．しかしアイザックス症候群は治らない．「一生うまくつき合わないといけない」とも，鹿大の有村公良先生[1]からは言われた．

しかも，原因がわかっていない．難病なのに特定疾患ではない[2]．

一体なんて病気にかかってしまったのだろう？　仕事に戻れないのかな？　貯金は今までの入院で使い果たしちゃったなぁ．どうしたらいいのだろう？　……しばらくそんな思考のループから抜けられなかった．

専門家である医療者から「気のせいですよ」「精神的なもの」と言われると，そうなのかもしれないと，そこから先に進めない患者はたくさんいると思う．しかし，絶対に何かがおかしい！　その何かがわからないのに諦めきれない！　本当に精神的なものなのであれば，その証拠がほしかった．

[1] 現・医療法人三州会大勝病院院長，神経内科
[2] 診断当時．2016年現在は認定

後々，自ら患者会を立ち上げることになるのだが，そう多くないアイザックス症候群患者のなかには医療従事者が多いことを知る。やはり医療従事者は自分の置かれている状況を自分なりにアセスメントして行動するのかもしれない。行動することによって何かの病名に突き当たる，けれど，行動を起こさず症状に苦しみながら日々を過ごしている患者も少なくないだろう。潜在患者が多い疾患なのではないだろうか？　患者は自ら行動を起こさなければ，どんなにつらい症状があっても「気のせい」「精神的なもの」と片づけられてしまうこともある。こんな現状に自分が置かれ，病人の大変さを知ることになった。

　鹿児島から北海道の自宅に戻って，しばらくは明るくふるまっていたが，内心ではすごく落ち込んでいて，症状もどんどん悪くなり歩くことさえままならない状態で，ご飯も食べられなくなった。しかし，治療方法がない。
　このままではいけない――そう思ったら行動していた。
　鹿大で診てもらったあの先生にどうすればいいか聞こう！　メールしてみよう！　とパソコンに向かった。なんとか先生の連絡先を入手し，現在の状況を書き込んで送信した。
　すぐに返事が来た。当時の主治医にそのメールを印刷してわたし，有効と思われる治療を施してもらう。またその記録を自分なりにまとめ，鹿児島にメールをして報告し，助言をもらうことのくりかえし。通常の患者生活だとありえないことかもしれないが，この方法しか思いつかなかった。それは私がナースだったからできたこと？　いや，ずうずうしかったからか？
　治療が思うように行かず鹿児島の先生に文句を言うこともあったが，先生は受け止めてくれた。この先生と身近で直接向き合えたら，治療もうまくいくかもしれないと思った。
　失業中の私の生活をささえてくれている父の転勤などもあり，北海道から関東に引っ越したときも，先生はこの病気を少しでも知っている医師に診てもらえるようにと専門医を紹介してくれた。
　「今の時代，患者が医者を選んでいいんだよ。合わなければまた考えればいい」と何人か紹介してくれた。それでも，私の症状を理解してくれる医師にはなかなか会えなかった。「看護師なんでしょ」「自分で薬を調節していいから」などとこちら任せに言われることも多く，1人思い悩むことも多かった。
　そんなときに，ネット上で何人かのアイザックス症候群の患者に出会った。すごく救われた。それをきっかけに，実際に近くに住んでいる仲間に会うこともできた。患者はわかり合える仲間を求めていることを実感した。そこで仲間と話し合い，「患者会」をつくったらどうだろうということになった。自分もそうだったように，1人思い悩んでいる患者さんに救いの手を差し伸べたいと思うきもちが強かった。そして，りんごの会が発足した。

◉「りんごの会」発足──危機を乗り越えて

　仲間がいることの心強さはどの病気の患者にとっても同じだろう。患者会を始めた当初は，みんなの状態も落ち着いており，いろいろなことを夜中まで話し合うこともあった。しかし，症状には波があり，いいときもあれば悪いときもある。私も幸いなことに大きなけいれんを起こすことは減っていたが，倦怠感や全身のあちこちに起こるピクツキ，痛みは持続し増強してきていた。調子が悪くなるとパソコンの前に座ることもつらく，横になって過ごす。その結果仲間と連絡が取れなくなり，また1人思い悩む時間が増えた。心のささえがなくなると，人はものすごく弱くなる。この先どうなるんだろう？　考えたくもないことをひたすら考えたりして眠れない夜が続いた。

　精神的に落ち込めば症状も強く出る。
　「病は気から」とは本当なんだと思った。気がついたらお風呂場でタオルを首に巻き，死のうとしていた。
　父が見つけてくれ大事には至らなかったが，ナースとして患者に向き合っていたときは，「自死なんて絶対にありえない！　命は粗末にできない」と思っていたのに，まさか自分がそんなことをするなんて……と罪悪感にかられた。でも，生きることが苦痛だった。この痛みはいつなくなるの？　誰が私を理解してくれるの？　生きている意味はあるの？
　患者はこんなことを考えて病気と向き合わなければならないのだろうか？
　ダメだ！
　先生に助けを求める。「鹿児島に行ってもいいですか？」
　OKをもらい，これからは精一杯生きようと鹿児島に家族で引っ越した。今の主治医は，その有村先生だ。先生とはなんでも話せる。
　患者会のこともいつも相談して手伝ってもらっている。病気のことも一番の理解者だ。先生が近くにいるから悪くなっても安心しているところがあるのかもしれない。確実に治る方法がない病気だが，私の場合，内服薬で症状が落ち着かなくなったときは，ステロイドパルス療法や血漿吸着療法で症状は一時的に改善されることが今ではわかった。

　患者会の活動指針を思い出す。
- アイザックス症候群の認知度を上げる
- アイザックス症候群の患者，家族の相談・話し合いの場を提供する
- アイザックス症候群を難病指定（特定疾患）に！

　特定疾患になると，公的な医療費助成が受けられる。
　この病気になってから私は，年に何度か入退院することが必要となり，毎月たくさんの薬をもらって内服しているためお金がかかる。しかし，症状が安定せずなかなか仕事もできないため，収入がまったくない。とにかく悪循環。難病指定を受けるためには，知ってもらうことを始めよう！

そもそもナースとして働いていた自分でも，アイザックス症候群を知らなかったし，医師でさえも「聞いたことはあるけど診たことはない」という先生が多かったのだ。どうすればいいのか？　仲間とともにインターネットでホームページを作り，パンフレットを作り周知活動に力を入れた。やがて，マスコミでも取り上げてもらえるようになった。

　ほかの患者会活動をされている方にわからないことなどを教えてもらった。発病前までは政治なんて興味もなかったけれど，法律や制度のことを学び，議員さんにお会いすることも増えた。署名活動も行ない，厚生労働副大臣に陳情に行くこともできた。

　体調がいいときにしか動くことはできなかったが，やれることにはなんでも挑戦したいと思うようになった。「元気そうだね」と声をかけられることも多かったが，薬は欠かせないし，年に2度は入院し治療を行なっていた。戦いと闘い！　燃え尽きないように気をつけた。

　そうして2015年1月に難病法が施行され，とうとう7月にアイザックス症候群は指定難病に選ばれた[*1]。患者会が発足して5年目だったが，実質的な活動を始めてからは2年ほど。ここまで来られたのは，ささえてくれた方の力が大きい！　日々感謝している。たった2年だが私にとってはものすごく濃い2年だった。

*1 20頁参照

　患者は弱い。でも，それで終わってはいけないということを学んだ。

　アイザックス症候群の患者は，一見元気そうなので，見た目ではこの病気の深刻さはわかってもらえない。同じように，目に見えない病気の患者はたくさんいる。

　患者は精神的にも身体的にも経済的にもつらいのだが，伝えないとわかってもらえない。伝えることには体力もいるし勇気もいる。簡単にできることではない。

　病気について話すと，「私たちに何ができる？　何か手伝えることは？」と聞かれることがある。私は自力で動ける部分もあるので，介助してもらうことも少ないが，誰にでもできることは「知ること」だと思う。どんな病気で，どんな症状があって，どんなことに困っているのかを知ってほしい。特別なことではなく，話を聴くことで知ることはできる。

　また入院すると，そのような目に見えない難病に関してはまだまだケアが行き届いていないように思う。自分でできる患者には何か起きない限り，あまり注意していないように感じられるのは気のせいだろうか？　何か起きてからでは遅いのだ。

　2016年現在，養成が進んでいる，学会認定資格である「難病看護師」[*2]にはとても期待している。

*2 日本難病看護学会（219頁）認定制度。事務局は東京都医学総合研究所難病ケア看護研究室 〒156-8506 東京都世田谷区上北沢2-1-6 申請など詳細はホームページ http://nambyokango.jp/nambyokangoshi

ふんばる私の夢
──いつか，また ナースに

自分が心を開かなければ相手も心を開かない。

患者の言葉に耳を傾けてほしい。きっと誰もが新卒だった頃は心がけていたと思う。

耳を傾けるとたくさんの情報が得られる。患者を，病気を知ることにつながる。

そこから看護すべき点が見出せるだろう。

いつか私が現場のナースに戻れたら実践しようと思っていることだ。今は患者としてできることを考え，自分の病気についてやほかの難病について発信できることに力を入れていきたい。

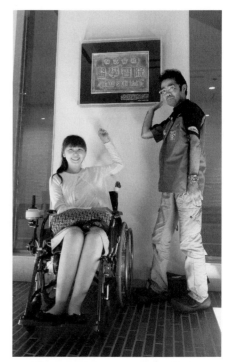

左が筆者。右はパートナーの和久井秀典さん〔再発性多発軟骨炎（RP）患者会副代表〕

「患者はがんばっているんだからこれ以上がんばらなくていい。先生たちががんばるから。でも，ふんばってください！ これ以上落ちないぞとふんばって！」

そう言った先生がいた。がんばりを認めてくれたことがうれしかった。だから私はこれ以上がんばらないで，ふんばることにしている。

難病になったことで普通に生きるよりも多くのことを学ぶことにつながった。ささえてくださる多くの人に感謝のきもちを忘れずに，これからも病気と向き合い患者として学び，いつの日かナースに復職し，学んだことを実践で役立てたいと夢見ている。

資料
- アイザックス症候群「りんごの会」ホームページ　http://ringonokai.sunnyday.jp/
- 和田美紀：私が現場に戻ったなら（新春随想），週刊医学界新聞，第3156号，2016年1月4日.

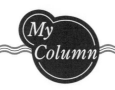

生命の系譜
身体の所有権をめぐって

　僕らは普段，自分たちの身体について話題にするとき「私の身体」という言い方をする。ここでいう「私の」とは「自分が所有している」という意味だ。これはシンプルでわかりやすく日常生活にもなじみやすい考え方だ。
　だけど，身体に所有権なんて本当にあるのだろうか。こう書くと驚く人もいるかもしれない。身体が自分のものだなんてそんなこと当たり前じゃないか。そんな声が聞こえてきそうだ。でも，だったら，身体が自分のものである理由を説明してみてほしい。なぜその身体はあなたのものだと主張することができるのだろうか。どうだろう？　確かな根拠のある答えなんてないのではないだろうか。
　僕は筋ジストロフィーという疾患をもっている。だけど，それは僕の責任ではないし，仮に疾患をもっていなかったとしてもそれもまた僕の意志が介在するところではない。たまたまそういった身体のユーザーとして生まれてきた。ルーレットがそこで止まった。それだけのことだ。そして，この身体もまた自分のものであるという確固とした根拠はどこにもない。
　本当は身体に所有権なんてないのではないか。僕はそう疑い始めている。

　この問いは突き詰めれば「生命とは何か？」ということでもある。
　僕らの身体を構成している分子は常に分解され食物として摂取した分子と置き換わっている。外部からやってきた分子が僕らを形作るようによどみ，また外部へと流れ去っていく。生命はこの分子の流動による効果として立ち現れている。この動的平衡とよばれる現象はユダヤ人科学者ルドルフ・シェーンハイマーによって示されたものだ。生命は絶えず作り変えられ更新されることによってのみサスティナブルな存在でいられる。
　それはつまり，「私の身体」という言い方は間違いで，本当は「身体が私」なのだと言えるのではないか。
　そう考えると，身体は公共性を帯びてくる。自分のものではない以上無闇に傷つけたりしてはいけない。植物に水を与えるようにその生命力を育んでいかなければならない。すべての人の身体を社会共通のリソースととらえてそこにある可能性を最大限発揮できるようにお互いを支え合う。自分と自分以外の人々のために。こうした共生の姿勢は社会というネットワーク全体の利益になるはずだ。福祉という制度が成り立つ根拠もここにあるのではないだろうか。
　社会人類学者レヴィ＝ストロースによれば，場所と時代を問わずあらゆる社会は人々が贈与しあうことによって鮮度を保ち存続してきたという。それは生命が動的平衡によって形づくられていることとも符合する。この歴史的事実を省みてもこれからの社会に必要な価値体系がどんなものであるか見えてくるのではないだろうか。
　絶え間なくくりかえされる消滅と再生によって受け継がれてきた生命の系譜として，今の僕らは存在する。
　僕らは人々の身体が発する声に耳を傾けていなければならない。
　どんなときにも生へ向けた限りない叫びに身体は満ちているのだから。

近藤真生

第12章
社会と医療と難病患者の架け橋に
CMT病のあたらしい患者会づくり

山田 隆司

私が足の内反変形に気づいたのは4歳の冬，霜焼けの足をストーブで温めているときでした。つま先立ちができない・何もないところで転ぶ・疲れやすいなど，違和感を覚え始めた足に対して「右足くん・左足くん」と名前をつけ，はげますようになりました。近所の整形外科から大学病院を紹介され，多くの検査をこなしていきましたが，原因は特定されず，「先天性内反足」*1 と診断がつきました。小学校に入り，変形が進んできた足関節の手術を受けることになります。大好きだったサッカーも，かけっこの一等賞も遠ざかり，友だちとの差を目の当たりにしていきましたが，両親や自身の身体を恨むようなことはありませんでした。それよりも，生まれつきとされたことで『障害は自分の個性』と考えるようになり，普通と障害のあいだで生きる意味について熟慮していくことになります。

*1 原因不明で，出生時に尖足・内反・内転・凹足変形などを呈する。わが国での発症率は推計0.06〜0.08％．

 シャルコー・マリー・トゥース病との出会い

中学〜高校生になり，周囲からたくさんの価値観を取り込むなかで，他人と自分を比較することの無意味さを痛感していきます。この頃から，「自身の体験が誰かの役に立つかもしれない」と考え始めます。「自分の得意（特異）なところを伸ばすこと」「自分にしかできない役割を探すこと」を目標に将来を模索していきました。

幼少期から始まる疾病・障害体験は，心身の発達過程のなかに自然と組み込まれていき，アイデンティティの一部となっていきました。自己の存在理由のためには障害を自身の内側へ肯定的に取り組んでいく必要があったからです。一度目の『障害との対面』では，いわゆる障害受容の定義*2 で言うような「価値観の転換」や「障害受容段階」が押し寄せてくることはなかったのです。

*2 上田敏：障害の受容―その本質と諸段階について，総合リハビリテーション，8(7)：515-521，1980．

一方で，家族や周囲の人々・社会の受け止め方はさまざまでした。父は「申し訳ないもの」・母は「息子の一部」・姉は「弟の証明」としましたし，相変わらず周囲のイジメや偏見・無理解は続いていました。私が本当に困り，関心をもっていたのは，周囲の人々や社会が自身の障害をどのように取り扱おうとするのかという点でした。

やがて，「先天性障害ありきの自分」を武器と考え，作業療法士の養成校

へ進学しました。ここで，大きなターニングポイントが訪れます。授業中に講師が放った「きみ，末梢神経障害の手袋靴下型の徴候が出ているね。**先天性の麻痺ではないよ**」という一言です。青天の霹靂でした。

その講師に紹介状を書いてもらいはじめて受診した神経内科では，すんなりとシャルコー・マリー・トゥース病*（CMT）という確定診断がつきました。間もなく20歳という頃でした。先天性疾患から進行性・遺伝性疾患へ診断が変わったことにより，それまでの人生への大きな否定感と喪失体験が，心と身体を飲み込んでいきました。

ふりかえってみると，これが私の障害受容段階に突入した時期であり，これを機に価値観の転換を迫られていくことになります。養成校の授業や臨床実習において目の前の患者を評価・治療しようとすればするほど，自らの疾病・障害体験からくる強い「共感」がおのずと思考に霧をかけていきました。こうして，2度目の『障害との対面』は強烈な自己否定につながり，セラピストとしての「共感者」としての己の役割を喪失させ，休学を余儀なくされました。

「障害」はアイデンティティの一部ではなくなってしまい，「希少難病を背負った自分」として，それをもう一度受け入れる・自身の価値観を再構築せざるを得なくなりました。新たな旅が始まりました。

* Charcot-Marie-Tooth disease. 遺伝性ニューロパチーの1つで，末梢神経の異常から四肢の運動・感覚が障害されていく緩徐進行性の神経難病

◉ インターネットから始まったバーチャルなコミュニティ

CMTの確定診断後，医学書やインターネットで情報を集めましたが，有益なものはなく，病院では有効な治療法がなく，同病者に会う糸口もありませんでした。ただ，1990年代の終わり，インターネット上の難病情報ネットワーク掲示板へ山田が投稿したのをきっかけに，点と点をつなぐような小さな相互交流──ピアサポートが始まりました。そして2000年を過ぎる頃には，山田を含め3つのCMT関連ホームページが立ち上がりました。ともに「交流の場の提供」「情報の発信」を目的とした掲示板を中心に『バーチャルなCMTコミュニティ』が広がっていき，管理人たちは相互協力していきました。

それぞれに共通していたことは，「治療法や公的支援がない」「情報が少ない・認知度が低い・同病者に会えない」という日本のCMTを取り巻く状況に対する危機感と責任感でした。

◉ 交流会をきっかけに，リアルなコミュニティへ

メンバーの増加とともにニーズは多様化し肥大していきました。過剰な期待はクレーム・誹謗中傷になることもあり，管理人たちは疲弊していくこととなります。そんな折，「実際に会ってみよう」という掲示板での呼びかけで日本初の交流会が開催されました。2005年8月に岐阜県で初開催，9月には医師を交えた大規模交流会が東京で開催され，どちらも大きな共感体験とともに終了します。多くの参加者がリアルな交流・当事者同士のやり取りに

メリットを感じました．そこでは不思議と「昔から知っているような」「今までのモヤモヤが消えていく」感覚が体感できたからです．

交流会を重ねるなかで管理人たちは，それまでのように個人運営ではない，組織化された患者会の必要性を強く感じていきました．そして，その後のバーチャルなコミュニティでは，実際に交流会で出会った当事者たちがキーパーソンとなって情報交換が活発化していくことになります．バーチャルとリアルのバランスが求められました．

ただ，この頃の私は，ずっと自身と向き合い新たな価値観を再獲得するために必死でした．「難病当事者」で「ホームページ管理人」で「作業療法士」といういくつもの役割の狭間でひどく疲弊し，いずれの自分ともうまく直面できずにいました．自身の置かれた特殊な立場ゆえに共感してくれる相手もなく，妻や少数の友人につらいきもちを吐き出すことしかできませんでした．

当事者活動の2つの転機

2006年10月の交流会で，日本のCMT運動の窓口となるべく患者会立ち上げが掲げられ，くりかえし話し合いがもたれました．運営方法や基礎知識の習得など役員のスキルアップと，みんなで共有できる理念・コンセプトの統一に多くの時間を費やすなか，2つの大きな転機がありました．

1つは，難病団体の活動を支援する企業＊との出会いです．ホームページ制作や役員教育，他難病団体との交流や研修会後援といったサポートをいただきました．もう1つは，CMTを研究する医師・研究班との出会いです．ちょうどこの頃，難治性疾患克服研究事業の対象としてCMT研究班立ち上げが準備されており，協働が約束されました．患者と社会の双方からニーズが高まってきた時期でした．お互いのメリットを補いつつ，医師や行政側におんぶにだっこではない患者会のかたちを模索していきました．

2008年6月，そうした準備期間を経て，任意団体『CMT友の会』が設立されました．

中心理念は「ピアサポート」．コンセプトは「患者が主体性をもって自身の問題解決に取り組んでいけること」としました．医療や福祉が解決できない当事者特有の微妙なニュアンスを解決できるのは「当事者同士の交流・情報交換」だと，今まで積み重ねてきた経験や気づきを大切にした結果です．当事者が集まる目的は，国や社会へのアピールのためではなくあくまでお互いのささえ合いのためであり，その延長線上に陳情・請願や啓発活動ができればいいと考えました．団体行動よりもインターネットを活用した全国的な交流と情報発信を大切にし，代表に権限をもたせず役員会による活動決定のしくみなど，周囲からは「新しいタイプの患者会」と言われました．

⦿CMT友の会の成長過程──つながりと集団の成熟

患者会は1つの集団として考えることができます．そしてさらに，立場

＊ファイザー株式会社．「社会貢献活動」の一環として
http://pfizer.co.jp/pfizer/company/philanthropy/index.html

（役員・会員・患者・家族など）や場面（交流会・グループワークなど）や個人の事情（CMTのタイプ・症状の程度・発症年数・年齢・生活状況など）など，さまざまなくくりでとらえることができます。作業療法士の山田にとって，集団を意識しながら患者会を運営していくことは自己効力感を高める「作業」の1つでもありました。

設立後しばらくの間，特にむずかしかったのは，役員相互の違いを受け入れる作業〔個々の疾病・障害の程度と距離感（ここでも障害受容段階というべきか）や患者会運営の経験値のばらつきなど〕でした。

交流会という集団ではまず，参加者がリアルにつながることを意識しました。「なじみの顔」と「安心で安全な場」が常に存在し，自身のネガティブな感情・体験を「共有・共感」してもらえることで，参加者は自己肯定感を得ていきました。

会を重ねるごとにリピーターたちは，初参加者たちを受け入れる役割を担っていくことになります。バーチャルなコミュニティでもみられたように，自身がピアサポートされた体験を次の誰かにつないでいこうとしたのです。傾聴し共感し自身の想いや経験を伝えることで，リピーターたちは次第に自己効力感を得て，自然なかたちでピアサポートが広がっていきました。それは，山田の当事者活動初期にみられた点と点をつなぐ「線のピアサポート」ではなく，垂直的（発症年数や経験・年齢など）で，並行的（CMTのタイプ・症状の程度・年齢・地域・立場など）な，「面のピアサポート」になっていました。交流会に受け入れられることで，当事者たちは自身の役割を獲得していきました。疾病・障害というネガティブなエネルギーを，自己肯定感・自己効力感によってポジティブなエネルギーに変えていくスイッチの機能が，患者会という集団には働いています。

難病法と若きリーダーたち

設立から数年間は，アクセスしやすさを優先し匿名での入会を受けつけていましたが，難病医療法（難病法）の成立もせまり社会的信頼を得ていくためにも，2013年9月から**実名登録・会費制**へ移行しました。

会員向けの活動も安定し始めたころ，難病法の成立に向けた難病運動の大きな流れに参画していくことになりました。CMT友の会が，国や社会に対する行動を主目的においていなかったこともあり，ほかの団体から得られる情報や経験談はとても貴重でした。おのずと，同じような疾患・目的の団体と行動することが増え，リーダー同士の交流も広がっていきます。

この頃の私はというと，患者会や難病運動で期待される「当事者」役割と，より深く関わるようになったCMT研究班で期待される「作業療法士」役割の双方で，自己肯定感や自己効力感を感じることができていました。しかし，その役割をバランスよく保つことができずに苦悩する日々が続きました。そんななか，JPA[*1]やVHO-net[*2]などの研修先で同世代の若手リーダーたちに出会う機会があり，同病者でなくとも同じような想い・経験をもつ存

[*1] 一般社団法人 日本難病・疾病団体協議会

[*2] ヘルスケア関連団体ネットワーキングの会

[*1 178頁参照]

在に強い共感を受けることになりました。『りんごの会』の和田美紀さん（アイザックス症候群）[*1]や『HORP』（再発性多発軟骨炎）[*1]の和久井秀典さんたちです。そして，彼らのなかには山田と同じように難病患者である医療専門職たちがいました。その強く生きる姿や活動内容にエンパワメントされ，20歳の頃に自己の外に飛び出してしまった「障害や希少難病を背負った自分」を少しずつ自分のなかに戻せるようになっていきました。

　時代も追いついてきました。難病法の成立を前に，難病患者の発言と専門家の介入が求められるようになりました。山田のような難病患者の専門職たちに白羽の矢が当たり始め，社会～医療～難病患者の通訳的な役割を命じられ始めたのです。どっちつかずの不安定な存在が，「**当事者セラピスト**」という1つの存在となって自分のなかに戻ってくる感覚がありました。どちらの存在も自分の一部だと言えるようになるまでに，15年以上もかかりました。

[*2 20頁参照]

　2015年1月の難病法施行で，CMTは念願の難病指定[*2]を受けました。一方で，「重度化しないと認定されない」「予防的な医療の介入が重要」「そもそも治療法が確立されておらず医療費が軽微」「医療費助成ではなく社会生活への援助が重要」などの問題点が浮上してきています。難病法の施行はただの出発点であり，これからどんどん磨き上げていかなくてはなりません。

新しいタイプの患者会・グループ

　歴史の長い難病団体の方にうかがうと，CMT友の会をはじめとして役員がフラットでウェブ交流・情報発信を中心とする種の患者会・グループが増えているとのこと。話をまとめてみると，その多くは希少難病の集まりであり，全国的な患者数が少ないがためマンパワー・情報共有・資金・活動拠点・地域の密着性・交流など，患者会運営に大切なことが不足してしまうという共通点があるようです。それらを補うために**インターネット**は有効な手段であり，ホームページ・掲示板・Facebookやその他SNSなどを上手に使ってつながりを広げ活動しています（狭義のピアサポート）。そして，国や社会へのアピールにおいては希少性ゆえの小さな声を太く大きな声にするべく，ほかの希少難病団体と積極的に交流・相互協力して横のつながりを広げていることがあります（広義のピアサポート）。

　希少難病の患者会・グループの成熟過程には，まず狭義のピアサポートで集まり，広義のピアサポートで広がり，その延長線上で国や社会にアピールするという流れがあるのかもしれません。そしてそれを，インターネットの普及と難病法というタイミングが後押ししたのかもしれません。

　近年ではそれ以上に，メディアミックスや異業種でのコラボなど新しいかたちの協働として，書籍やDVDや動画配信サイト，アプリ開発，地方創生事業や海外の日本博覧会への参加，アーティストやプロフェッショナルとのコラボ，さらに企業とタイアップした衣類開発なども増えており，センスの

よいリーダーの存在を感じています。

また，難病団体間の協働や社会・医療との仲介を支援する，第三者的な団体も増えてきています。ソーシャルインクルージョンの理念の普及も相まって，難病患者たちが活動しやすい環境が整ってきているようです。

● 専門職と患者会──CMT友の会の場合

CMT患者にとって，医療はネガティブな存在になりがちです。多くの患者が「治療法がないから来なくていい」と言われた経験があり，医療とつながるメリットを感じることが少ないからです。

一方で，CMT友の会の会員の多くは研究班の医師たちの真摯な姿を見て，医療とつながることにポジティブなイメージをもっています。病気そのものだけでなく，患者の生活や背景までも案じてくれる医師たちに，信頼と尊敬の念を寄せています。実際に会員の受診率は約60%ですが，近年では短下肢装具やリハビリのニーズに応えられる医師・リハビリ専門職が協力してくれていることもあり，もっと増えているかもしれません。一方で，会に参加していない多くの患者たちは，受診せず情報も得られずに過ごしているのかもしれません。

会が大切にしているのは，イギリスCMT患者会の代表から言われた「社会や医療を変えていくのは患者自身の力だ」という言葉や，新しい何かを生み出そうとする社会～医療～患者の「協働」のエネルギーです。願わくは，療養だけではなく社会生活を援助するようなアプローチを期待します。そして，医療モデルの視点だけではなく，社会モデルでCMTや難病患者をとらえることができる医療・福祉の専門家たちが増えてくれることを願います。私たちは患者である前に，**生活の主体者**であるからです。

● 夢──CMT友の会と山田のこれから（写真12-1）

患者会はこれから次のステップへ移っていきます。今ある機能はそのままに，これからは患者・家族からの情報を収集しまとめて発信していく役割になっていくはずです。患者がもつ貴重な経験や情報は，広く国や社会へと発信していかなくてはなりません。そこには前述のように，他難病団体との横のつながりや第三者的な団体の力を借りることが大切です。また，垂直・水平のピアサポートだけではなく，次に生まれてくる新しい世代や新たな患者などが住みやすいインクルーシブな社会を目指していかなくてはなりません。

私たちは当事者活動を通して，難病患者が「自分らしく生きやすい社会」をめざしていきたい。

幼い頃に母や家族と始めた闘いの歴史は，たくさんの共闘者を集めて続いてきました。そして，自身の足で踏み出した当事者活動やその過程のさまざまなつながりが，「障害や希少難病を背負った自分」を再び自己の内側に取り戻すきっかけになっていきました。それでもときに心は，大きな波にのま

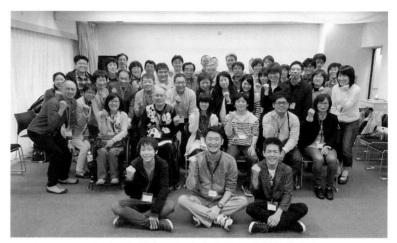
写真12-1 「CMT友の会　横浜交流会2016」にて（最前列中央が筆者）

れたりもてあそばれたりして深く沈んでいくこともあります。「障害や難病との再会」を果たしはしましたが，山田の人生の旅はまだまだ続いています。

　いま，旅のパートナーは母から妻と娘たちへ移りました。19歳の確定診断から今までを一番近くで過ごしてくれる妻は，私にありのままであることを望んでくれます。進行性・遺伝性のCMTである私と，あたりまえに結婚や出産を望み，ともに人生を歩んでいく選択をしてくれました。そして娘たちは私を，「障害や希少難病を背負った父」とは思うことなく，唯一無二の存在として当たり前に受け入れ慕い，愛してくれています。これから先にある家族の危機や困難さえ大した問題ではないように思えてしまうほど，妻子の存在は私を肯定し，生きる力を与えてくれます。

　これからの自分は『当事者セラピスト』として，社会〜医療〜難病患者の架け橋になり通訳をしていきたい。共感者から発信者としての役割へ移っていくことで，患者だけでなく社会をも変えていけたらいい。幼い娘たちが安心して大きくなれるように，父の背中で語るべく，胸を張り背中を伸ばして，CMTとともに歩んでいきたい。

資料
- 石井雅子，山田隆司：【シャルコー・マリー・トゥース病の現状と展望】認知度の低いCMT病の周知を念願して「軽度」「重度」の差に不安とむずかしさ，難病と在宅ケア，14(6):37-39, 2008.
- 中川正法，滋賀健介，早坂清，他：シャルコー・マリー・トゥース病(CMT)診療マニュアルの作成，末梢神経，21(2):366-367, 2010.
- 大竹弘哲，山田隆司，滋賀健介，他：シャルコー・マリー・トゥース病患者会における世界的なネットワーク構築に向けて，臨床神経学，52(12):1619, 2012.
- 現役理学療法士による，リハビリ職者を目指す人のためのサイト「POST」
  第169回：シャルコー・マリー・トゥース病当事者　作業療法士(OT)山田隆司先生no.1
  http://1post.jp/2016/02/19/interview169_ot_yamada01/

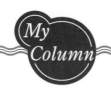

マコト君の死

　今年は，筋ジス病棟で長いこと療養してきた日高君とマコトの初盆だった。私の院長室に飾られている3人の絵のうちの2人である。
　NHO八戸病院の河原仁志先生から，「マコト君が実行委員長をしたコンサートのDVDが見つかりましたので送りますから」というメールを受け取った。まもなくDVDが送られてきたが，マコト君の「自立」と「自律」というタイトルの小文も同封されていた。その小文を読みながら，「やはり，マコトはいろんな意味で変わった男だったなあ」という思いに駆られている。またDVDを見ていると，ストレッチャーの上で口をもぐもぐしている元気な頃の姿もきれいに映っている。でも10年も経つと記憶は薄れてしまい，正確ないきさつは忘れてしまっているが，最近はインターネットという武器のお陰で不確かな記憶も呼び戻すことができる。
　この企画は，『石黒剛志・矢口壹琅 & 渡辺一史～LIVE IN KAGOSHIMA 2005』というものである。旅行計画を見ると，2005年11月2日（水）に国立病院機構南九州病院訪問・ライブ，午後に麦の芽福祉会訪問・ライブ，21:00ライブハウス「Heaven Hill」・ライブ。翌日の11月3日（文化の日）に11:00鹿児島大学鶴陵会館ライブ（鹿大医学部看護部実行委共催），午後は「おはら祭り」で「バリアフリー天文館」ストリートライブ，17:30キャパルボホール・ライブと，石黒君にはかなりの強行軍である。
　当時の企画書では，糖原病（ポンペ病）と向き合い人工呼吸器を背負い演奏活動を続けるギタリスト石黒剛志氏と，彼の姿に共感するプロレスラーでありミュージシャン矢口壹琅氏のユニット，在宅筋ジス患者とボランティアたちの日常を描いた『こんな夜更けにバナナかよ』（北海道新聞社）で大宅壮一ノンフィクション賞を受賞された渡辺一史氏を招き，「障害者，難病患者の真の自立とは，そして本当に必要な支援とは」をテーマに，「見て，聞いて，話し合って考えるライブ」です，となっている。ただ実行委員長は，清水哲男さんになっており，マコトはその委員だったようである。
　マコトの小文の概略を紹介しようと思ったが，途中で原文のままのほうがマコト——宮田誠君の真意が伝わるだろうと思い直して，そのまま掲載する。

福永秀敏

「自立」と「自律」　　宮田　誠

　今年5月のビュー川通信に原稿を寄せられていた松江病院の河原仁志ドクターと，最近ふとした偶然から電子メールによる交流が始まりました。そもそものきっかけは，当院病院長である福永先生が僕を彼に紹介してくださったのが，今日の交流に至る始まりだったのです。
　南九州病院のオフィシャルホームページには福永先生が月ごとに執筆されている「院長雑感」というコーナーがあるのですが，その中に河原先生のお名前が綴られているのを僕は目にしました。そこで僕は早速，福永先生にメールで訊ねてみたのです。
　「先生が院長雑感で触れられている河原先生とは，松江病院の小児科医長，ドクターKこと，河原仁志先生の事でしょうか？」と。
　すると二日と経たないうちに，当の河原先生（以後ここでは敬愛の念を込めて，ドクターKと呼ばせて頂きます）から僕宛にメールが届いているではありませんか。驚きながらも僕は早速彼に返事を送りました。そして，この日から，僕とドクターKとのメール交換が始まった訳です。
　僕がドクターKの存在を最初に知ったのは，2002年の事だったと思います。松江病院に入院されている筋ジス患者「あんちゃん」なる人物のホームページ［うっきっきほすぴたる］に，彼らとのエピソードが面白可笑しく綴られていたのです。

［うっきっきほすぴたる］でのドクターKは，周りはばからず毒舌を振りまく豪傑漢として描かれています。しかし，「あんちゃん」ら患者は，ドクターKの毒舌の裏に見え隠れする愛情を感じ取っているからだと思うのです。

　実は先に触れた福永先生も，何を隠そう患者・スタッフの間では毒舌漢で知られています。初めて先生と患者とのやりとりを聞かれた方の中には，きっと卒倒してしまいそうになる方もおられるのではと思います。しかし，僕ら患者は，彼との長い付き合い（腐れ縁という意見も……）で，彼の毒舌に対する免疫が出来ているのか決して腹を立てることはありません。むしろそれを彼流の愛情表現として受け入れ楽しんでいるのです。

　さて話をドクターKに戻します。

　そんなこんなで［うっきっきほすぴたる］ではドクターKのユニークな面に触れていたわけですが，このあと偶然と片づけにはとても納得いかないような不思議な出来事に僕は遭遇するのでした。

　ある日友人が訪ねてきた時，僕は早速「面白いホームページ見つけたんだ」と言って，［うっきっきほすぴたる］を友人に紹介したんです。その後二人でひとしきり爆笑した後で，友人も手持ちぶさたになってきたのか周りを見回し，ふと『難病と在宅ケア』という雑誌を手にとって読み始めました。すると，しばらく静かに読んでいた友人が，急に驚いて言うのです。

　「ねえ，これってさっき見たホームページのあんちゃんじゃない?!」

　僕も驚いて「ホントに?!」とその記事を見せてもらいました。すると紛れもなくあの「あんちゃん」の文章ではありませんか！しかもその文章に引き続く形で，ドクターKの文章にも出会ったのです。そこでのドクターKの文面は［うっきっきほすぴたる］で描かれる彼からは，想像がつかないほどの紳士的なものでした。でも僕はそのギャップにむしろ惹かれるものを感じたのです。

　こういう経緯があった上でドクターKとの交流が始まったわけですが，つくづく「人と人との縁は，どこにどう転がっているかわからないものだなあ」と感じています。

　ところでドクターKは，僕へのメールの中でこう触れられています。

　「僕も自律にこだわって仕事をしています。自律ができない患者がいるから，プロの医療従事者が育たないことは確実です。プロの医療が受けられないから，患者は早く死に自律できないという現象が繰り返されていることに，いい加減気づいて欲しいのですが」

　僕もこの意見には同感です。

　僕は障害者の「じりつ」は，「自立」とは書かず「自律」と書くべきだと思います。つまり自＝「自らの生活を自らの意思決定によって」，律＝「コントロール」しながら生きるという意味です。

　自分で自分の生活をコントロールすることができないと，よりよく生きることなど困難です。それがひいては自らの余命にまで影響し，結果として支援システムが育たない。僕は支援システムを育てるのは，実は我々被支援者自身なのではないかと最近考えるようになりました。そのシステムを育てるべき我ら患者が，早死，あるいはシステム作りを断念すれば，システムは確立する前に中途崩壊するに決まっています。

　僕は呼吸器を使用するような重度の筋ジス患者は「自律」を目標にすべきだと思います。「自立」するためには社会に出なければ達成できませんが，「自律」は社会に出て生活しようがしまいが，本人の自覚次第で可能となるのです。

　「自立」と「自律」，皆さんもこの機会に自律について一緒に考えてみませんか。（終）

初出：南風病院ホームページ連載コラム「院長雑感（南の風）」2014.8.18, 19

●Weblog「うっきっきほすぴたる」

「難病でも明るくおバカに　ある筋ジス病棟患者の爆笑ブログ」2006年4月～2014年1月更新．
http://rakubyou.blog61.fc2.com/　2016年6月最終確認

第5話　平等　　　-ドクターKが行く-

公開：2006年04月14日(金)

更新催促ボタン [FC2 Blog Ranking]

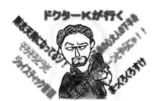

暴走兄の主治医のドクターK
今日も本音で一刀両断。イラスト：ろくネコ

ろくネコ退院の日。いつもと変わらず現れたドク…

「おまえの死亡診断書を書かんといけんな」

は？なんでですか(^-^;)

「結婚は人生の墓場っていうだろ」

勘弁してください・・・

「やっぱ何事にもオチつけんとアカンからな」

ドクターKは相手によって**態度**が変わることはない。

ナース、学校の先生、病〇長、患者、患者の親

誰にでも態度は同じ。

目上の人だろうが地位の高い人だろうが**まったく**関係ない。

正しくないことは絶対許さない人だ。

またどこからかドクターKが誰かと**言い争い**してる声がしている。

相手は小学校入学前の**まーくん**だった。(*□ω□;)

どーもまーくんの方が旗色がよかったみたいで

ドクターKは捨て台詞を残して去っていった。

『オレは大学出とんや。しかも医学部やで・・・』

先生・・・子供相手に**本気**にならんでください(*□ω□;)

僕の病気の型は**デシャンヌ**型だ。

筋ジスの中ではもっとも**悪性**な型だ。

大抵の医学誌に20歳までに死亡または気管切開して

20代で死亡すると**明記**してある。

ところが**悪運？**の強い兄ちゃんは

30歳過ぎても元気なので

兄ちゃんの主治医であり小児科医長でもある**ドクターK**より

ベッカー型（良性デシャンヌ型）に昇進させるといわれた。

僕は**出世魚**か？

ていうことは次は**ブリ**か？(*□ω□;)

医局の忘年会などの飲み会の時ドクターKは

モジモジ君（黒の全身タイツ）の衣装で出席する。

もちろん**自前**の衣装である。

そしてドクターKは、**モジモジ君**の格好で他の医者を横に

座らせまじめな顔で**説教**する。

『あなたたちは、そういうところがダメだ。』

（あなた（モジモジ君）にだけは

言われたくないわー(*□ω□;)）←ツッコミ

こういうギャグをさらっとするドクターK

僕はすきだなぁ．．．(*□ω□)

筋ジス病棟の惨状

公開：2014年01月08日(水)

鼻炎が悪化して粘り気のある鼻汁が大量に出るようになった。
フルフェイスマスクは自分でメラチューブ（吸引チューブ）を咥えることができない。
それにのどがカラカラというのが口の中が干からびてとても苦しい。

鼻からチューブで入れて吸引しても奥まで入れるのがむずかしくて鼻血だらけになった。
特に夜中に粘度を増し詰まりやすくなり何度も両鼻が詰まって呼吸ができなくなり（口呼吸で少しは頑張れる）
ナースの到着がもう少し遅かったら死んでたということが3度はあった。
幸運にもいずれも10分以内にナースが来てくれたので助かった。
そしてついに気管切開を決意した。

筋ジス病棟の夜の惨状はこうだ。
重症度患者は半数を越える。ナースコールは深夜じゅうなりっぱなし、しかも3，4個は鳴りっぱなし。
クリスマスのイルミネーションか！！（赤のみ）
全部ついたら貰金とかだしてくれ、冗談ではなくマジでありそうだから怖い。

ナースの瞬時の判断が患者の命を救う。
重症度当日の体調で行く順番を決めるまさに神業。
事故が起こらない筋ジス病棟はスタッフは超優秀ということです。

おそらく、日本全国の筋ジス患者が毎晩夜を恐れ、ナースは身を削って悪環境の中、患者の命を守るためにはたらいています。

第13章
地域で得た「しあわせぼけ」と働きたいきもち
SMAで30年病院に暮らした私の現在

大山 良子

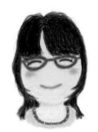

イラスト：大山良子

　脊髄性筋萎縮症（SMA）の患者として長く暮らした病院を退院したての頃，新しい環境に慣れたくて，「早回しのように1日が過ぎればいいのに……」と思っていたのが嘘のよう。今は，早回しの回転の速さに目が回りそうな毎日です。地域での生活にしっくりするまで半年以上かかりました。

　夜中に身体が痛くて，あるはずのないナースコールを押そうとして手元にないことに冷や汗をかいたし，朝目を覚まして，自分がどこにいるのかわからないこともしばしばありました。

　その度に，『あっ，ここは病院じゃなかった！』と思うのです。

心のどこかに潜んでいた"わたし"

　退院して自立生活に入り，新生活も定着し始めてきた頃，新しい自分を段々と発見していきました。病院にいた頃にはなかった，周囲に負けまいと探究心をもつ，意外にも負けず嫌いな自分。それから，一度これをやろうと思ったらやり通そうとするわりと頑固な自分。今まで心のどこかに潜んでいた"わたし"が，ひょっこりと顔を出してきました。

　"わたし"というカラーが出てきてほしいとは思っていましたが，果たしてそれが本当の自分なのか？　という思いもありました。と同時に，周りの人と自分の違いに戸惑い始めました。

　周りの人──講演先で出会う学校の先生，マンションの上階の住人，スーパーの店員さん，駅員さん，ヘルパーさん。いろんな方がいます。そんな人たちと自分を比べ始めたのです。私は，特に同世代のヘルパーさんと自分を対比しました。同じ人間なのに全然違う！

　自分の年齢（当時30代）なら，たいていの皆さんは働いて社会的に役割をもっていて，家族をもっている人もいるでしょう。例えば，支援してくれる同年代のヘルパーさんは，よくお子さんの話をしてくれます。朝，家族に作ってきたお弁当の話や，お子さんの部活や受験のこと。子どもが言うことを聞かなかったこと……。日常の何気ない親子の会話です。

　私は子どもが好きなので，そうしたお子さんたちの成長についてとてもうれしく思い，聞いています。若いヘルパーさんは，恋話をしてくれます。意中の人のこととか，彼氏と一緒にお出かけしたり喧嘩したことなど打ち明け

てくれます。私は，どちらの話も面白く，人っていろんなことを思って生きているのだなと本を読む感覚で聞いていました。

でも，私は「いつも聞いているだけ」だと思うようになりました。

私には子どもとか恋話とかいう話はできないのです。私からはアドバイスみたいな，"そうだよねー"というきもちの共感みたいなことがないのです。思いを共有することが，人とできないのでした。

思えば今まで恋をするとか，そういう機会もなく……いえ，あったのかもしれませんが，私は病院にいる『患者さん』だったし，車いすだし，人を好きになる資格はないと思っていました。仮に好きになっても自分を受け入れてはもらえないだろうと思ってしまうのです。

自分には社会的な役割もないから，人としての価値がないように思えてなりませんでした。そんなことから，私は周囲に対し劣等感を感じるようになっていきました。比べるのもおかしいのかもしれないのですが，身近にいる伊藤佳世子さん*1は，仕事をバリバリして，困っている障がい者の人たちの役に立っている。そういった姿をうらやましくもあり妬ましくも感じるようになりました。

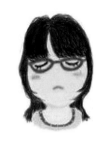

*1 150頁参照

私は小学校2年の2学期から高校まで，養護学校*2で教育を受けました。

友だちは，病気の子どもばかりです。自分より重度な子どもたちと競うとか比べるとかしたことがないので，このきもちをどんなふうに受けとめたらよいのかわからないのです。

見て見ぬふりをしていた部分のことがどんどん見えてきて，何もない自分ってなんなのだろうか？　と悩むことが多くなりました。

そうして，自立生活を始めて1年半が過ぎたころ，身体に異変が起こりました。忘れもしません。2009年10月12日月曜日のことです。食べ物が，まったく飲み込めなくなってしまったのです。以前から疲れると飲み込みが悪かったので，ぐっすり寝れば治ると思っていました。でも，何日経ってもゴックンすることがうまくできませんでした。

*2 当時の名称

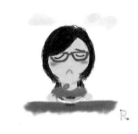

飲み込むという動作を恐怖に感じてしまうほどでした。ご飯を食べることが苦痛で，でも食べないと体調を崩してしまう。ジレンマとの戦いです。

そのうちに微熱も出始めて体もだるく，出かけることが好きだったのに，うちを出ようと思うと動悸がして外に出ることもできなくなってしまいました。人と話をするのも苦手になりました。

朝がくるのが，怖い。

暗いトンネルの中に入ってしまった私は，出口がわからなくて嘆いてばかりでした。身体も疲れていたのですが，それ以上に心も疲れてしまっていたようです。病院を出てから，ただひたすらにこの自立生活が順調に進むことだけを考えていました。私が失敗したら，次に病院を出たいと思っている人を出せなくなってしまう。でも，今このつまずきを誰にも相談できないでいる。そんな重圧を，一人で勝手にしょいこんでしまいました。

私が病院を出た年は，37歳。何が当たり前で，何が当たり前じゃないのか？　何が普通で，何が普通じゃないのか？　おかしなことを言っていないか？　自分は，ちゃんと37歳として考えられているのか？
　そんなことばかり気にして心にブレーキをかけてしまいました。
　自分に自信がないのです*。

* 中略。その後，体調不安は日々の経過とともに解消に向かった

　退院して地域で暮らすようになり，それまで周囲は医療職と患者さんばかりだったけど，いろんな人たちに会うようになり，世界が広がりました。
　そこで，一人ひとり，それぞれの思いをもちながら仕事して，悩みのなかで生活をしていることを知りました。
　劣等感をもつことは悪いことじゃない。
　劣等感の裏には，自分の向上心が詰まっています。
　私には私にしかできないことがある。

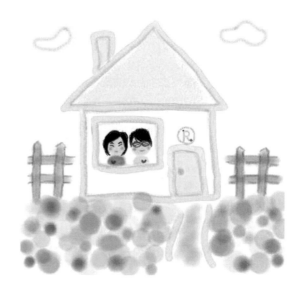

　自分の家族はもてないかもしれないけど，同じきもちの仲間を増やすことができる。
　伊藤さんのようにあちらこちらと飛び回り，困っている人の支援はできないけれど，一人の人の話をじっくりと聞いてあげることはできる。
　そうやって，こつこつと丁寧に生きていくことができる。
　長期療養生活をして，年を取ってから，その分の社会性を取り戻すことは本当に本当に大変で，並大抵の苦労ではありませんでした。
　多くの"するべき経験"をすっ飛ばしてしまったことの喪失感は，並々ならぬものです。

　「病院は安全でよい」と言われ，「在宅療養は安定しない」と言われます。
　私が住んでいた病院は安全だと思わなかったし，在宅で関わる人との信頼

関係，それが一番の安全と安心になるのだということを実感しています。
　そして，どんな人もすべて，生きていくのに安心な人生などないのだと思います。
　私は，病院や施設自体を批判したいという思いはありません。
　ただ病院は，私にとっておうちになることはありませんでした。
　でも，いざ病院を出ようとしたらおうちがなかったので，私は自分でおうちをつくりました。
　家族みたいになるまで数年かけてつくるヘルパーさんとの信頼関係。
　それから，店舗づくりだった住まいから自力でまた新居を探し，引越しをして自分らしい毎日を送ってきました。
　今の生活すべてが，私のつくった"おうち"なのです。
　それが私のささやかな自信です*！

 ## 地域での在宅生活

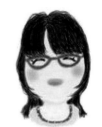

* 以上，初出：151頁参照
「彼女が在宅療養を始めた後に再会したときの驚きは今でも忘れない。それ以前の病棟生活の際にも会ったことがあり，顔を見れば彼女とわかる関係であった。しかし，久しぶりに彼女に挨拶をされたときの私のまず一声は，『きれいになったね』であった。彼女は少し照れていたように見えた。化粧だけではない，晴れ晴れとした表情がそう感じさせたと思っている。女性がきれいになるのも【快】の保障といってもよいのかもしれない」（河原仁志）

　時計を少し巻き戻して，退院直後のことをふり返ります。
　まずは，環境や介護をしてくれるヘルパーさんに慣れることが精一杯で，1日1日が真剣勝負でした。ある人に，「鉄の仮面を被った人」と言われていました。私が何を考えているのか？　わからなかったそうです。確かに，病院は意思表示や自己主張ができるところでなかったので，自分の想いを口にする機会がないまま私は大きくなりました。個人差はあると思いますが，人は嫌とかよいとか多少なりとも顔に出ます。その顔の変化を見て，気分を害したかな？　とかよろこんでいるのかな？　と判断することができます。どうやら，私の顔は，色を出さないという癖をつけてしまったようです。
　自分の今のきもちを表現するのが，もっとも苦手になりました。
　ヘルパーさんは，利用者の私の顔をちゃんと見て介護をするので，顔色を変えない私の介護がやりにくいと感じたと思います。
　私も，つらいとか疲れたと自分の思ったことをうまく伝えられなくて，心の病気になる手前までいってしまいました。
　そんなとき，口で言えないなら文で伝えようと思いつき，日記を書いてヘルパーさんに読んでもらうことにしたのです。

　○月○日○曜日　晴れ
　今日は，胸がどきどきと動悸してつらかったです。
　○月○日○曜日　曇り
　今日は，曇りだからかきもちが冴えないです。

　と，1日の体の調子や思ったことを書いていきました。
　そのうちに，ヘルパーさんから体の調子を聞かれるようになり，自分から言葉で伝えられるようになりました。自分の体や心の状態をヘルパーさんに

理解してもらい，重い荷物が肩から取れてきもちがスーッと楽になっていきました。今は，堂々と，"疲れたので，お昼寝しまーす"と言って，車いすの背もたれを倒して寝ています。

私の在宅生活ではヘルパーさんのほかに，訪問看護や訪問診療，訪問リハビリと訪問マッサージの方が介入してくれています。病気の専門の病院にも2か月に1回通院しています。私は，医療職の人と（特に訪問看護師さんと）のつき合い方がいまひとつわからないままでした。

でも，最近，やっと，少しわかってきたような気がします。私は，呼吸器系が弱いのでアンビューを使って肺に空気を入れて膨らませ，柔軟性を保つケアを行っています。今は，風邪をひいたときに吸引をする程度ですが，今後，私ももっと医療的ケアが増えていくでしょう。でも，自分らしく生きていくには在宅以外考えられません。

どんなに医療的ケアが多くても住みたいところに住めるように，また，自分の体力を考えながらやりたいことができるように，進行に伴った予防や工夫を医療職の人と一緒に考えていくのが，これからの大切なケアになるじゃないかと思っています。

病院では，3畳くらいのスペースが住居だった私がいま，畳の部屋とフローリングの部屋，小さなキッチン，トイレとお風呂がある2DKのマンションで暮らしています。バリアフリーでもなんでもないけれど，窓が大きく陽の光がたくさん差し込むこの住みかがとても気に入っています。

外出して，家に帰ってくるとわが家の"におい"にほっとするようになりました。

自分の"おうち"があって，自然に，そこで生活できるのって一番むずかしくて一番しあわせなこと。私が近所の道を通ってももう誰も気にしない。電動車いすが珍しいとも思われないくらい私という存在が当たり前になっていくのを感じながら暮らしています。

相変わらずご飯のメニューに悩まされているけれどね（＾＾；）

おしごとに向けて──地域に出てきて7年目に

そして私は，現在，あることを実行しようと修行中です。なんの？ と思う人ばかりでしょうね。なんと，私は『おしごと』という修行にはげんでいるのです。介護事業所の事務所に，パソコンの入力のお手伝いに行くという鍛練です。事業所用のソフトで，利用者さんごとにヘルパーさんの働いた実績を入力しています。『おしごと』といっても，今はそこに通うことに慣れるのを目標としています。事業所は，自宅から歩いて（歩けないけど）7分。決まった時間にどこかに通うことに慣れていない私には，この7分という距離はとてつもなく長く遠く感じました。

今から1年前，1週間に1回『おしごと』に行く修行を始めました……が，雨が降れば風邪をひいたら大変と休み，風が吹けば飛ばされたら危険と休む

状態でした。

　半年前，1週間に2回『おしごと』に行くことにしました。お天気がよい日は行くよと，自分が行きたいときに通うという何ともふざけた出勤具合でした。『おしごと』をすること自体は嫌ではないのだけれど，事業所に行くことが何となく気が進まない自分がいました。車いすの私が席につける十分な広さを用意しないといけないし，入力のやり方を教えないといけないし，自分が事務所に行くことで事務の人の足手まといで迷惑になっているのではないか？　と思っていました。ほかのスタッフも4，5人いるので自分が行かなくても，その人たちがいるから大丈夫と軽いきもちでいました。

　でも，ある日。

　お出かけしたいから，今日はお休みしまーす！　と，駅に向かう通りすがりに事業所に立ち寄ったところいつも指導してくれる髙橋先生（事務の方。入力の仕方を教えてくれるので先生と呼んでいます）が，入力してほしいことがあったようで，"えっ，今日，お休みなんですか!?"と苦笑いしたのです。それを見て，"あっ，私をあてにしていてくれたんだ"と正直，驚きました。私がやるより，先生がやったほうが何倍も仕事がはかどるからです。

　こんな私でも，頼りにされたらうれしいしよい気分になりました。

　それ以来，体調が悪くない限り大雨でも大風でも事業所に通うようになりました。

　私の暮らしは保障されています。国や県，市からの保障制度のなかで，家賃を払ったり，ご飯の食材を買ったりと生活することができます。仕事をしなくても成り立ちます。

◉ なのに，なぜ，仕事をしたいのか？？

　私は，周りの人と自分を比べて落ち込み，年齢と経験値がちぐはぐで自信のない自分にいら立ちました。何にもできなくて役に立たない自分が大嫌いで，夜になるとめそめそと泣いていました。泣く自分も嫌で，また泣いてしまう負のスパイラルにどっぷりと入ってしまいました。

　そのときの夜勤さんへ。

　めそめそしてごめんなさい。いつも突然，しくしく泣き始めるから驚いたことでしょう。あきれずに私の話を聞いてくれて涙拭いてくれてありがとう。

　スパイラルから抜け出せたのは，劣等感に負けないくらいの達成感を経験することだったのです。

経験が少ないなら，これから積めばいい！

　銀行の通帳も作りに行きました。新幹線のチケットも予約しに行きました。小さな経験だけれど，自分にとっては大きな成果です。

　そして，『おしごと』は，私が，少しでも役に立てていることを実感でき達成感も味わえるものでした。最初は，3人分くらいしか入力できませんでしたが，今は，5倍くらいに増えました。誰かの役に立つというのは，社会の一員として当たり前のこと。新しいことができるようになったうれしさ，

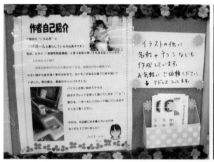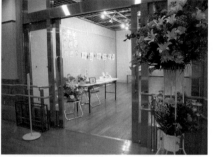

写真13-1　でじたるあーと大山良子作品展　　撮影：フラ＆タヒチアンダンス「花」（千葉市）

心の張り合いがほしいと思うのは障がいがあるとないとか関係ないことだと思います*。

　命もお金も大事だけれど，人が生きていくには，やりがいや生きがいが大切なんだなーと思い知らされました。

*【快働】の保障の大切さ。筆者は生活保護からの脱却を目標にしている

　私は，講演をする機会があります。ある年，兵庫県のシンポジウムに参加させていただきました。講演する内容は，病院から地域生活に移るまでの様子です。どんなに重い障害があっても病院ではなく住み慣れたところで暮らしたいのですと講演します。関西なのでみなさん，たくさん質問をしてくれました。よく覚えているのが，"病院や施設が，どんな風に変わったらそこに居たいですか？"という質問です。

　私は，"病院は暮らしを営むところではないです。障害があっても，家にいるのが当たり前の世のなかになってほしい"と答えました。

　ほかの講師の方のお話を聞かせていただきました。

　利用者さんのたれているヨダレが「キラキラしてきれいや〜」という話を聞いて，愛おしいとヨダレも輝いて見えるんだと支援者としての思いを教えてもらいました。病名がわからない不安のなかでも，明るく自分の好きなことを夢中でやっている当事者の方にも会いました。

　また，仙台の医療職や相談支援の方が集まっている勉強会にも，参加させていただくこともありました。そこでは，病院から出てきて7年という方に会いました。奇遇にも，私も，同じ7年だったので親近感を覚えました。病状や年齢的に介護職の介入がむずかしく，両親が交代交代にケアをしていました。支援の環境が整ってないなかで，家族で精一杯暮らしている姿を見てきました。

　私が，直接，支援はできないけれど，私ができることは，住んでいる地域でとことんがんばること。ご飯をよく食べて，ぐっすり寝て，元気でいて，お仕事をし，よく笑うこと。住んでいる地域で，私がしっかりと生きることが巡り巡って，誰かの役に立つのだと思っています。

　2015年の秋，パソコンで描いたイラストを自分が住んでいる地域の方に観てもらおうと，「大山良子作品展」（**写真13-1**）を開きました。1人で行な

うはじめての作品展です。私のことを知らない方も，たくさん観てくれて，「とても癒されました」と感想もいただきました。1人では，作品展を無事に開催することはできません。会場の予約，会場設定など協力してくれた人がいるからできることです。新作を描いたり，案内状を作成したり，額を買いに行ったり，いろいろと大変でしたが，このうえなくしあわせな時間を与えてくれた作品展でした。みなさんが，私を大事に思うきもちが感じられたからです。

　今，現在の，おおやまちゃんは
最高にしあわせ過ぎてしあわせぼけになりそうです！

資料
- 特定非営利活動法人リターンホーム
  重度障がいを持っていても，地域で暮らしたい！そんな方達を支援する法人です。
  2009（平成21）年2月設立。代表大山良子
  【目的】長期にわたり病院や施設で暮らす，重度の身体障害のある人々を対象に，社会的入院などを解消し，地域で障害のない人と同等の日常生活や社会生活を営めるようにする事業を行い，重度身体障害のある人の社会福祉の向上に寄与すること
  【事業】長期療養者へのエンパワメントを行うための研修・重度訪問介護従事者の養成・地域の社会資源への啓発・ピアカウンセリング
  【会費】会員年額5,000円・助会員年額1口1,000円（何口でも可）
  http://returnhome.grrr.jp/newpage1.htm

第14章
「寝たきり社長」のIT起業
患者発の事業展開，当事者雇用のその先へ

佐藤 仙務

法人名	株式会社 仙拓
設立	2011年4月8日　合同会社として設立 2013年　　　　株式会社化
所在地 ・ 連絡先	〒477-0032 愛知県東海市加木屋町愛敬123-2 TEL：0562-57-1118　FAX：020-4664-1807 E-mail：info@sen-taku.co.jp
事業	Ⅰ．ウェブサイト，ウェブコンテンツおよびウェブアプリケーションの企画，デザイン，制作，販売，運営，保守および管理 Ⅱ．パンフレット，チラシ，マニュアル等の印刷物の企画，制作および販売 Ⅲ．パソコンスクールの企画および運営 Ⅳ．インターネットサービスの開発 Ⅴ．福祉に関するコンサルティング Ⅵ．前各号に付帯し，または関連する一切の業務 関連事業：一般社団法人日本ピアカウンセリングアカデミー（JPA） 　　　　　代表理事・校長（2014年4月，株式会社エクセリーベと合同設立） 　　　　　株式会社ムーンパレット（2014年12月，仙拓100％子会社として設立）
その他	社名の由来：創業者2名の名前を1字ずつとって，仙（世俗にとらわれない人）＋拓（土地を切り開く）のように，まだ見ぬ世界や可能性を発掘し，常に創造的な企業であり続けるという意味が込められています。すなわち仙拓とは，これまでにないユニバーサルな組織形態を確立し，人々が便利になるような新サービスの実現をめざすクリエイティブ会社です。 • Japan Venture Awards 2015アントレプレナー特別賞（健常者・障がい者を問わず，誰でもフェアで働ける社会をめざした，Webサイト制作とデザイン名刺の作成業務，障がい者自身とそのご家族向けのピアカウンセリング事業）

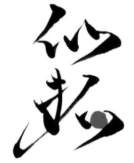

（2016年5月現在）

 「世界の人々に新しい選択肢を与えられる企業」をめざして

　私たちは，独自のライフワークバランスで人や地域，企業，政府の社会問題解決に貢献し，「世界の人々に新しい選択肢を与えられる企業」をめざしています。このビジョンの実現に向け，時代に必要とされる雇用機会創出やソリューションサービス構築を推進していくことを掲げています。

　また今の社会では難病当事者・障がい者の就業は非常に困難で，かつ低賃

金労働が当たり前の現状です。そこで，そうしたあらゆる障がい（バリア）を真正面から取り払って，むしろそのバリアこそを「強み」として当事者発で社会に提供していただくため，ピアカウンセリングを通じて同じ悩みを抱える当事者をサポートするためのピアカウンセラー育成のため，日本ピアカウンセリングアカデミー（JPA）を立ち上げました。私（佐藤，24歳）が社業とあわせ，代表理事・校長を務めています。

　それから，副社長の松元が代表取締役CEOを務める子会社ムーンパレットで，スマートフォンのアプリ制作といった実験的なエンターテイメント性のあるコンテンツも手がけています。代表作でiOSアプリのゲーム『おおきく口をあけて！歯みがき日和』（2014年11月）は，自ら歯を磨くことができない重度障がい者ならではの目線から生まれました。最新作は，ゲーム『よけろ菜っ葉』です（2015年11月）。

　現在，社員は4名です。創業メンバーの私が社長で営業・渉外担当，副社長の松元拓也（27歳）が制作担当で，主にウェブデザインを行なっています。この役員2名で株式は半分ずつ分けています。それぞれの家族が介助等の身体サポートに関わってくれていますが，直接ビジネスに携わることはありません。

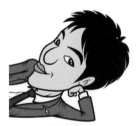

佐藤仙務
（代表取締役・社長）

　私たちは脊髄性筋萎縮症（SMA）当事者で，東海市立あすなろ学園（肢体不自由児通園施設）の同窓生です。最初，給料は月額1万円に設定しました。障がい者雇用で得ることのできる平均的な給与水準にあわせてです（平成22年度就労継続支援B型事業所の障がい者1人当たりの平均月収額13,079円）。それを6か月分貯めて，両親と2人の兄を誘ってウナギをご馳走するのにはじめて自分で稼いだお金を遣いました。残額で，母に腕時計をプレゼントすることもできました。

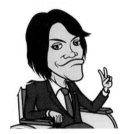

松元拓也
（取締役・副社長）

　私たちの最初に手がけたビジネスである名刺づくりは，見る角度によって変わる色合いを実現できる材質にもこだわっていて，普通のものより印象に残る，インパクトのあるデザインを特徴としています。ウェブデザインでも，私たちは普通の人よりずっと長時間インターネットの世界に親しんでいて，さまざまなサイトをネットサーフィンしてきたなかで「もっとこうすれば改善できる」といった，私たちならではの視点や経験を活かしたウェブサイトづくりをめざしています。

　現在は順調に業績が伸び，月収25万円以上になるときもあります。その後，スタッフとして採用した2名は筋ジストロフィー当事者の方です。スタッフ第3号は，大阪在住の宗本智之さん（37歳）。ウェブサイトのアクセス解析担当です。第4号は，埼玉在住の浦田充さん（23歳）。松元の制作アシスタント担当です。

◉ スタッフ紹介

　宗本さんと知り合ったきっかけは，インターネットの代表的なSNSであるFacebookです。大学院の博士後期課程に進まれていた数学に強い方で，

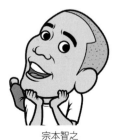

宗本智之
（アクセス解析士）

パソコン操作もばっちりのようなのに，重度障がいでしゃべれないことから働く場がない。また，はじめは自身が「働く」という意志や希望もみえないように思えたのが，それはもったいないと思い，入社試験として声をかけてみました。具体的には，それまで私も松元も苦手にしていたウェブマーケティング上で必須の業務であるアクセス解析について，かねて集めてあった千頁を超える資料を，「興味があったら読みこなして，どれくらい自分でできるか，やってみてください」と送ってみました。量も膨大だし，読むだけで相当な期間がかかるだろうと思っていたら，2週間で「できます」と返事があって驚きました。実際の解析レポートの質も高く，本気度がわかってすぐ採用を決めました。正社員扱いでと思っていたら，「いつ死ぬかわからないから」と本人の希望があり，3か月ごとの契約更新の形態になって現在に至っています。それから2年経ちますが，安定した働きぶりに助けられています。形態としては週3日，1日1時間の勤務体系です。1時間以上だと身体の負担が高く，生命の危険も出てきますので制限してもらっていますが，しっかり結果を出してくれています。この宗本さんにも「最初のお給料を何に遣うの？」と尋ねたら，「お母さんに，好物のチーズケーキをごちそうする」という答えが返ってきて，みんな，身近でお世話になった人に何かを返したいきもちがあるんだと知って，感慨深いものがありました。

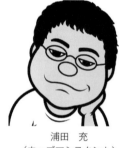

浦田 充
（ウェブアシスタント）

　浦田さんは比較的状態がよくて，だいたい週2，3日で1日3，4時間，働いてもらっています。こちらは知人の紹介を受けてつながった，当時，大学法学部在籍の4年生でした。ただ就職先が見つからなくて，面接に進んでも「進行性の方は採用できない」と断られている状態であると。それで連絡を取ってみたら頭脳も明晰だし，ではと，今度は宗本さんのときよりハードルを上げた入社試験として，ウェブ制作補助のため必要な資料を伝えるだけで，ご自身で準備してもらうところから始めてもらいました。3か月はかかるかなと思っていたら，1か月ほどで「できます」と連絡があって，ばっちり業務をこなせるようになっていました。今は，本当に彼がいてくれて助かっています。余談として，どんどん成長した浦田さんから独立したいという希望が聞かれるようになって，社長として戦力ダウンになるのは悲しい反面，前向きなきもちになられたことがうれしくて，複雑なきもちになっています。なお，スタッフの報酬を愛知県の最低賃金に合わせて時給800円に設定したことに対し，「安すぎる」との非難も受けました。ただ私は，障がいがあるという理由だけで雇うとか高いお金を払うということは正しくはない，かえってその人に失礼だと思っていて，そこは曲げませんでした。

　テレビなどマスメディアで私たちのことが紹介していただけると，翌日にはメールなどで何十人もの当事者から「雇ってほしい」という反響が届きます。ただ，私は「障がい者を雇いたい」わけではなく，「障がいがあっても能力と意欲がある方と仕事がしたい」だけなので，みなさんの期待に必ずしも応えられるわけではありません。同じような入社試験をクリアされなかった人もやっぱりおられます。

なおスタッフの2人と直接会ったことはありません。メールやスカイプ（テレビ電話）でコミュニケーションを取れていて，問題ないからです。2人とも働くことが好きで，本当に優秀で，年末年始に休業日を設けたら，「休みはいらないです，働きたい」と連絡があって返事に困ったくらいです。

その他，社会の要請に応えられるピアカウンセラーを育成するための事業としての「オンラインピアカウンセラー養成講座」を定期開講するなかで誕生した一期修了生の前田真規さん（45歳）は，先天性ネマリン・ミオパチー当事者です。外出に制限がありますが，利用者さんとのマッチングサイト「るくぴあ」*1 を通し，またテレビ電話を使うことで在宅での相談支援に取り組まれています。「るくぴあ」は法人契約としてネスレ日本株式会社とその子会社，および関連グループ会社のみなさまにご使用いただくようにもなっています。さらにさまざまな障がいや困難な境遇をおもちの方にも，幅広く対応できるよう，継続して養成講座を充実・拡大させていきます。

*1 http://lookpeer.com/

働く場所がなかったから，自分たちでつくった

私は1991年，3人兄弟の末っ子として生まれました。兄2人は身体に障がいがなく，自分が生まれてすぐの頃，母が発達の遅れに気づいたことから，10か月の頃にSMAの診断がつきました。医師からの病名宣告より，「余命5年から長くて10年」との診たてのほうに母は動揺したと言います。そのことは私自身には成長するまで伏せられており，入院ばかりの不安な時期でしたが，それでも漠然と，将来はほかの多くの人と同じように自分も働くんだろうと考えていました。10歳のとき，夜間に呼吸困難の急変対応のため，ふだん通っていた診療所でなく名古屋市立大学病院に搬送されるという事件が起きました。そこで出会った医師から人工呼吸器という選択肢*2 を示されたことが，現在まで私が延命できている大きな転機になります。当時の愛知県として先駆的な導入例であり，のちに，同じ地域で暮らしていた松元もその恩恵を受けることになります。人工呼吸器なくして「仙拓なし」でした。

*2 75頁参照

その後も愛知県立港養護学校*3 に小・中・高とずっと通うなかでは，自分と同じような障がいをもった友人たちと一緒だったので，そこで自分が変わっているとか不便といった思いに悩まされることはありませんでした。移動は車いすで，在宅では仰向けのいわゆる「寝たきり」状態で過ごしていますが，小学校低学年時から，パーソナルコンピュータを使うことができました。家庭では，父が私専用に特別仕様のマウスを整えてくれて，1cm程度動く右手の親指でカーソルを，数ミリ程度動く左手の親指でクリック操作を，それぞれ分けて入力を行なうことができています。文字入力はモニタ上にスクリーンキーボードを出して，マウスで1文字ずつ決定して打ち込んでいます。このしくみは現在も基本的に同じものをずっと使っています。その他，「本が読みたい」と言えば父は書見台を，「ゲームがやりたい」と言えば，私専用のコントローラーを作ってくれていました。また中学1年生から電動

*3 現・愛知県立港特別支援学校

*1 118頁参照

車椅子サッカー*1を始めて熱中し，高校時代には日本電動車椅子サッカー協会中部地区に所属する「A.M.F.C.エスカルゴ」に所属して，先にこのチームのレギュラーになっていた松元と親しく話すようになりました。このサッカーのご縁がなくても，仙拓にはつながらなかったでしょう。

そうして高校3年生になって，さまざまな会社や施設に就職活動を行ないました。「佐藤仙務という人間がこの世の中にいるということを世の中のみなさんに知ってもらいたい」と思っていたのです。そのために，働くことをめざしました。大学進学する費用と日々の通学介助の負担が家庭的にむずかしかったこともあったのですが，ここでついに，はっきりと社会の壁が立ちふさがりました。

国は，地域の「共生社会」の理念に基づき，2013年に改正された障害者雇用促進法で，すべての事業主に法定雇用率以上の割合で障がい者雇用を定めています。民間企業では2.0%であり，「従業員50人以上の事業主」から，1名を雇用する義務が発生します*2。実際には，特例子会社が設置されてその義務をクリアすることが認められており，程度の比較的軽い障がい者が事務や電話応対といった勤務に従事することが多いのですが，私のように最重度の介護（区分6）を必要とする者が，特例子会社に入社できることはほとんどあり得ません。それは企業に非があるというのでなく，受け入れ態勢として障がい者プラス介助者という2名分の人件費を負担できる会社が現在の制度であるはずがないだけの話です。こうなると，重度の障がい者は，在宅で仕事はせず障害者年金を受けて暮らすか，授産施設での軽作業で，やはり月に1万円程度の賃金を得るかどちらかに限られているのが就労の現実でした。

*2 重度だと2名として計算される

そうして行きづまって，「この先の人生，幸せになれないのかな，人の役に立てないのかな……」ともやもやしていたとき，同じ悩みを抱えていた松元とスカイプで話し，言い争いにもなるなかで，2人で一緒に仕事をしよう，働こうという結論になりました。就職できる会社がなかったから，自分たちでつくっただけだったわけです。

実は，その後もずっと「どこかで雇ってもらう」ことも夢としてもっていたのですが，あとになって，ネスレ日本株式会社さんがアドバイザーとして声をかけてくれて，実現することができました。

寝たきりだと下を向けない 後ろも振り向けないから

高校卒業後，すぐ起業できたわけではありません。まず松元がすでに通っていて，デザインの勉強をしたり作品を作る場としていた障がい者活動センター「愛光園」に，自分も通うことにしました。その伸びやかな雰囲気に惹かれたからですが，一方で，高校の先生からの「施設でどっぷりと福祉の世界だけに浸るのでなく，一般の大学に通って同年代の健常者の友だちをつくってほしい」とのアドバイスもあり，日本福祉大学で科目等履修生として

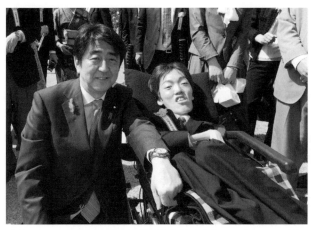
写真14-1　内閣総理大臣主催「桜を見る会」にて（2015年4月）

リハビリやコンピュータ関連の講義を受けるようになりました。そうした下準備の日々もあってから，2011年に19歳で，名刺制作とウェブデザインを請け負う合同会社仙拓を創業することになります。

それまで学校に守られていた世間知らずかつこんな状態の若僧が，会社を立ち上げるということへのこわさは，私にもありました。ただ，失敗したらどうしようというこわさより，このまま働く場をもてずに在宅で過ごして，誰も自分のことを知らないまま死んでいくほうがもっとこわいことでした。

「寝たきり社長」を自称するようになったのは，その営業作戦のためです。私たちは外回りもできないし，最初はまったく仕事がなくて，親戚や身内からアプローチして受注させてもらっていたのにも限界が来て，もっと自分たちのことを知ってもらえるように，新聞やテレビなどのマスメディアに売り込みを図るようになったのです。そうして知り合って，ずっと名刺をお使いいただいている安倍昭恵さん（内閣総理大臣夫人）が，ボランティアで『仙拓宣伝部長』を引き受けてくれています。2015年には，総理大臣主催「桜を見る会」（**写真14-1**）にご招待いただき，また世界が広がりました。今では地元の議員や国会で活動されている「障がい者の自立のために所得向上をめざす議員連盟」（障がい者所得倍増議連）のみなさんたち政治家の方や地域の行政の方，またサイボウズ株式会社の青野慶久社長といったビジネス界の旗手の方からも支援いただいています。2015年秋からは，事業拡大に向けてより知識を深めるべく，SBI大学院大学（経営管理研究科アントレプレナー専攻）に進学しています。主にオンラインで学ぶことができています。

病状は進行する可能性があり，親指の力は少しずつ衰えていますが，そのときはそのときで，「ないもの」をねだっても仕方ありません。あるものに感謝して生きたほうが幸せになれます。寝たきりだと下を向けない，後ろも振り向けませんから。多くの人のご縁に助けられて，ここまで業績を伸ばすことができました。その感謝だけで終わらずに，さらに恩を返せるような人

生を送りたいと願っています。また，これまでさまざまな出会いを通して，残念なこともひどい目にあったこともたくさんあります。いま思う，よい人に出会えるコツは，自分がよい人になること。誰かに会いたいと思われる人になることが一番だろうと考えています。

　夢は，株式上場です。名証（名古屋証券取引所）をめざしています。**ビジネスの場は，健常者も障がい者も関係なく，平等な勝負の世界**です。私たちも騙されて被害を受けたこともありましたし，起業して1年以内に倒産する会社が3～4割，5年以内で8割，10年以内には95%が消えてゆくともいわれている厳しい世界です。そのなかで生き残ってゆける会社にしたいと思っています。またITは不便を解消するための道具ですから，視線入力のテクノロジー開発であるとか，さらに自分たちならではの社会貢献につなげてゆけるようがんばっていきます。（談話）

資料
- 佐藤仙務：働く，ということ――一九歳で社長になった重度障がい者の物語，彩図社，2012.
- 佐藤仙務：寝たきりだけど社長やってます――一九歳で社長になった重度障がい者の物語，彩図社，2014.
- 株式会社仙拓　http://sen-taku.co.jp/
- 佐藤仙務オフィシャルサイト「社長の寝言」　http://hisamu.com/

第IV部　過去と未来をむすぶ

第15章
難病ケアはじまりの物語
広くささえる総称として「難病」は生まれた

川村　佐和子

　「奇病」から始まり，救いはなかった

　1969（昭和44）年11月，「全国スモンの会」が誕生，31歳の私が副会長（事務局長）を勤めることになりました。このとき，東京大学医学部助手であり，1965年から埼玉県戸田市の中島病院に保健師として出向している立場でした。地域病院にあって利用者の困りごとの解決や地域の医療ニーズを知るために，院長・医局の理解を得て，「健康相談室」をひらいてさまざまな話を聞くなかで，1957年頃から全国各地で集団多発し，当時特に「戸田奇病」というセンセーショナルな報道のされ方で社会問題となっていたスモン病[*1]の患者さんに多く出会いました。

　「診断がつかない」「治療法がないからと受診拒否された」「状態が悪く病院に連れて行けない」などなど，この地域での対応だけでも問題は山積しており，それらに面談だけでなく手紙や電話対応，また医師を交えた会合を設けるなど対応を続けていました。

　スモンは，その頃一般に市販されていたキノホルムを主剤とする整腸剤の「薬害」であったことがあとで証明され，終息に向かうのですが[*2]，東京オリンピックを控えた世相下で発足した研究班が「伝染病」説を発表，さらにメディアが感染（遅発性ウイルス）説を流布することによって，患者は社会疎外――社会が感染から免れることを個々の患者の人権より優先する社会防衛論の立場による――の憂き目にあっていました。自殺者も多数出ていました。

　この感染説の危うさについては，私のもとに新聞社の方が内密裏に意見を求めてきた全国からのウイルス所見・免疫実験の資料を拝見すること，さらに東大の白木博次教授（神経病理学）の教えを乞うことで気づきました。そこで，この年の春，「病院スモンの会」立ち上げの支援者だった井形昭弘医師（神経内科）たちとともに，患者向けのブックレット『スモンの広場』（図15-1）2,000冊を準備し，半年ほどですべて個別配布しました[*3]そのなかに挟み込んだ調査票の有効回答571通を得て，患者発生状況，生活上の困難についてのデータを集計・解析し，あわせて全国多数の患者と連絡をとりつけることができました。その噂が広まり，新聞やNHKでも報道され，自

[*1] Subacute Myelo-Optico-Neuropathy；亜急性脊髄・視神経・末梢神経障害

[*2] 現在，指定難病ではない

[*3] 出資者・発行者は疾患当事者の二宮愛二。印刷者は土井勇吉（太陽社），編集者は川村佐和子の諸氏であった

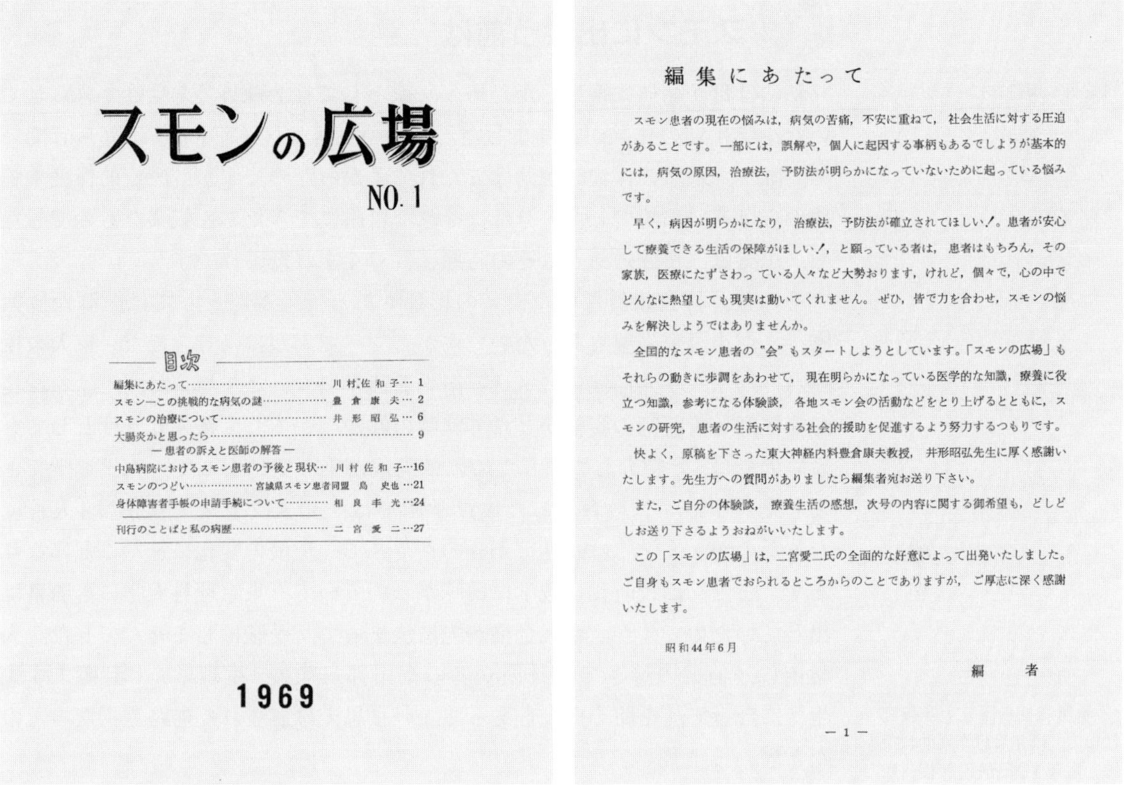

スモンの広場

NO. 1

目次

1969

編集にあたって

スモン患者の現在の悩みは，病気の苦痛，不安に重ねて，社会生活に対する圧迫があることです。一部には，誤解や，個人に起因する事柄もあるでしょうが基本的には，病気の原因，治療法，予防法が明らかになっていないために起っている悩みです。

早く，病因が明らかになり，治療法，予防法が確立されてほしい！。患者が安心して療養できる生活の保障がほしい！，と願っている者は，患者はもちろん，その家族，医療にたずさわっている人々など大勢おります，けれど，個々で，心の中でどんなに熱望しても現実は動いてくれません。ぜひ，皆で力を合わせ，スモンの悩みを解決しようではありませんか。

全国的なスモン患者の“会”もスタートしようとしています。「スモンの広場」もそれらの動きに歩調をあわせて，現在明らかになっている医学的な知識，療養に役立つ知識，参考になる体験談，各地スモン会の活動などをとり上げるとともに，スモンの研究，患者の生活に対する社会的援助を促進するよう努力するつもりです。

快よく，原稿を下さった東大神経内科豊倉康夫教授，井形昭弘先生に厚く感謝いたします。先生方への質問がありましたら編集者宛お送り下さい。

また，ご自分の体験談，療養生活の感想，次号の内容に関する御希望も，どしどしお送り下さるようおねがいいたします。

この「スモンの広場」は，二宮愛二氏の全面的な好意によって出発いたしました。ご自身もスモン患者でおられるところからのことでありますが，ご厚志に深く感謝いたします。

昭和44年6月

編　者

― 1 ―

図15-1　『スモンの広場』

宅は朝6時から明け方3時頃まで相談電話が鳴りっぱなしという非常事態になりました。電話代も当時の額で3万円を超えていました。この段階で“扇の要”としてスモンに関する情報を集約できる立場にあったのは私だけでしたので，自然と発信者の役割を果たしていたのです。

ただ，この頃，組織発足時に会長に就任されることになる疾患当事者の相良丰光（よしみつ）さんには，「(医療者である) 私が呼びかけ人になるのではなく，やっぱり**患者自身で自分たちの組織をつくって，リーダーシップをとっていく**よりしょうがないんじゃないですか」なんてずいぶん生意気なことを話したのも覚えています。

この時期から，私が考えていた将来的な目標は，**「患者が中心になって物事を決めて，医療を受けていくこと，患者自身で道をひらくことができる環境をつくること」**でした。そのため遠い先の展開を見こし，現場のアクションから結果を見て，それにどのように自分の位置から関われるのかということを常に考えながら動いてきました。将来的な成果のためには，一時的にしのげる程度の負担に耐え，そのときどきの問題に対応するようにしてきました。

スモンに出会う前は

*1 2頁に解説あり

　私には母が結核に罹患したため，一家として社会疎外*1 を受けて暮らしていた小学生期の体験がありました。当時の無医地区（府中市）に暮らしていて，唯一，地域の保健師が助けてくれてよかったのですが，医療的保護や制約からは遠い環境でした。それはそれで自由にできたぶん気楽なものでしたし，思えば，自分の原点はその時期にはぐくまれたようです。

　その後，村会議員だった祖父の影響もあって，進路としては医師か政治家，また小説家志望もあったのですが，すべて両親は反対。ただ，東大教授（教育学）だった伯父が「こんど『衛生看護学科』ができた。女性だけの環境で保健師と看護師の資格がとれて就職の幅が広がるし，嫁入り支度としてもよいのでは」と紹介してくれたのには両親が乗り気になって，大学進学できました。中高一貫教育だった成蹊学園では，50人クラスで女子は4人程度だったのが，大学では女性ばかりのクラスで，環境の変化に驚くことになります。また，高校時代に数学に興味がわいていて，東京理科大学にも願書は出していたのですが，東大合格が先に決まって，受験はしませんでした。入学前に，伯父の導きで学科創立者の福田邦三教授（生理学）や湯槇ます先生*2 に会って話を聞く機会もあって，いま思えば恵まれた進路選択だったのだと思います。

*2 看護職初の国立大学教官として，衛生看護学科助教授に。定年10日前に教授。前後して，日本看護協会第3, 5代会長

*3 生活困難者の支援を目的としたサークル活動。日本における学生ボランティア運動の原点

　大学生の頃，特に1, 2年時は講義より医療のセツルメント運動*3 が生活の中心で，安保闘争や反原水爆運動などに加わっていました。1960年の国会デモで樺美智子さんが亡くなった際は，ちょうど細菌学教室のウイルス実験のアルバイトでネズミの世話があったので大学病院に戻っていたときで，私の安否確認のために助手の先生が飛んでこられた，そんな時代でした。3, 4年時の夏には東北大学医学部のチームに加わって，無医地区診療活動に参加できたのも大きな体験でした。

　卒後は横浜の保健所に就職して，衛生看護学科で学んだ統計処理の技法で地域の衛生指標を見出す仕事に従事し，地域別の健康格差の問題に直面していました。5年目の1965年になって東大内の機構改変（名称変更）があって「保健学科」が発足，山本俊一教授の疫学研究室で細菌学実習を手伝う助手が必要というので，母校に戻りました。またこの時期には並行して法政大学の夜学に通ったり，ご縁あって結婚，出産もしていました。

 ## 医療と福祉の谷間をうめるために

*4 昭和44年第4回東京都議会定例会にてスモン対策を提言（1969年12月1日）

　さて，全国スモンの会発会式には，全国から患者さんや家族が集い，それまで私たちと面識のなかった国会議員の山田太郎氏と東京都議会の岡本丈議員*4 がそれぞれ参加されていました。この山田氏が翌1970年3月の衆議院補正予算委員会で「難病」としてのスモン対策を提言され，時の佐藤栄作内閣総理大臣，内田常雄厚生大臣（当時）が研究と対策それぞれに5,000万円の予

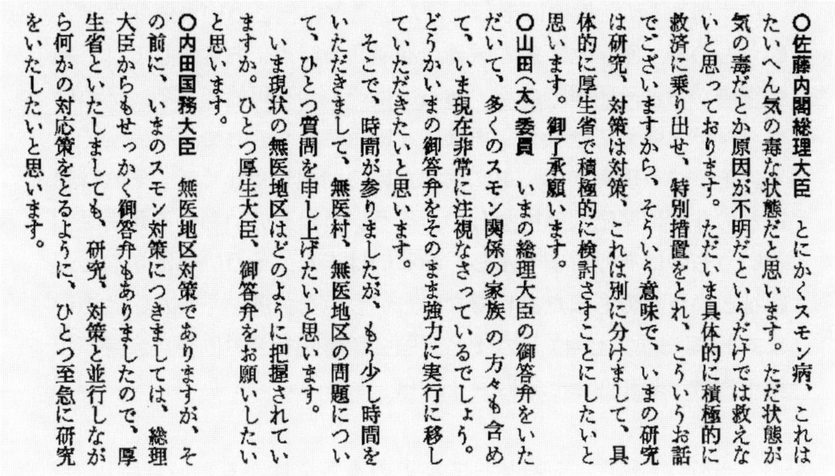

○佐藤内閣総理大臣　とにかくスモン病、これはたいへん気の毒な状態だと思います。ただ状態が気の毒だとか原因が不明だというだけでは救えないと思っております。ただいま具体的に積極的に救済に乗り出せ、特別措置をとれ、こういうお話でございますから、そういう意味で、いまの研究は研究、対策は対策、これは別に分けまして、具体的に厚生省で積極的に検討さすことにしたいと思います。御了承願います。

○山田（太）委員　いまの総理大臣の御答弁をいただいて、多くのスモン関係の家族の方々も含めて、いま現在非常に注視なさっているでしょう。どうかいまの御答弁をそのまま強力に実行に移していただきたいと思います。

そこで、時間が参りましたが、もう少し時間をいただきまして、無医村、無医地区の問題について、ひとつ質問を申し上げたいと思います。いま現状の無医地区はどのように把握されていますか。ひとつ厚生大臣、御答弁をお願いしたいと思います。

○内田国務大臣　無医地区対策でありますが、その前に、いまのスモン対策につきましては、総理大臣からもせっかく御答弁もありましたので、厚生省といたしましても、研究、対策と並行しながら何らかの対応策をとるように、ひとつ至急に研究をいたしたいと思います。

図15-2　衆議院予算委員会議録第十八号（その一）（昭和45年3月30日・21頁）

算を割くという大きな成果につながりました（図15-2）。

　また、この岡本都議のはたらきかけで4月に要望書提出、8月に美濃部亮吉都知事との対話集会が実現、都立神経病院の設立につながることになります。白木教授は都知事と幼馴染の関係だったそうで、都の参与として働いておられました。この集会にあたって、全国難病団体連絡協議会（全難連）も立ち上がることになり、その事務局も引き受けました。

　全国組織の運営にあたり、周囲から「日本筋ジストロフィー協会（1965年設立）が成果を上げているから、教えてもらうとよい」と助言され、何度か相談に伺いました。その他ALSなど、原因不明の重い病気の患者さんたちそれぞれの大変な状況を強く意識することになります。「スモンだけが優遇される」ことへの反発も受けました。だから、相良さんや白木教授たちとの話し合いで話題にし、「患者エゴ、疾患エゴはやめよう」ということになりました。その議論のなかで、もっと幅広く疾患を網羅し、個別の疾患名称でない"総称"が必要になったんです。また、そうすればこの先、新しい疾患が出てきたとしても、それらを"総称"のなかに含めて対応することができて、支援の対象にできると考えました。そこで、社会的概念をこめて、一般の人にわかりやすい言葉としていくつか提案した結果、「難病」というくくり方が行政に採用されることになったのでした。言葉としては「かたいなあ」と、私としては必ずしも気に入っていたわけではなかったのですが、そこに至る過程では、相良さんの貢献がとても大きいものでした。彼はもともと大学教員を勤めていた法学者で、社会科学をしっかり身につけた方でした。

　引き続き国会審議では、1972年の衆議院社会労働委員会でさらにスモン、ひいては難病問題が俎上に上がり、キノホルム説提唱者の甲野禮作博士（ウイルス学）や相良さんが参考人招致されて、スモン以外の病気によっても医療と福祉の谷間で苦しんでいる人が多数おられることを主張されました。白木教授が、「第五の医学」として難病医学を提起されたのはこのときです。

白木博次「私，最後に申し上げたいことは，こういう難病医学というものが，医学と医療の限界点を越えた時点におきましては，社会復帰がおよそ困難である，あるいはそれが不可能である，そういうハンディゆえに社会への再適応ということがきわめて不完全である。そういう現実から，単に医学だけの問題じゃなくて，それは**福祉との非常に緊密な連携なしの，そういう第五のいわゆる難病医学というものはあり得ませんし，あるいはまた，そういう医学なしの福祉というものもまたあり得ない**という点を強調いたしたいと思います」（第一類第七号）第六十八回国会衆議院社会労働委員会議事録第十六号　昭和四十七年四月十四日

　なお，当時は「死亡」を軸として疾患の重さをはかるという時代でした。患者会の動きとして国や社会にはたらきかけるうえで，スモンも致死率が高かったのでマスコミはその点を強調した報道をされていたのですが，それに接する患者さん自身は傷つくわけです，自分も「死ぬ」のかと。そういう悲しい思いをしなければいけないので，その点についても，相良さんや患者さんたちとの場でずいぶん議論を続けました。

　社会を動かすことと，個別の患者さんとの関係は矛盾していたのですね。1970年9月7日の中央薬事審議会で，「本症（スモン発症）に対してキノホルムが何らかの要因になっている可能性を否定できない」との答申が出され，翌9月8日にキノホルムの製造・販売・使用の停止が決定しました。

　1971年5月からは，国や製薬メーカーを相手取っての訴訟が始まり，そこでは法律の専門知識のない私にできることは限られていました。渦中では，会計上の少額の使途不明金に目をつけられ「横領」容疑と言い立てられたり，「社会的生命を絶ってやる」というような脅しを受けたりすることがありましたが，いずれも助けてくれる患者のみなさんがいて事なきを得ました。何かの取材を受けているときに「不審な尾行者あり。裏口から至急出てください」とインタビュアーがメモ書きをくれたり，あるときは電車の中で，立派な身なりの男性からドアが閉まる直前に「お前は俺と一緒に降りろ！」と小声で言われてびっくりして降りたら，「あんな言い方して悪かったね，あなたずっと尾行されていたけど，そいつはまだ電車の中だから，その上着を仕舞いこんで帰宅されるとよい」とか。それが何者だったかは，ずっとわかりません。ともあれ，裁判は1972年にキノホルム説が完全に確立したことを受けて1977年の和解へと向かい，その後，全国スモンの会も，相良さんの福祉事業構想を進めるべく社会福祉法人[*1]となり，現在に至ります。

　また，重症筋無力症友の会（1971年），多発性硬化症友の会（1972年），パーキンソン病友の会（1976年），日本ALS協会（1986年）といったその他の患者会設立のお手伝いにも参加するようになりました。そのなかでも東京進行性筋萎縮症協会[*2]の活動が，難病看護学会立ち上げに関係していくことは後述します。

[*1] 〒187-0032 東京都小平市小川町1丁目590番地　障がい者支援施設 曙光園

[*2] デュシェンヌ型筋ジストロフィー児の親が中心に立ち上げた会

> # 難病対策要綱
>
> 昭和47年10月
> 厚生省
>
> いわゆる難病については，従来これを統一的な施策の対策としてとりあげていなかったが，難病患者のおかれている状況にかんがみ，総合的な難病対策を実施するものとする。
>
> 難病対策として取り上げるべき疾病の範囲についてはいろいろな考え方があるが，次のように整理する。
>
> (1) 原因不明，治療方法未確立であり，かつ，後遺症を残すおそれが少なくない疾病
>   （例：ベーチェット病，重症筋無力症，全身性エリテマトーデス）
> (2) 経過が慢性にわたり，単に経済的な問題のみならず介護等に著しく人手を要するために家族の負担が重く，また精神的にも負担の大きい疾病（例：小児がん，小児慢性腎炎，ネフローゼ，小児ぜんそく，進行性筋ジストロフィー，腎不全（人工透析対象者），小児異常行動，重症心身障害児）
>
> 対策の進め方としては，次の三点を柱として考え，このほか福祉サービスの面にも配慮していくこととする。
> (1) 調査研究の推進
> (2) 医療施設の整備
> (3) 医療費の自己負担の解消
>
> なお，ねたきり老人，がんなど，すでに別個の対策の体系が存するものについては，この対策から，除外する。

図15-3　難病対策要綱（1972年10月）

「難病対策要綱」の舞台裏
——「府中方式」の確立，日本難病看護学会設立

1972（昭和47）年，難病対策要綱（**図15-3**）が制定・公布されました。「世界に先駆けて我が国が『光』を当てた」とは，当時の医学生で，40年後には難病対策の大改定を主導されることになる金澤一郎先生[*1]による評[*2]です。

[*1] 国立精神・神経センター名誉総長。2016年逝去

[*2] 金澤一郎：巻頭の言葉「新しい『難病法』に思う」，難病研究財団ニュースNO.42 p.2，難病医学研究財団，2015.6 巻頭の言葉

この文言を見て、私は、かねて白木教授に「あなたの難病の定義を書いてみなさい」と言われ、書いて渡した短い素案と同じ表現がそのまま国から出されてきたことに驚きました。「家族負担」にも触れるなど、このような社会的側面の強い難病の定義を、国が採用するとは思ってもいなかったからです。まさに**患者運動の主張が大きく影響したもの**だと思います。その後の政策医療の柱になりました。

私は1971年のスモン訴訟開始に伴い、就業していた病院や母校に迷惑をかけてはいけないと自主退職し、のちに白木教授のはからいもあって都立府中病院に移りました。その後、新設された都立神経病院（1980年設立）と神経研※との3部署兼務に、また府中療育センターの看護部の研究指導も引き受けることになりました。ここで、都立病院に正式にソーシャルワーカーを配置することや神経難病のための在宅療養支援、医師会と連携した地域ケア体制の構築などにたずさわり、それら活動の総体として「府中方式」と称されるようになりました。現代の地域包括ケアシステムの原形といえるかもしれません。

※ 東京都神経科学総合研究所。1972年開所。

その初期には「『患者の囲い込み』はけしからん！」とその風評に接した武見太郎日本医師会会長が立腹され、ここでも社会的生命を絶つなどと脅されることがありましたが、地域の医師たちの支援によって誤解は解けて、あとである席に呼ばれ、「あなたがやっていることは医の倫理に叶うすばらしいこと。これからもがんばって」と激励される一幕もありました。

また、そうした実践の活動を広く伝えるのには、言葉より動画が適していると考えて、患者さん・医師会の全面協力を受けて、25本ほどのビデオ資料を作りました。それらの内容は、当時の厚生省難病の治療・看護調査研究班に続く30年間の報告書にまとめられています。

こうして本格的に地域・在宅ケアに乗り出していた1974（昭和49）年の夏に、東京進行性筋萎縮症協会として、100名強の筋ジストロフィー患児を中心にその家族・支援者あわせて500名という大所帯でバスを借りて温泉合宿をする活動のために、宇尾野公義先生をはじめとする数名の医師と20名ほどのボランティア看護師とともに同行支援することになりました。まだまだ難病患者の外出はとんでもないという時代でしたが、当時あちこちのロータリークラブから資金援助が受けられるようになっていて、夏の宿泊検診は実施できました。これが患者さんのほとんどにとって年に1度の外出機会だったと聞いていました。

東京23区在住者は東大病院、三多摩地区在住者は大國魂神社をそれぞれ集合場所として、バスが4台ずつと車いすを載せるトラック1台。高速道路のインターチェンジで合流して、事前に難病患者向けに設定していただいたホテルに向かいました。学生ボランティアたちは、突然現地で初対面ではむずかしいので、事前に1回以上訪問に行くように指導されて患者さんやご家族と知り合いになっておいてトイレやお風呂をどうケアするかを聞いてお

て，当日困らないように練習していました。バス以外に小回りの利く自家用車で参加するご家族の方もいました。

日程は2泊3日で，行事として最初に検診をして，翌日はご家族や患者さんたち向けに医師が専門的な医療の話をしようということになっていました。ところが，だんだん回数を重ねるにつれ話題が少なくなり，一方で，個々の患者さんの状況が違っているため，話題が個別化していくことがわかり，集ったみんなで情報共有しましょうということになりました。

そこで，私たちは新しい工夫をしているのでそれを見せますとか，患者さん発の話がでてきて，医療者側もそれならこういうやり方をするとよいとか，そういうときはどんな看護をしたらいいとか，患者さんを中心に医師も看護師も職員も一緒になって盛り上がってきました。ボランティアに医療的ケアや，看護の仕方を教えてほしいというニーズも出てきました。それが1979年，難病看護研究会のはじまりです。

合宿中，真夜中に「川村さんお願い！」と呼ばれてゆくと，筋ジスのお子さんと健康な子ども両方をもっているお母さんたちが集まっていて。日頃言えない悩みや葛藤があふれてきました。健康な子どもが風邪をひくと胸中はどうかとか。もしこの子になにかあったら私はどうするだろうとか……。大変なお話をたくさん聴かせていただきました。

その後，年々外出支援の幅が広がるにつれ，研究会活動は別にじっくりやりましょうということで分離して，1995年に日本難病看護学会[*1]が発足するに至ったのでした。

[*1] 第1回学術集会（1996年，東京．川村佐和子会長），テーマ：難病者が直面する課題とケアコーディネーション http://square.umin.ac.jp/intrac/index.htm

風に吹かれて
──さらなる在宅ケアの基盤づくりを

1986（昭和61）年，15年勤めた府中から，48歳で東京都神経科学総合研究所に移りました。1人で13年間在宅診療現場の看護師を引き受けていて，体重35kgほどのやせっぽちになり，周囲から「風に吹かれて飛ばされる」ような生活を続けてはいけないと言われ，次の道に進みました[*2]。幸いよい後任に恵まれて引継ぎができました。その後，お誘いいただいて東京医科歯科大学，さらに都立保健科学大学（現在，首都大学東京），青森県立保健大学，現任の聖隷クリストファー大学と，教員として後進を育てること[*3]を中心に仕事にしてきました。2015年の難病法の大改定には，興味深くその展開を注視してはいますが，直接関与したことはありません。今は特に，2011年に設立した日本在宅看護学会[*4]を中心とするさらなる在宅ケアの基盤づくりを深めているところです。

病院のなかにいれば，患者さんにはそのなかでの時間軸と空間しかありません。だけど，自宅に帰ったら自分が「こうしたい」と言えて，みんなの支援が受けられる環境であれば，それを実現できるわけです。

往年，ある難病患者さんが才覚のある方ながらずっと入院暮らしで，外

[*2] 同年，「筋・神経系疾患に対する公衆衛生看護学的研究」として昭和大学で医学博士号取得

[*3] 227頁参照

[*4] 第1回学術集会（2011年，東京．川村佐和子会長），テーマ：安心をつむぐ在宅看護 http://www.zaitakukango.com/

仕事もできないからと株式取引に手を出して収入を得て，家族を養い，自分の医療費も出したいと考えられました。そこで一生懸命病室でラジオを聞いて株価の情報を得ていたわけです。たまたまその時間に医師が診察にまわると，「先生，ちょっと待って，いま大事なところだ」と言うのだけれど，その患者さんはすごく叱られてしまったのです。私はそれを見て，「自宅だったら許されることなのに」と残念でした。そこから，病院のなかと同様に自宅でも医療ができる環境があれば，自宅に移行できるのではないかなと思ってきました。そうすれば，患者さんの生活は広がると思うのです。

　患者さんが自宅に帰りたいと思う自由もあれば，病院にいたいと思う自由もあると思います。老老介護を避けたいから自宅に帰りたくないという選択肢もある。しかし現在は，患者さん自身の希望と関係なく，自宅に帰らなければいけない点が問題です。

　自宅と同じように暮らせて，必要な医療も提供できる——そんな生活の場を看護がつくれないかなあと，思っています。（談話）

資料
- 川村佐和子，木下安子，山手茂：難病患者とともに，亜紀書房，1975．
- 川村佐和子，木下安子，別府宏圀，他：難病患者の在宅ケア，医学書院，1978．
- 川村佐和子：難病患者運動から学んだこと，日本看護管理学会誌，2(1)：6-8，1998．
- 川村佐和子，川口有美子（聞き手）：難病ケアの系譜　スモンから在宅人工呼吸療法まで，現代思想，36(3)：171-191，2008．
- 川村佐和子，川口有美子（聞き手）：看護師の「自律」，看護学雑誌，73(1)：4-23，2009．
- 川村佐和子：神経難病の在宅医療・地域ケアシステムの創生と現在における提案　40年前に看護職として考え実施したこと・そして今，考えていること，日本難病看護学会誌，20(1)：2，2015．

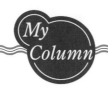

希少難病ネットつながる(RDneT)の活動
難病・障がい当事者等専用SNS『RD-Oasis』

「希少難病ネットつながる」(RDneT/アールディネット)は，難病法が施行された2015年1月1日に設立，同年5月にNPO法人化した団体です。代表(理事長)の私自身が，難病当事者として約30年間疾患と向き合い，患者会運営にも携わったこと，製薬メーカー勤務の企業人として医療従事者とお付き合いしてきたことを通じて培ってきた多くの想いや気づきをもとに，活動を進めています。希少難病(レアディジーズ)の数は約7,000種類と言われ，実際には世界の人口のおよそ17人に1人が何らかの希少難病に罹患しているとみられています。これを日本に当てはめると患者数は全国で750～1,000万人と推計されます。

また，欧州の機関は「約80%が遺伝子の変異により病気を発症するが，すべてが家系(遺伝)の問題ではなく，誰にでも起こりうる」と発表しています。つまり，いつ何時，誰が当事者になってもおかしくないのが希少難病であり，大きな社会問題なのです。

難病のなかでもさらに「希少」ゆえに，一般の方からはもちろん，医療関係者などからも理解を得られず社会から「孤立」し，身体的にも精神的にも多くの困難を抱えながら日々生きている数多くの当事者が存在します。そして，当事者にとって最も大きな問題はまさに「孤立」に陥ることです。

その要因はさまざまありますが，主なものとして，①医療・福祉と患者のミスマッチ，②周囲の無理解(または相互の理解不足)，③制度の問題(公的支援の限界)が挙げられます。そこで私どもは，当事者同士，当事者と支援者等が"繋がり，寄り添い，支え合い"一人ひとりが光り輝く人生を送ることができる真の共生社会を創るため，希少難病の現状・問題点についてわかりやすく広く伝える講演やパンフレット設置，インターネットを利用した難病・障がい当事者等専用SNS『RD-Oasis(アールディオアシス)』(https://rdoasis.jp/)の運営，リアルで繋がる交流会『RD-Cafe(アールディカフェ)』やチャリティーイベントの開催等，さまざまな活動を展開しています。

『RD-Oasis』は，「希少難病や障がいのある方およびそのご家族と支援者の皆さまが，希望を持って生きるための大きな明日への一歩を踏み出すキッカケとなる憩いの場所になれば」という想いを込めて開発いたしました。単に当事者等同士が繋がるだけでなく，さまざまな悩みや想いを語り合ったり，医療・福祉制度について話し合ったり，就労や就学について検討するなど，当事者の皆さまの声なき声を社会(行政や企業等)に発信し，想いや声を形にいたします。登録および利用は完全無料，非常に簡単な登録のみでご利用いただけます。

また当法人は，病院・診療所・歯科医院・調剤薬局の公開データを収集・提供・フィードバックすることによって信頼性の高いデータベースを開発し，日本中の人が利用できるようにする共同プロジェクト『SCUEL(スクエル)プロジェクト(救えたはずの命を，救える社会へ)』(http://scuel.me/project)に参加しています。『RD-Oasis』と『SCUELプロジェクト』，この2つのデータベースを連携することで，希少難病や障がいをお持ちの方がいま現在，診療を受けている医療機関・診療科名を登録できる機能を実現しました。その結果，患者さんと医療機関のミスマッチを改善し，将来的に難病患者さんの相談や医療機関への紹介をスムースに行えるようになります。

読者の皆さまにぜひご覧いただき，ご登録をいただければ幸いです。

香取久之

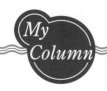

患者の主観評価に基づく難病ケア

　患者・ご家族の「笑顔」を目標としないケアは本来ありえない。しかし，現代医療では医学の名のもとで必ずしもケアはこのように行なわれていない。大変残念である。何故だろうか。多くの人は，真の幸せにたどりつくために，苦痛に満ちた努力がなければならないと思っているからなのだろうか。人は病気が治らなくても笑顔になれることを内心は知っているにもかかわらず，それでは科学的なケアにはならないと思いこんでいる。

　科学的なケアを行なおうとする際に，人（保健医療福祉従事者など）は客観的な健康概念を参照して，少しでも健康の方向に近づけようと努力する。無限の努力のもとでも，すこしも健康になれないにしても，また，医療がたとえ苦痛に満ちていてもである。この健康概念は「身体的，精神的および社会的に完全に良好であること（complete well-being）であり，単に病気や病弱ではないことではない」（1948年世界保健機関憲章前文）に由来している。このwell-beingは単に良い状態という言葉でしかないにもかかわらず，意味を探求し混乱し，このwell-beingの官報訳が福祉である一方で，現代用語での「福祉」が「非医療系サービス」と言う意味に使われていることからさらに混乱におちいっている。

　健康関連QOL評価で，well-beingを操作的に測定評価する際には，再度ジレンマが生ずる．健康な人々のデータをもとにして，計量心理学的に自己のwell-beingを主観尺度化する研究なのか，健康でない人も含めて尺度化すべきなのかという問題である。ここでは，健康か非健康かをあらかじめ定義する矛盾が起きている。

　オランダの医学者であるHuber博士は「健康とは社会的，身体的，感情的問題に直面したときに適応し自ら管理する（何とかやりくりする）能力（…The authors propose changing the emphasis towards the ability to adapt and self manage in the face of social, physical, and emotional challenges）」と定義しようとしており，この適応能力が損なわれた状態が病気であり，その際支援するのが医療であるとする。この定義を使うと，客観的な絶対値としての健康を最初に定義する必要はなく，患者が変化する力がないのが病気であるとすればよいだけになる。

　この新たな健康概念の導入は通常の医療技術と何ら矛盾を起こさないばかりか，治らない難病，根治し得ない悪性腫瘍，超高齢障害者のケアを著しく促進する。例えば，急性期医療において，細菌性肺炎になった場合に，自らの免疫機序により治癒することができないから，病気とし医療を行なうのであり，胃がんの手術であっても同様といえる。治らない悪性腫瘍や難病では，完全に治らなくても，その人が，その病気の状態に適応できるような症状コントロールや疾患コントロールを行なえればよいのだ。これは1967年に英国シデナムでシシリー・ソンダースが実践を始めたホスピス・緩和ケアにおける適切なケア・緩和概念と同義である。

　患者さんの主観評価を科学していくためにはいくつかのポイントがある。人は現在を過去と比較し，また，現在から未来を予想しようとする。そのとき，人は時系列のエピソード記憶を保持するが，過去の意味づけを常に変えようとする。その様式は徐々に解明されてきており，reprioritization（再優先付け），reframe（再枠組化）といった意味の再構成（meaning reconstruction）と同時に，評価・判断におけるrecalibration（目盛り再調整）などであることがわかってきた。これは新たな状況に対して人が再度適応するために自動的に行なわれる神経心理現象であり，それが心理的にうまくいかないときに必要になるのが心理カウンセリングである。この現象をより科学的に評価するためにはSEIQoLやDRS（Decision Regret Scale）が有用であると思われる。

　このような患者・家族の主観評価をどのように科学的に評価すればよいのかという研究はもちろん必要であるが，今日から，医学の意味を再構成し患者・家族の主観評価を高める目的にパラダイ

ムを切り替えることができれば，既存の難病ケアは再び力を取り戻せ，患者・家族を笑顔にすることができるだろう．このように保健医療福祉従事者が切り替えることができれば，病気が治癒にいたらなくても，患者・家族はすぐさま，適応的，自律的な力を取り戻していける．

中島　孝

資料
- 松田純：神経難病における健康概念と現代医療倫理学，総合診療，25（3）：258-260, 2015.
- 大生定義，中島孝：個人の生活の質QOLとPRO評価とは何か，総合診療，25（3）：222-226, 2015.
- 丹野清美，高木安雄：日本語版 Decision Regret Scale と健康関連QOL，患者要因の関係—鼠径ヘルニア，胆石症，胆嚢炎，胆嚢ポリープ患者における横断研究，日本医療・病院管理学会誌，52（4）：189-199, 2015.

　世界保健機関（WHO）は1948年に，健康を「単に疾患がないとか虚弱でない状態ではなく，身体的・心理的・社会的に完全に良い状態（a state of complete physical, mental and social well-being and not merely the absence of disease or infirmity）」と定義した．この定義は当時，広範で野心的なものと評価されたが，その後，たえず批判にさらされてきた．そもそも，「完全なる健康状態」は存在するのか，健康／病気という明確な二分法が成り立つのか等々，さまざまな疑問が提起されてきた．WHOもこれを改正しようと試みたが，実現しないまま今日に至っている．結果として，65年以上にもわたって，この定義は一度も改定されていない．

　これが策定されたのは，西洋近代医学が感染症に対して圧倒的な勝利をおさめつつあった時代である．ところが今日では，新しいタイプの感染症の脅威はあるものの，医学の主要な対象が，治癒が困難な難病や慢性疾患や加齢に伴う機能低下などになってきた．Machteld Huberらの国際的な研究グループは，「高齢化や疾患傾向が変化している現代において，WHOの定義は望ましくない結果を生む可能性すらある」として，新たな健康概念の開拓に取り組んできた．その成果として，「社会的・身体的・感情的問題に直面したときに適応し自らを管理する能力（the ability to adapt and self manage in the face of social, physical, and emotional challenges）」という新しい健康概念を提起した．WHOの「身体的・心理的・社会的に完全に良い状態」という定義が静態的な目標であるのに対して，問題に対処する（cope）能力という動的な捉え方になっている点に特徴がある．これは健康観の転換のみならず，医療全般，とりわけ難病医療の捉え方を大きく変える可能性すらはらんでいる．

〔松田純：神経難病における健康概念と現代医療倫理学，総合診療，25（3）：258-259, 2015.〕

第16章
看護の原点としての難病
一例に学びながらケアの普遍を導くために

中山 優季

 なんとなくから始まった

　高校時代，なんとなく，「看護」の道を志した。それは，友人が，「私は薬剤師，私は先生，私は栄養士」とそれぞれ夢や目標をもっていることを知り，自分を鑑みたとき，何となくこのまま，「普通」の生活を送ることに漠然とした抵抗があった。日々単調とした仕事以外の仕事……と考えたときに，人と接する仕事であれば，毎日違うことになるのかもと思いついた。「毎日同じことのくりかえしではない仕事」「文系でも受験可能」という，きわめて自己中心的な消去法により，「看護婦」をめざすことにした。

　そんなとってつけた動機は，すぐに見破られるもので，志望校には，不合格。浪人することが許される環境でもなかったので，看護短大に進学することとなった。その看護短大1年の夏休み。たまたま応募した看護助手の準夜勤帯アルバイトで，運命の出会いが待っていた。2週間という短期間で，はじめて飛び込んだ病棟の裏側＝ナースステーション。飛びかう用語がまったくわからず，忙しく動く看護師のなかで，つっ立っているだけの私。時折，猫の手も借りたい看護師が声をかけてくれたが，実習ではないので，教えてもらう余裕もない。「オンアンポウ（温罨法）ならできるかしら？」と，指示されたのが，ハッカ湯で絞った熱いタオルをお腹に当てる便秘対策，そう「メンタ湿布」である*。

＊ちなみに，今時これをしているところは，ほとんどないそうで……

　メンタ湿布を持っていった先には，洗濯機くらいの大きさの人工呼吸器につながれた壮年期の男性がいた。それが，人工呼吸器とわかったのは，入学したての病棟見学実習で，同じものを見ていたからだ。そのときは，膵臓がんの末期で，意識がない方であった。そのため，当時私のなかでは，呼吸器がついている人は意識がない人と刷り込まれていた。それでも，「看護は声かけをしながら行なうのよ」と声をかけながらていねいにケアをする先輩ナースの様子に感銘を受けていたため，その教えのとおりに，「おなかあためますね～」から始まり，「熱くないですか？」という一連の決まり文句を話しかけていた。そう，一方的に，相手の返事なんて期待もせずに。「意識がないはず」の呼吸器につながれた方は，そのたびに微笑んでくれる。「あれ，呼吸器がついた人でも笑う人もいるんだ」と，その微笑みがうれしくて，一方的な話しかけは続いた。

患者さん──G氏をめぐる謎をとくために

　アルバイト最終日の終わり頃，その患者さんの奥さまから話しかけられた。
「あなた，今日でこの仕事，最後なんですって？」
「あ，はい」
と答えながら，なぜ奥さまがそのことを知っているんだろうと不思議に思った。実は，患者さんにだけ，一方的に，最終日であることを話していた。
「実は，うちもね，もうすぐ帰るのよ。帰るにあたって夜手伝ってくれる学生さんを探しているんだけど，あなたが学生だったら，手伝ってもらえないか聞いてみろって主人が言っているの」
と，奥さまの話は続いた。
「帰るって？」──洗濯機のような呼吸器はどうするのだろう。それより何より，「『主人が言っている』って⁉」──私の頭のなかは，「はてな」でいっぱいになった。次から次に「はてな」は浮かぶが，帰らないと電車がなくなる。
「もし，興味があったら，ソーシャルワーカーさんに連絡をしてみて」と，電話番号が書かれたメモ用紙を渡された。帰路それを握りしめながら，この2週間の出来事が頭をめぐる。
　一番衝撃的だったのは，患者さんが一方的な私の話をすべて理解してくれていたということだった。**あの微笑みは，彼からの返事だったのだ**。でも，いったいどうやって，彼は意思を伝えていたのだろうか。

　この謎を解かねばならないと，ある種の好奇心に突き動かされ，連絡先に書かれたソーシャルワーカーに電話をしてみた。そして，私は，もう二度と行くことはないと思っていた病院にもう一度行くことになり，その患者さんに再び会うことになった。ソーシャルワーカーさんの話では，患者さんは，筋萎縮性側索硬化症という難病のため人工呼吸器を装着して，9か月になる，東京都に家庭で使える人工呼吸器の貸し出し制度があり，運よくその対象に選ばれ，自宅へ帰る準備をしていること，その病院でははじめての例であること，夫婦2人暮らしであり，日中奥さまが仕事を継続されるため，昼夜ともに，手伝う人を探していて，特に夜間を学生中心のシフト体制を組むことで準備をしていることなどであった。
　また，このときはじめて，透明文字盤というものを見た。なるほど，このボードで，視線を追って言いたいことを伝えるのか〜と納得した。おそらく，透明文字盤は，アルバイトの2週間のあいだも同じところにあったに違いないが，知らないということはおそろしい。あらためて，意思疎通とは，双方向であることを知った。
　かくして，私は，学生有償ボランティアとしてこの患者さん，G氏の支援チームのメンバーとなった。退院は，それから3週間後の9月半ばに決まり，次に伺うのは，夜10時にご自宅で，ということになった。

この学生有償ボランティアは、夜10時から朝の6時までで、タッピング（排痰ケア）からナイトケアの手伝い、そしてその日使った機器・器具の洗浄と消毒が主な仕事で、就寝後は、ベッドサイドに置かれた机と椅子に腰かけ待機、2〜3時間おきの呼吸器回路の水切りや吸引の徴候観察などが仕事であった。NHKのラジオ深夜便が流れるなか、手際よくケアを進めていく奥さまの手伝いをしながら、寝る準備を整えていく。

　もっとも難関だったのは、ピンタッチスイッチの固定である。就寝中のナースコールとして、額にしわをよせたときだけに作動させるため、額にアルミ箔と電極を貼るのだが、この位置がむずかしい。近すぎると誤作動するし、遠ければ呼びたいときに呼べないのだ。文字どおり、mm単位での微調整が必要であり、何度も何度もやり直す。ようやくOKとなり、最後、アイマスクをかけて、「おやすみなさい」となるのが、0時を過ぎた頃、1時を回ってしまうこともある。アイマスクをかけたあとの就寝中は、ほっと一息つきながら、連絡ノートを記入したり、学校の宿題をしたりして、過ごす。奥さまが用意してくれた毛布にくるまって、夢の中、ということもしばしばあった。しかし、不思議と、水切りの時間、ガバッという呼吸器回路の音やゴロッという吸引の必要を知らせる音に飛び起きる習性がつき、寝過ごすということはなかった。この経験のおかげで、耳で呼吸器の異常を判別できるほどとなった。

　学生ボランティアが慣れるまで、奥さまはG氏のベッドサイドで就寝していた。奥さまが2階の居室で寝られることが、学生ボランティアとしての一人立ちを意味していた。学生ボランティアは、多いときで30名近い登録があったため、月に1〜2回ほどという月もあり、なかなか仕事内容が覚えられない人もいる。そういうなかにあっても、奥さまは一人ひとりに根気よく、伝達してくださった。次第に、先輩から後輩への伝達のしくみができてきた。朝晩の介護をしながら、日中仕事、さぞ奥さまは疲れているに違いない。24時間介護者を探してはどうかという提案もあったと思う。しかし、夫婦2人の時間も大切にしたいと、朝6時から9時と夕方17時から22時までは、2人の時間として確保されていた。「お家はいい。気がねなくTVを観たり、けんかもできるのよ」と笑っていた。「もし、逆の立場だったら、主人は今の自分以上のことをしてくれているはず」とおっしゃる姿に、私は、すっかり「在宅生活」というもののとりこになっていた。しかし、知識をもって接していたわけではないので、目の前の姿がある意味、「当然」というか自然に思えていた。

　医療依存度の高い方の在宅生活を実現するには、覚悟と周到な準備、そして日常的なケアが不可欠であることを知るのは、ずっとあとのことになる。

「川村佐和子」との出会い

　G氏の家の日は、朝6時に仕事を終え、一息ついて学校へ向かい、肝心の

授業では，夢うつつということもあったが，伺うたびになんだか温かい気持ちにさせられるこのボランティアをどうにか続けられないかと考えるようになった。「このボランティアを続けるには学生であることが必要！」と短絡的に思った私は，編入学試験に挑戦することにした。せっかくなので，3年前の志望校をもう一度受験した結果，3度目の正直でようやく合格し学生という大義名分を得ることができた。ここで，2番目の運命の出会いをはたすことになる。編入4年になり，卒業研究に取り組むこととなったとき，指導教授一覧表の中に「川村佐和子」*という文字を見つけた。この名前に見覚えがあった。そう，当時G氏の家には，同じ病気の方の闘病記や難病に関係する書籍が数多くあり，就寝ケアの終了後の待機中，夜な夜な読ませていただいていた。その書籍の中に「川村佐和子」という名前が多数あったのである。
「この先生のところにしよう」と直感的に決めた。

*212頁参照

　研究のけの字も知らないまま飛び込んだと言ったほうが正しいのではないかと思うが，当時の川村先生は，威厳に満ち，近寄りがたい雰囲気でもあった。
　毎週火曜日がゼミ日と決まっていて，朝から卒論生，午後から修士，博士と1日中ゼミは続いていた。教授・助教授が鎮座するなか，1週間の成果を発表し，指導を受ける。1週間では，成果もあったものではない。当時卒論生は5人であった。5人で，日に日に近づく火曜日におびえ，当日は，パリっという空気の音がするくらい緊迫した空気のなか，自らの調べたことや考えを述べていく。それに対して，先生方が指導をくださるのだが，言われている言葉の意味がわからない。またもや「はてな」がいっぱいのゼミ時間ではあるが，終了後に，助手の先生に，「あのときの先生の言葉は，こういう意味だと思いますよ」と通訳をしてもらいながら，翌週の準備が始まる。今にして思うと何ともぜいたくな時間であるが，当時の記憶は，ほろ苦い感じでもある。肝心の卒業研究のテーマがなかなか決まらない。
　G氏のボランティア活動をするなかで，一緒に出かける機会も増えたが，ある訪問先で言われた「呼吸器をつけたら一生天井を見て暮らすしかないと思っていたけれど，そうではないのですね」という言葉にかえって驚いたことがある。ある意味，当たり前だと思っていた生活が当たり前ではないことを知った最初のきっかけであった。このようなことから，「G氏のような生活」を送るためにはどうしたらよいか？　という漠然としたテーマをもって，卒論ゼミに参加していたが，いつまでたっても焦点が定まらない。やったこともないのに，研究とは，何かと何かを比べるものという思い込みがあり，G氏1人の体験では，研究にはならないのではないか，という思いばかりが空回りしていた。
　そのとき，川村先生がおっしゃったのが，「まず，一例。一例を深く，丹念に洗い出し，そこから学びなさい。一例をみられない人は，多数例をみられるようにはなれない。反対に，一例をきちんとみられたら，これから先，

何があっても，自分にはこの一例があると思えるようになるから」という言葉だった。その言葉に，衝撃と力をもらい，「呼吸器装着者の行動範囲を拡大する」ことをテーマとすることにした。幸い，G氏の外出同行を重ね，主介護者が不在でも，外出ができるほどになっていた。このG氏の外出の記録を1回ごとに振り返ることとし，いつ，どこへ，何をしに，誰と，外出先での困りごと，などをまとめていった。

すると，訪問看護師*の力が浮かび上がってきた。退院後，3か月間は落ち着かず，日々病院へ連絡などが続き，1日の生活をまわすことに精一杯であった。その年は，忘年会というかたちで，G氏の家に関係者が集まり，普段顔を会わすことがない支援者の顔と顔の関係ができた。そのとき，「春になったら，桜を見に行こう」という訪問看護師の言葉で，G氏に目標ができたようであった。実際，春までに，呼吸器を搭載できる車いすを用意し，桜を見に行くことができ，何度か散歩で練習をして，近所の公園に関係者が集い花見を行なうことができた。すると，G氏は，「元気になるほど外へ出たくなる。自分の心の一念を変えて外を見ると，すべてのものが新鮮に映るということをほかの人にも伝えたい」と，今度は同じ病気の方のところに，見舞いに行くという活動を始めた。その活動は，車いすごと乗れる自動車（ハンディキャブ）を利用して全国的な活動となっていった。訪問看護師は，はじめての活動については同行し，ケアにあたりそのケアの内容を，ほかの支援者やわれわれ学生ボランティアに伝達してくれ，G氏の外出支援方法が確立していった。これを，外出支援マニュアルとして整備し，ほかの患者の外出にも役立てられるようになった。このように，1つの経験から，普遍を導き出すこと，これが難病看護が看護の原点たる1つの証ではないだろうか。

この一例を大事にし，一例から学ぶ姿勢で，多くの難病対策がつくられてきた。その難病対策は，公平・均てん化をめざして，法律化することがめざされ，難病の法律（難病法）が2015年に制定された。法により，対象疾患が増え，2016年現在は，療養支援体制の見直し，再構築の途上である。

*130頁参照

難病看護の姿勢を問う

難病法のキーワードであった「公平・均てん化」。これこそが，難病の抱えるもっとも大きな矛盾にほかならない。現在，指定難病には306疾患があるが，これがどんなに見直され，拡大されても，必ず307番目の疾患の存在がある。また，一例を大切に，一例に学んできた難病看護の姿勢そのものが，公平という観点から揺さぶられることもある。

「何が公平なのかわからなくなりました」
という，ある病院の看護部長の言葉を例とする。

難病病棟にいる主のような患者A氏。ナースコールも頻繁だし，ケアへの要求が高く，看護師の品定めをする。その病棟では，A氏に認められない看護師は一人前でないような空気すらあるそうだ。

食事介助に2時間。ふりかけ選びに30分かかるという。
「では，ふりかけを並べて30分後に訪室したらどう？」と提案しても，「それでは，だめなのだ」という。
この病棟の業務量調査をしたらA氏にかかるケアが，24時間中6時間以上を占め，ほかの患者の平均1～2時間からはるかに突出していた。これを公平な看護といえるのだろうか？ということが，看護部長の悩みであった。ナースコールを鳴らした者への対応で，鳴らさない，鳴らせない者への看護が手薄になることをどう考えたらよいのか？
このように，ある1人を特別扱いすることが，公平ではないことは，自明であろう。では，すべての患者に，同じ厚みのサービスを提供することが公平といえるのだろうか。突き詰めれば，この世の中に公平なんてことは，ありえないのではないかとすら思う。言ってみれば，難病は，その希少性と特殊性から社会からの判官贔屓（ほうがんびいき）を得てきた。これが，依怙贔屓（えこひいき）になれば，社会からの理解を得られにくい。

本書には，「難病がいつまでも弱者を演じる必要があるのか？」というメッセージも込められている。難病施策が社会からの贔屓ではなく，**難病患者が当たり前に生をまっとうできる社会こそが成熟した社会であることを示せるとき，それこそが真に公平である**といえるだろう。先の例では，A氏のみが，満足するケアを受けるのではなく，ほかの患者も皆満足できるケアをめざすことが，公平性を問う前に必要なことであり，そのためには，「一人ひとりの努力に依存」ではなく，「病棟全体のしくみやしかけ」が重要であり，一例を大切に，一例に学びながら，普遍を導き，システムを築く，難病看護の醍醐味であるといえる。

資料
- 川村佐和子：難病に取り組む女性たち 在宅ケアの創造，勁草書房，1979.
- 水野優季，小倉朗子，川村佐和子，数間恵子：人工呼吸器装着者の外出時看護支援に関する研究，日本難病看護学会誌，3（1～2）：42-52, 1999.
- 水野優季，川村佐和子：難病と共に生きるボランティア活動―ボランティア活動の体験から，公衆衛生，64（12）：861-864, 2000.
- 水野優季，小倉朗子，猫田泰敏，川村佐和子：ALS在宅人工呼吸療養者の外出時における健康問題発生状況及びその要因に関する検討，東京保健科学学会誌，6（4）：281-291, 2004.
- 中山優季：筋萎縮性側索硬化症在宅人工呼吸療養者の社会参加としての外出を促進する要因の分析，日本保健科学学会誌，9（4）：225-237, 2007.
- 中島孝：医療におけるQOLと緩和についての誤解を解くために，医薬ジャーナル，47（4）：1167-1174, 2011.

索 引

欧文索引

A
ALS　157

B
BiPAP　78
　──，NPPVとの混合　79
『Butterfly. f』　63

C
CASA ENFERMERA　143
Chigier　94
CMT　187
COPM　166
DBS　105
DMD　68, 115
DPC　90
DRS　222

E・F
EBM　167
Facebook　190, 205
FTLD　102

H
Halliwick　85
HMV　157
HOT　105, 145

I
IADL　162
ICT救助隊　35, 67
invasive　78
IPAP　102

J・M
JPA　189
MSW　100

N
noninvasive　75, 78

NPPV　75, 100, 101
　──，日本初の　79
　──の誤解　79

O
Orihime　67
OT　69, 162, 166

P
PEG　101
PT　69, 106, 156
PTEG　101

Q
QOL　53
QOL評価　165
Quality of life　98

R
RBD　108
RDneT　221
『RD-Oasis』　221
Remudy　112
REM睡眠行動障害　108
restless legs症候群　108
ROMエクササイズ　80
RP　184

S
SEIQoL　165, 222
SMA　157, 196, 205
ST　69

T
TLS　102
TOMMY HILFIGER　149
TPN　144
TPPV　47, 102, 157

V・W
VAP　75
VHO-net　189
WHO　223

230

和文索引

あ
アイザックス症候群　178
アウトプット，医療・福祉サービスの　59
アクシデント　87
アパシー　107
アラーム対応，難病病棟　62
あこもけあ箱根「CASA　ENFERMERA」　143
あんま　133
悪性症候群　109

い
インシデント　87
インシデントレポート　88
インターネット　190
いきみ，排便時の　72
井形昭弘　212
伊藤史人　36
衣服　96
医学モデル　59
医薬品　70
医療・福祉サービスの社会的評価　54
医療安全　87
医療型短期入所　154
医療処置実施による入院　44
医療スタッフの協働・連携によるチーム医療の推進について　162
医療ソーシャルワーカー　43, 100
医療と福祉の連携，在宅における　151
医療費助成申請　40
委託訓練，障害に応じた　92
胃ろう　101
移動　29
移動介護従事者　147
意思決定，当事者不在の　54
意思決定支援　152
意思伝達装置　67, 103, 163
　───，重度障害者用　26
意欲低下　107
遺伝子治療　67
石井誠　56
石黒剛志　193
痛み　77, 103
陰性感情　11

う
ウォータートラップ　82
ウルリッヒ病　78
うつ状態　107

浦田充　206
上乗せ支給　27

え
栄養アセスメント　69
栄養管理　100
栄養補助食品　72
嚥下障害　100

お
オリィ研究所　67
大野更紗　5, 59
屋外プール　85
屋内プール　85
親になること，難病患者の　174
親の関与　55
音楽，難病児の　117

か
カナダ作業遂行モデル　166
カフアシスト　80
カルニチン　71
カンファレンス　48, 135
ガイドナース　143, 147
ガイドヘルパー　147
かかりつけ医　104
かくれ脱水　83
家族のプライバシー　174
勝つためのメディカルサポート　124
介護支援専門員　39
介護保険サービス優先　26
会員意識，患者会の　96
快学　110, 112
快住　88, 95, 99
快食　68, 100, 109
快性　93, 106
快働　91, 168, 202
快の保障　vii, v
快服　96
快便　72, 106
快眠　73, 108
　───の破綻　74
快遊　82, 84, 118
海外遠征　121
外出　137
　───，難病患者の　82
外出支援事業　142, 145
覚醒障害　108
学校を選択する　116
金澤一郎　217
川涯利雄　65

看護学，難病ケアのための　12, 62
看護師の役割　70
患者会　95, 182, 188
患者協働の医療　51
換気不全　74
感覚障害　109
関節可動域訓練　80
緩和，終末期の　103

き

キノホルム剤　2
ギャップ，医師と患者・家族間にある　48
ギラン・バレー症候群　155
気管吸引ガイドライン2013　81
気管切開　175
気管切開下人工呼吸療法　47
気管内吸引　81
気道クリアランスの障害　102
希少・難治性疾患　15
希少難病ネットつながる　221
起立性低血圧　106
吸引チューブ　81
吸気圧　102
急性胃拡張　73
急変時の対応　83
救急搬送　104
居住の場，難病患者の　90
胸郭コンプライアンス　79
共生社会　64, 127
恐怖　77
教育支援　116
筋痙攣　103
筋ジスサミット　112
筋ジストロフィー　3, 67, 84, 110
筋ジストロフィー患者の就労のための，医師，教師，患者，家族を対象とした実態掌握の調査研究および就労支援実証モデルの策定の調査研究　111
筋力低下，腹筋の　68

く

クライエント　165
グリーフケア　98, 139
グループホーム，難病　153
暮らしの保健室　131, 138, 139
首下がり　106
車いすの現状，日本での　149, 157
車いす対応，ALS患者への　159

け

ケアマネジャー　39, 100
「ケア要求が高い方」への対応　134

ケイ素　71
ケースワーカー，福祉事務所　43
化粧　96
経管栄養　101
　──，終末期ケアとして　109
　──を行なった場合　110
　──を行なわない場合　109
経管栄養剤　70
経済学，難病の　52
経鼻胃管　101
経皮経食道胃管挿入術　101
経皮内視鏡的胃ろう造設術　101
携帯型人工呼吸器　76
携帯用会話装置　163
血液濃縮，脱水による　83
健康概念，客観的な　222
健康関連QOL評価　222
幻覚妄想　107
幻視　108
言語聴覚士，難病ケアの　69

こ

コミュニケーション　98
コミュニケーションエイド　165
コミュニケーション支援　67
コミュニケーション障害　103
コミュニケーション態度　93
こみゅスポ研究所　127
『こんな夜更けにバナナかよ』　56, 72, 193
子育て，難病患者の　174
子どもの自立　117
呼吸器感染症　80
呼吸筋麻痺　101, 104
呼吸苦への対応　104
呼吸障害　100, 101
呼吸不全　68
　──，睡眠時の　73
公定価格　53
甲野禮作　215
行動範囲，難病患者の　87
更生医療　17
航空機内でのトラブル　121
国立病院・労災病院等の在り方を考える検討会　56
国立病院機構　6
　──の経営状況　57
国立療養所　3, 64, 119
腰曲がり　106
根拠のある医療　167

さ

サービス付高齢者住宅　90

サービスの割り当て　53
作業活動　166
作業療法士，難病ケアの　69, 162, 166
差別　2, 167
再発性多発軟骨炎　184
在宅医　104, 141
在宅酸素療法　105
在宅人工呼吸器使用患者支援事業　45
在宅生活
　——，筋ジストロフィーの　170
　——，地域での　199
在宅難病ケア　133
在宅療養　67
　——が可能になる条件　99
　——の安定（維持）期　45
坂町ミモザの家　131
相良丰光　213
酒類　70

し

シーコール　165
シジャー　94
シャルコー・マリー・トゥース病　187
ジストニア姿位　109
ジョブコーチ　92
『死亡退院』　72
自然災害時，在宅難病患者の　87
指定難病　16
　——の範囲拡大　29
　——の要件　3
清水哲男　72
自慰行為　94
自己決定論での地域移行　152
自己効力感　116
自律神経障害　106
児童福祉法の一部を改正する法律　30
事故　87
事故発生時の対応フローチャート　89
事象　87
社会疎外　214
社会的評価，医療・福祉サービスの　54
社会保障　58, 60
社会保障・人口問題研究所　60
社会モデル　59
車内の電源対策　82
手段的日常生活動作　162
収入源，筋ジストロフィー患者の　111
終末期ケア　98
終末期の苦痛　103
就学サポート　114
就学相談　116

就労　29, 91
　——，高校卒業後の　111
小字症　105
小児難病　4
小児慢性特定疾患　4
小児慢性特定疾患児への支援の在り方に関する専門委員会　31
小児慢性特定疾病　30
昇圧薬　106
障害支援区分認定調査，難病等の特性に配慮した　22
障害者
　——の権利に関する条約　14
　——の自立支援医療　17
障害者基本法　5, 14
障害者差別解消法　15
障害者就業・生活支援センター事業　92
障害者自立支援法　5, 6, 14, 58
障害者スポーツ　118
『障がい者スポーツから広がるスポーツの輪』　127
障害者総合支援法　5, 14, 42, 58
障害者雇用促進法　208
障害受容　186
障害の概念　14
　——，ICFによる　165
障害福祉サービス　154
障害福祉サービス利用，難病患者等の　27
障害福祉サービス利用状況，難病患者等の　28
障害を理由とする差別の解消の推進に関する法律　15
衝動制御障害，パーキンソン病での　108
常時介護を要する障害者　28
情報の非対称性　52, 55
食事　68
　——，難病の方に特徴的な　134
　——による疲労感　71
食事性低血圧　106
食品　70
食欲の低下　71
白木博次　212, 216
心拍数変化，電動車椅子サッカー選手練習中　124
心理的支援，筋ジストロフィーの　115
身体障害者の要件　19
身体の所有権　185
神経・筋疾患　2, 6
神経難病　2
進行性の筋疾患　67
深部脳刺激療法　105
診断間もない時期　40
人工呼吸器　75
　——関連肺炎　75
　——の日常点検　81
人口ピラミッド，2060年の　61

す

スコポラミン軟膏　103
スッポりん　96
ステロイドホルモン　70
ストレス，難病患者の　134
スポーツ
　　──，筋ジストロフィーと　119
　　──，難病児の　117
スポット雇用　111
スマートフォン　135
スモン　2，212
『スモンの広場』　213
水泳　84
水中運動　84
水分摂取機能，筋ジストロフィー患者の　71
睡眠期呼吸障害　108
睡眠時の呼吸不全　73

せ

セカンドオピニオン　180
セツルメント運動　214
セレン　71
世界保健機関　223
生活機能障害　165
生活困難，難病による　5
生活の質　53，98
性機能障害　107
性行為　93
性の権利　94
政策医療　6，7
赤色尿　73
脊髄性筋萎縮症　196，205
鑷子　81
先天性内反足　186
選択の自由　55
全国難病団体連絡協議会（全難連）　215

そ

ソーシャルインクルージョン　191
相談の基本　140
相談窓口，医療やケアについて　100
想定される問題事象，学童期に　86

た

タッピング　226
体位変換の必要性　93
対象疾病
　　──，小児慢性特定疾病の　32
　　──の要件，障害者総合支援法の　19
対象疾病一覧，障害者総合支援法の　20

退院支援　151
退院支援後の問題　152
退院調整・地域連携ノート，在宅人工呼吸器導入時における　45
退院調整看護師　44
武見太郎　218
脱水　83，109
誰かを好きになること　93
短期入所，医療型　154
痰づまり　68
弾性ストッキング着用　106

ち

地域障害者職業センター　92
地域保健法　38
超高齢社会　4
腸ろう　101
沈黙の介護　35

て

デュシェンヌ型筋ジストロフィー　68
手続き，障害者福祉サービスの　19
定額報酬病院　90
低酸素による息苦しさ　74
天刑病　2
天井走行式リフト　172
伝の心　143
電動車椅子サッカー　119，207
電動車いすのリフト機能　97

と

トミーヒルフィガー　149
トラブル対処マニュアル　83
当事者セラピスト　190
透明文字盤　166，225
等級　5
道具・福祉用具の活用　163
特定疾患　182
特別支援学校　116
読書，難病児の　117
轟木敏秀　64
冨満誠一　64

な

ナースコールスイッチ　164，226
ナットクラッカー現象　73
仲間意識，患者会の　96
長野パラリンピック　118
斜め徴候　106
難病　14
　　──による生活困難　5

——の患者に対する医療等に関する法律　3, 14, 15, 40, 59
　　——の基本情報　66
　　——の人工呼吸　77
　　——の保健活動　38
難病看護研究会　219
難病看護師　183
難病患者
　　——が利用可能な日常生活用具　25
　　——が利用可能な福祉サービス　24
　　——が利用可能な補装具　25
　　——の就労形式　91
　　——のストレス　134
　　——の療養支援，保健師による　40
難病患者就職サポーター　91
難病患者等に対する認定マニュアル　22
難病患者等の障害福祉サービス利用状況　28
難病グループホーム　90, 153
難病ケアのためのコンセプト　66
難病児教育　110
難病情報センター　66
難病制度　14
難病相談・支援センター　100
難病対策地域協議会　39, 50
難病対策の改革について（提言）　15
難病対策要綱　15, 217
「難病」の採用　215

に

二酸化炭素ナルコーシス　74, 104
日常生活用具，難病患者が利用可能な　25
日中過眠　109
日本在宅看護学会　219
日本難病看護学会　183, 219
日本初のNPPV　79
入院療養　67
入眠障害　108
尿の色　72, 73
尿路感染症　73
尿路結石　73
認知症　109
認定特別支援学校就学者　116

ね・の

寝たきり社長　91, 204, 209
濃黄色尿　73

は

ハーティーラダー　103
ハロウイック水泳法　85
ハローワーク　91
ハンセン病　2
バイパップ　78
パーキンソン病　72, 105, 134
パラリンピック　118
排泄　132
排尿障害　106
排便時のいきみ　72
発汗過多　106
鼻マスク，4点固定式の　79
判断基準としての難病　59

ひ

ヒヤリハット　88
ヒューマンエラー　88
ビタミンB_1　71
ピアカウンセリング　205
ピアサポート　95, 187
ピストン運動，カテーテルの　81
日高和俊　65
非常用電源　172
非侵襲　75
非侵襲的陽圧換気　100
非侵襲的陽圧人工呼吸　75
非対称性，情報の　52, 55
避難行動要支援者　46
疲労感　83
　　——，食事による　71
美術指導，難病児の　117
微量元素不足，亜鉛や銅などの　71
病弱教育支援冊子　112
病状進行期　42
病名告知　55, 115

ふ

ファッション　96
フライングディスク　117
プール遊び　85
プールでのリハビリ運動　137
プロボノ　36
『ふんばれ，がんばれ，ギランバレー！』　155
不治の病　3, 14
不眠　108
府中方式　218
福祉サービス
　　——，難病患者が利用可能な　24
　　——，難病患者への　18
福祉の目的　54
福祉村　58
福祉用具の活用　163

へ

ペイシェントサロン 51, 161
便秘対策 72

ほ

ホウ素 71
ホワイトハンズ 94
保健活動の変遷，難病の 39
保健師 100
　―― による難病患者の療養支援 40
　―― の傾向 136
　―― の仕事 48
　―― の役割 47
歩行訓練 115
補装具，難病患者が利用可能な 25
訪問看護 42
訪問看護師 145, 228
訪問看護ステーション 130
訪問看護，難病の 134
訪問リハビリテーション 157

ま

マウスピース 79
マッサージ 72, 132
前田真規 207
末梢循環障害 107
松元拓也 205
慢性疾患を抱える子どもとその家族への支援の在り方
　（報告）31

み

ミキサー食 71
宮田誠 65, 193
脈拍数 84

む

宗本智之 205
紫色尿バッグ症候群 73

め・も

メンタ湿布 224

メンタルサポート 107
モラル・ハザード 60
モルヒネ 103, 104, 141

や・ゆ

夜間頻回覚醒 108
山田富也 58
山田凡人 64
ユニバーサルデザイン 87
ユニバーサルパンツ 96

よ

横出しサービス 27
吉藤オリィ健太朗 67

ら

ライフサイクルの課題 39
ライフスタイル 96
ライフマップ，筋ジストロフィー 113
らい病 2

り

リハビリテーションの目的 156
リフト機能，電動車いすの 97, 149
理学療法士，難病ケアの 69, 106, 156
療養環境の確認シート 46
療養通所介護 146

る・れ

「るくぴあ」207
レゴブロック 149
レストレスレッグス症候群 108
レスパイト 46
レッツ・チャット 103
レム睡眠 73
連携，小児科と成人科の 34

わ

和久井秀典 184, 190
渡辺一史 56, 72